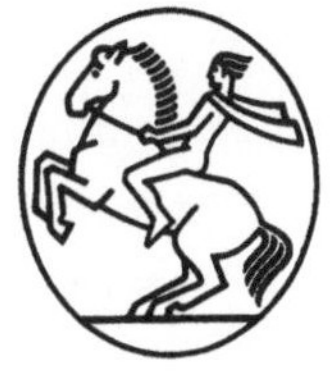

W. Frank und R. Eyb (Hrsg.)

Die Sonographie in der Orthopädie

Springer-Verlag Wien GmbH

Dr. Werner Frank
Chefarzt, Burgenländische Gebietskrankenkasse Eisenstadt

Dr. Richard Eyb
Orthopädische Universitätsklinik, Wien

Mit 115 Abbildungen

CIP-Titelaufnahme der Deutschen Bibliothek

Die **Sonographie in der Orthopädie** / W. Frank und R. Eyb
(Hrsg.) – Wien ; New York : Springer, 1988
NE: Frank, Werner [Hrsg.]

ISBN 978-3-211-82076-6   ISBN 978-3-7091-3348-4 (eBook)
DOI 10.1007/978-3-7091-3348-4

Vorwort

Die Sommertagung der Österreichischen Gesellschaft für Orthopädie und orthopädische Chirurgie vom 18. bis 20. Juni 1987 in Baden bei Wien hatte das Hauptthema „Die Sonographie in der Orthopädie". Die große Zahl der Anmeldungen und die ausführlichen Diskussionen zu diesem Thema spiegeln den breiten Widerhall, den diese nicht invasive Methode − nicht nur im Bereich der Säuglingshilfe − findet.

Wir freuen uns, daß es gelungen ist, mit teilweiser finanzieller Unterstützung durch unsere Gesellschaft, diesen Sammelband herauszubringen. Aus Kostengründen konnten wir jedoch nicht alle Vorträge aufnehmen; wir bitten jene Referenten, die wir nicht berücksichtigen konnten, um ihr Verständnis.

Die Tagung hat gezeigt, daß sich gewisse Schwerpunkte in der Anwendung der Sonographie-Diagnostik abzeichnen; wir hoffen, daß die für dieses Buch getroffene Auswahl zu einer allgemeinen Meinungsbildung beiträgt.

Herrn Professor Dr. Rainer Kotz, dem Vorstand der Orthopädischen Universitätsklinik, Wien, möchten wir unseren besonderen Dank für die organisatorische Hilfe bei der Badener Tagung aussprechen.

Wien, im Herbst 1988

<table>
<tr><td>R. Eyb
Tagungssekretär</td><td>W. Frank
Präsident der Österreichischen Gesellschaft
für Orthopädie und orthopädische Chirurgie
1986/1987</td></tr>
</table>

Inhaltsverzeichnis

Sonographische und pathologisch-anatomische Vergleichsuntersuchungen an 100 Leichenschultern

B.-D. Katthagen, M. Dieudonné und F. J. Ludwig

Orthopädische Universitätsklinik und Poliklinik, Homburg/Saar
(Direktor: Prof. Dr. H. Mittelmeier), Bundesrepublik Deutschland

Zusammenfassung

Anhand von makroskopischen, mikroskopischen und sonographischen Vergleichsuntersuchungen an 100 Leichenschultern wird die Aussagefähigkeit der Sonographie hinsichtlich der langen Bizepssehne und der Sehnen der Rotatorenmanschette untersucht.

Die durchschnittliche Dicke der langen Bizepssehne (3,6 mm ± 0,6 mm) und der Supraspinatussehne (4,2 mm ± 0,6 mm) ist zwischen rechter und linker Schulter und zwischen Männern und Frauen nicht signifikant unterschieden.

Die Echogenität der Sehne wird mit der des Musculus deltoideus verglichen, eine semiquantitative Klassifizierung vorgeschlagen.

Makroskopisch sichtbare Sehnenveränderungen konnten bei der Bizepssehne in 7 von 10 Fällen und bei der Rotatorenmanschette in 53 von 64 Fällen (82,8 %) sonographisch erkannt werden.

Knorpel-Knochen-Arrosionen wurden sonographisch an 41 Schultern festgestellt und makroskopisch bestätigt. Insgesamt hat sich die Ultraschalluntersuchung der Schulterweichteile als recht zuverlässig erwiesen und ist als Routinediagnostik bei Erkrankung der Schulterweichteile zu empfehlen.

Schlüsselwörter: Schultersonographie, Pathologie der Schulterweichteile, Korrelation, Rotatorenmanschette, Bizepssehne.

Einleitung

Neben dem Hüftgelenk des Säuglings ist wohl das Schultergelenk am ehesten zugänglich für die Sonographie. Hier sind die pathologischen Prozesse meist nicht durch eine Arthrose gekennzeichnet, sondern betreffen die Sehnenstrukturen einschließlich der Gelenkkapsel. Mit Hilfe der üblichen Diagnostik können diese Störungen nur selten differenziert werden. Die krankhaften degenerativen Veränderungen des periartikulären Gewebes an der Schulter (Periarthropathia humero scapularis − PHS) müssen nach Möglichkeit bezüglich betroffener anatomischer Struktur und Art der Veränderung differenziert werden.

Bisher stehen an diagnostischen Maßnahmen neben Anamnese und klinischer Untersuchung, Röntgen und Arthrographie, Computertomographie, Arthroskopie und Kernspintomographie zur Verfügung. Die Röntgenuntersuchung führt meist nur bei Kalkdepots oder zum Ausschluß arthrotischer Veränderungen weiter. Die Arthrographie ist eine doch aufwendige, oft schmerzhafte und nur bedingt aussagefähige Untersuchung. Die Computertomographie ist mehr oder weniger ungeeignet, die Arthroskopie entspricht einem operativen Eingriff und bietet sich eigentlich nur dann an, wenn gleichzeitig arthroskopisch operative Maßnahmen vorgesehen sind. Die Kernspintomographie ist zwar für die Sehnenveränderung angeblich sehr leistungsfähig, sie dürfte aber aus Kostengründen zunächst nur in Ausnahmefällen in Frage kommen. Bei diesen doch eingeschränkten diagnostischen Möglichkeiten bietet sich die Sonographie zur Differenzierung der PHS an.

Die Schultersonographie ist ein junges Verfahren, die Interpretation pathologischer Ultraschallbefunde stützt sich bisher auf arthrographische Vergleichsuntersuchungen und intraoperative Befunde. Jedoch sowohl Arthrographie als auch der intraoperative Befund sind nur bedingt aussagefähig.

Ziel dieser Untersuchung ist der Vergleich der tatsächlich vorliegenden makroskopisch und mikroskopisch anatomischen bzw. pathologischen Veränderungen mit den vorher an denselben Schultern aufgenommenen Ultraschallbefunden.

Material und Methode

Die Ultraschalluntersuchungen wurden mit dem Sonoline SL 1 (Siemens) durchgeführt. Wir danken der Firma Siemens für die Überlassung des Gerätes für Forschungszwecke.

Nach entsprechenden Voruntersuchungen hat sich der 7,5-MHz-Linear-Applikator mit Wasservorlaufstrecke am besten bewährt. Die Dokumentation erfolgte mit dem Thermoprinter Mitsubishi D 60. Es wurden 100 Leichenschultern sonographisch untersucht, dazu wurden ein Längsschnitt der Bizepssehne, 3 Längsschnitte der Supraspinatus-Sehne, 3 Querschnitte der Supraspinatus-Sehne und Längsschnitte der Infraspinatus-Sehne dokumentiert.

Längsschnitt der Bizepssehne

Nach Palpation des Sulcus intertubercularis Aufsetzen des Schallkopfes so, daß der kraniale Teil des Sulcus mit dem Umbiegebereich der Sehne links im Bild erscheint.

Längsschnitte der Supraspinatus-Sehne

Der Applikator wird medial auf das Acromion und lateral auf den Musculus deltoideus aufgesetzt. Das Acromion der linken Schulter ist links und das der rechten Schulter rechts zu sehen. Der Applikator wird von ventral nach dorsal um die Achse gedreht, die senkrecht durch das Acromion geht. Jeweils 3 Schnitte werden dokumentiert.

Querschnitte der Supraspinatus-Sehne

Führt man den Schallkopf senkrecht zur Hautoberfläche und parallel zum Rand des Acromions, so stellt sich die Supraspinatus-Sehne im Querschnitt dar. Auch hier werden 3 Querschnitte dokumentiert. Der vordere Querschnitt zeigt neben der Supraspinatus-Sehne oft auch den intraartikulären Anteil der langen Bizepssehne.

Längsschnitte der Infraspinatus-Sehne

Zur Darstellung der Infraspinatus-Sehne wird der Applikator so auf die Spina scapulae gehalten, daß diese nach lateral verlängert wird.

Die so erhobenen *sonographischen Befunde* wurden anschließend *durch Präparation überprüft*. Von langer Bizepssehne, Bursa deltoidea sowie Supraspinatus- und Infraspinatus-Sehne wurden anschließend Präparate für die *histologische Untersuchung* entnommen.

Die oben erwähnte sonographische Untersuchung entspricht einer statischen Untersuchung im Unterschied zu der von Hedtmann und Mitarbeitern empfohlenen dynamischen Untersuchung, welche sich bei uns in der Klinik als sehr geeignet erwiesen hat, aber bei Leichenuntersuchungen nur eingeschränkt möglich ist.

Ergebnisse

Zunächst wurde die *durchschnittliche Dicke der langen Bizepssehne* an 82 makroskopisch unauffälligen Sehnen sonographisch bestimmt. Der Mittelwert betrug *3,6 mm* bei einer Standardabweichung von 0,6 mm.

Die *durchschnittliche Dicke der Supraspinatus-Sehne,* die an 37 Schultern mit einer makroskopisch gesunden Rotatorenmanschette bestimmt wurde, betrug 4,2 mm mit einer Standardabweichung von 0,6 mm.

Mit dem T-Test für unabhängige Stichproben wurde dann festgestellt, daß weder zwischen rechter und linker Schulter noch zwischen Männern und Frauen ein signifikanter Unterschied in der Sehnendicke besteht.

Während die *Form einer Sehne* relativ leicht beurteilt werden kann, stellt sich *bei der Echogenität* das Problem der Abhängigkeit von der Geräteeinstellung. Es wurden die Binnenechos der Sehne mit denen des Musculus deltoideus verglichen. Für die *Echogenität der Sehne* wurden *5 relative Maßeinheiten definiert:*

$e = -2$: Die Sehne hat viel weniger Binnenechos als der M. deltoideus, d. h., sie ist echofrei.

$e = -1$: Die Echogenität der Sehne ist etwas geringer als die des M. deltoideus.

$e = 0$: Sehne und M. deltoideus sind gleich echogen.

$e = +1$: Die Echogenität der Sehne ist etwas höher als die des M. deltoideus.

$e = +2$: Die Sehne besitzt viel mehr Binnenechos als der Musculus deltoideus.

Die gesunde Sehne hat typischerweise eine Echogenität von $e = +1$ oder $e = +2$. Die Echogenität der gesunden Sehne kann bis auf $e = 0$ vermindert sein, was im Alter gehäuft beobachtet wird.

Wichtig ist zu beachten, daß ein *orthograd beschallter Bereich* in der Regel *stärker echogen* erscheint als ein schräg beschalltes Gebiet. Bevor ein Bezirk als vermindert echogen eingestuft wird, ist darauf zu achten, daß dieser auch tatsächlich orthograd getroffen ist.

Das sonographische Bild bei pathologischen Veränderungen der langen Bizepssehne

An *10 Leichenschultern* wurden makroskopisch-pathologische Veränderungen der langen Bizepssehne festgestellt. In 7 Fällen konnten die Defekte vor der Präparation sonographisch erkannt werden.

Eine Sehne war an der *Unterseite* verstärkt echogen, hier zeigte sich eine Auffaserung der Sehnenunterseite. Vier Sehnen verdünnten sich nach kranial, hier bestand eine *Ruptur* mit Verwachsung im Sulcus intertubercularis. Eine Sehne war insgesamt verdünnt, sie war nach medial luxiert und deutlich arrodiert.

Eine kombinierte Veränderung von Echogenität und Form der Sehne wurde einmal beobachtet. Hier war die Bizepssehne im Umbiegebereich verdickt und die Echogenität verstärkt. Die Sehne enthielt Granulationsgewebe mit fester Konsistenz, möglicherweise ein Kalkherd.

Drei makroskopisch veränderte Sehnen mit Rupturen und Verwachsungen im Sulcus intertubercularis konnten sonographisch nicht nachgewiesen werden.

Insgesamt erwies sich die *sonographische Beurteilung der langen Bizepssehne als recht schwierig.* Durch die Deckfasern ist die Beurteilung der Bizepssehne oft erschwert, außerdem ist der Sulcus manchmal sehr eng, daß die Sehne nur schwer dargestellt werden kann.

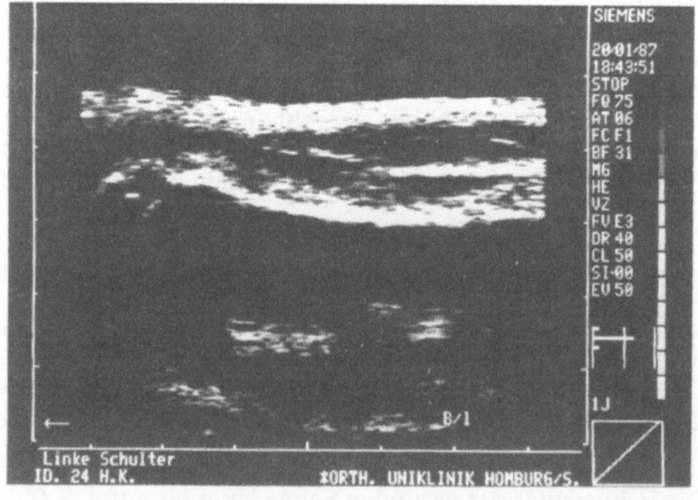

Abb. 1. Längsschnitt der langen Bizepssehne mit Konturunterbrechung (Ruptur)

Das sonographische Bild bei pathologischen Veränderungen der Rotatorenmanschette

In Anlehnung an Gschwend wurde *Einteilung* der makroskopisch-pathologischen Befunde vorgenommen:

1: gesunde Sehne
2: degenerative Veränderungen der Rotatorenmanschette
    a: nur mikroskopisch sichtbar
    b: auch makroskopisch sichtbar
3: Partialruptur der Rotatorenmanschette
    a: auf Supraspinatus-Sehne beschränkt
    b: der Infraspinatus- oder Subscapularis-Sehne
    c: a + b
4: komplette Ruptur der Rotatorenmanschette
    a: auf Supraspinatus-Sehne beschränkt
    b: der Infraspinatus- oder Supraspinatus-Sehne
    c: a + b
5: „Cuff tear arthropathy"

    Die *pathologischen Ultraschallbefunde* lassen sich in
       − Veränderungen der Echogenität
       − Veränderungen der Sehnenform
       − kombinierte Veränderungen
aufteilen.

Die häufigste Abweichung von dem normalen sonographischen Bild der Rotatorenmanschette waren Bereiche, in denen die Echogenität auf $e = -2$ vermindert war. Diese *echofreien Areale* lassen sich nach ihrer Größe gliedern: Bei *14 Schultern* war nur ein *kleines Gebiet* echoleer. Makroskopisch waren 11 dieser Schultern unauffällig, 2 zeigten eine Partialruptur auf der Innenseite der Supraspinatus-Sehne und eine Schulter zeigte einen kleinen kompletten Riß der Supraspinatus-Sehne.

Die *mikroskopische Auswertung* der 11 makroskopisch unauffälligen Sehnen zeigten hier erhebliche degenerative Veränderungen. Die Polarisationsmikroskopie zeigte einen erheblich verminderten Kollagenanteil. Diese degenerativen Veränderungen waren bevorzugt im Ansatzbereich der Supraspinatus-Sehne zu sehen.

Bei *8 Schultern* waren die *echofreien Bezirke etwas größer* auf mehreren Schnittebenen zu sehen, makroskopisch waren hier degenerative Sehnenveränderungen auffällig.

21 Schultern zeigten *große echofreie Areale,* die durch Partialrupturen, intermediäre Defekte und komplette Rupturen bedingt waren.

Umschriebene Bereiche verstärkter Echogenität ($e = +2$) fanden sich an drei Schultern: Ein zentraler echogener Streifen wies auf eine oberflächliche Partialruptur der Supraspinatus-Sehne hin. Zwei echogene Strukturen mit Schallschatten wurden als Kalkeinlagerung identifiziert.

Veränderungen der Sehnenform zeigten zwei Schultern mit Konturunterbrechungen im Längsschnitt, drei Schultern eine Verdünnung der ganzen Sehne, eine Schulter eine umschriebene Verdünnung, und bei zwei Schultern war die Rotatorenmanschette überhaupt nicht nachzuweisen. Bei Nichtdarstellbarkeit

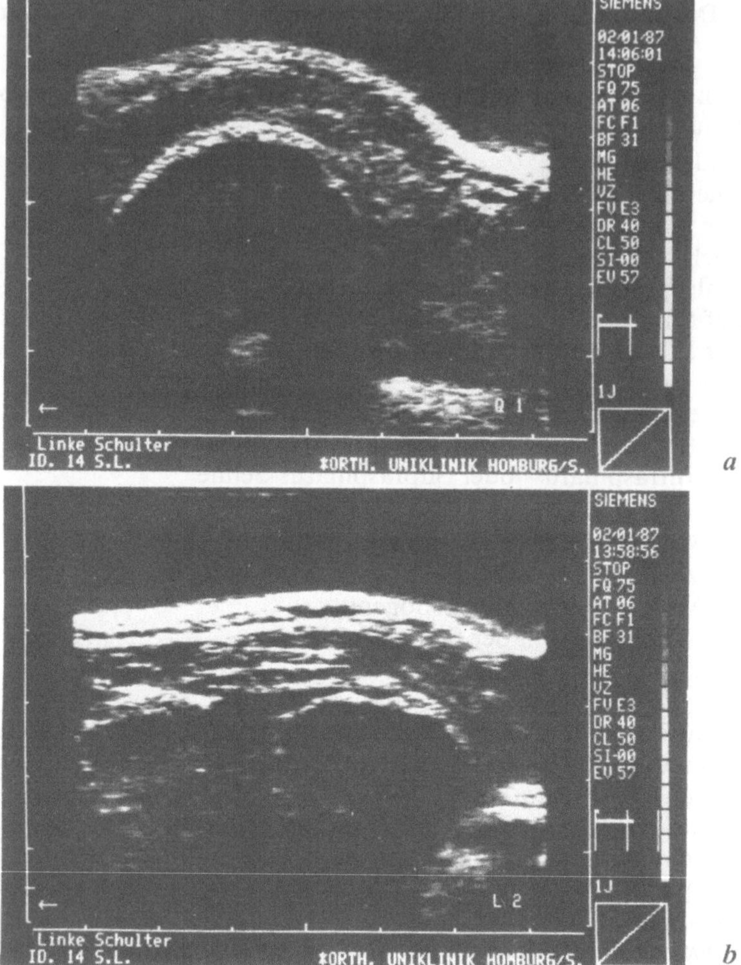

Abb. 2. a Querschnitt der Rotatorenmanschette: Die Supraspinatus-Sehne ist nicht darstellbar, sie ist völlig abgerissen und fehlt in der sonographischen Darstellung. **b** Im Längsschnitt ist die Supraspinatussehne ebenfalls nicht darstellbar, der Humeruskopf (rechts) ist gegenüber dem Acromion (links) höhergetreten, die vom Acromion zum Humeruskopf ziehende echogene Struktur entspricht der Unterseite des Musculus deltoideus und kann nicht der Supraspinatis-Sehne entsprechen, da sie nicht unterhalb des Acromions verläuft. Komplette Rotatorenmanschettenruptur

wurde jeweils eine komplette Ruptur gefunden, die Verdünnungen beruhten zweimal auf einer Atrophie bei multipler Sklerose und zweimal auf einer kompletten Ruptur. Bei den Konturunterbrechungen wurden Rupturen gefunden.

Kombinierte Veränderungen von Form und Echogenität mit Verdünnung der Sehne und verminderter Echogenität wurden in 5 Fällen gefunden. Hier lag jeweils eine komplette ausgedehnte Ruptur vor.

11 Defekte wurden im Ultraschallbild nicht erkannt. Einmal eine komplette Ruptur der Supraspinatus-Sehne. Hier handelte es sich aber um eine der ersten Untersuchungen (mangelnde Erfahrung).

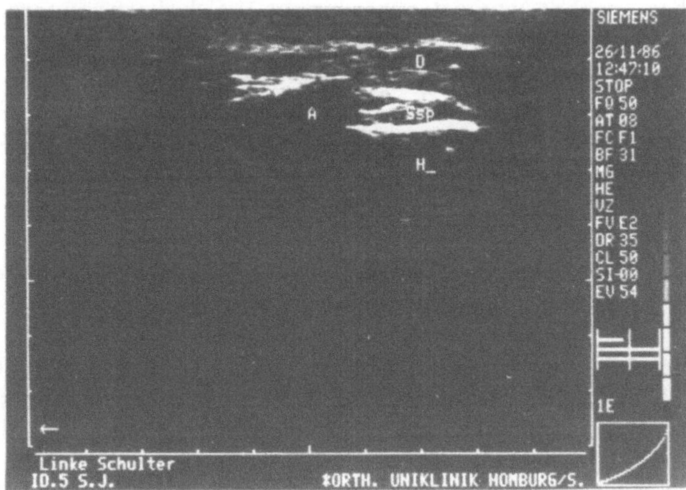

Abb. 3. Längsschnitt der Supraspinatus-Sehne mit zentralem echogenem Streifen bei Partialruptur

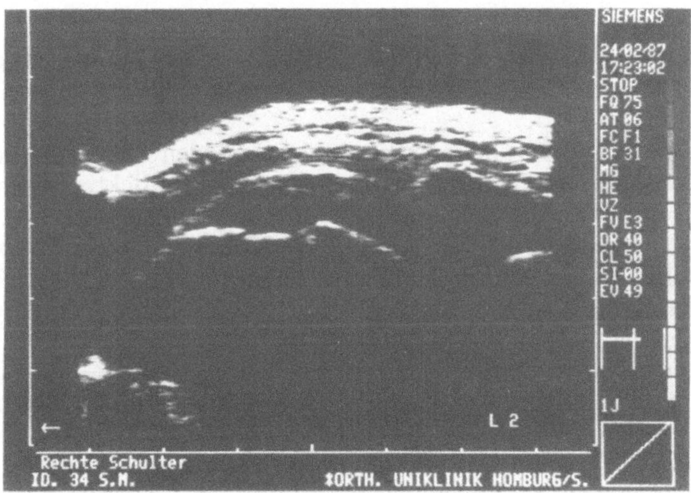

Abb. 4. Großes echofreies Areal des Sehnenansatzes der Supraspinatus-Sehne im Längsschnitt:
Bei der Section zeigte sich eine Ruptur der Supraspinatus-Sehne, die Humeruskopfkontur zeigte
eine Stufenbildung (Knorpel-Knochen-Arrosion)

Zwei innere Partialrupturen, eine leichte oberflächliche Partialruptur der
Supraspinatus-Sehne und 5 kleine innere Partialrupturen der Infraspinatus-
Sehne und zwei Kalkherde in der Infraspinatus-Sehne wurden in der sonogra-
phischen Untersuchung nicht dargestellt.

5mal wurden Sehnenveränderungen im Sonogramm nur durch die begleitenden schweren Knorpel-Knochen-Arrosionen auffällig.

Zusammenfassend wurden 53 von 64 makroskopisch-pathologischen Veränderungen mit der Sonographie erkannt (= 82,8 %).

Wie schon erwähnt, waren darüber hinaus 11 Schultern sonographisch auffällig, makroskopisch aber unauffällig. Hier zeigten sich aber in der Mikroskopie jeweils erhebliche degenerative Veränderungen.

Unsere Erfahrung ist es, daß mit zunehmender *Übung* die Zuverlässigkeit der Sonographie zunimmt und auch die Trefferquote der positiven sonographischen Befunde größer wird.

Das sonographische Bild bei pathologischen Veränderungen an Knorpel und Knochen

Knorpel-Knochen-Arrosionen wurden an 41 Schultern festgestellt, 26mal lagen gleichzeitig Schäden der Rotatorenmanschette oder langen Bizepssehne vor. Im Ultraschallbild erkennt man diese Arrosionen leicht an Unregelmäßigkeiten bis hin zur Einkerbung der Humeruskopfkontur.

Die mit den Knochenveränderungen einhergehenden Sehnenschäden liegen oft spiegelbildlich über dem arrodierten Bezirk.

Das sonographische Bild bei pathologischen Veränderungen der Bursa subdeltoidea

An 10 Schultern war das Gleitgewebe zwischen M. deltoideus und Supraspinatus-Sehne sonographisch und makroskopisch leicht verdickt, massive Veränderungen wurden jedoch in keinem Fall beobachtet.

Durch *experimentelle Injektion* von Flüssigkeit in die Bursa konnte nachgewiesen werden, daß ab einer Flüssigkeitsmenge von 5 ml die Bursa gerade eben zu erkennen ist, bei 10 ml sich deutlich abzeichnet mit einem 2 mm breiten Streifen zwischen Deltoideus und Supraspinatus-Sehne.

Die *Infiltration von Kalkbrei* (10 mg Kalziumphosphat + 10 mg Kalziumkarbonat + 15 ml Wasser) ist schon bei geringer Injektionsmenge gut zu erkennen.

Die *mikroskopischen Veränderungen* korrelieren in der Regel gut mit den oben beschriebenen makroskopischen Befunden. Allerdings zeigen sich mikroskopisch oft schon schwere degenerative Veränderungen, wenn die Sehne makroskopisch noch unauffällig ist.

Diskussion

Die Tatsache, daß in unseren Untersuchungen schwere Sehnenveränderungen so häufig festgestellt wurden, entspricht den Ergebnissen anderer Untersucher. Löhr und Uthoff (1987) fanden bei 306 Leichenschultern nur in 39,6 % der Fälle eine normale Rotatorenmanschette, in 32 % der Fälle Partialrupturen und in 19,9 % komplette Rupturen. 8,5 % der Befunde konnten nicht klassifiziert werden.

Partialrupturen wurden nach dem 40. Lebensjahr gehäuft gefunden, komplette Rupturen ab dem 50. Lebensjahr, und nach dem 70. Lebensjahr findet man in über 50% der Fälle eine komplette Rotatorenmanschettenruptur.

Die bei Leichenuntersuchungen festgestellten sonographischen Veränderungen sind auch auf Patienten übertragbar, da autolytische Veränderungen mit Veränderung der Echogenität innerhalb der ersten 24 Stunden nach dem Tode nicht zu erwarten sind.

Daß die *Trefferquote der sonographischen Erkennung* von Sehnenveränderungen in unserer Untersuchung niedriger ist als bei anderen Autoren, liegt darin begründet, daß natürlich die *Befundüberprüfung durch Sektion* genauer ist als durch Arthrographie oder Operation. In der Sektion kann ja auch problemlos die Sehne aufgeschnitten, Unterseite und auch die ganze Dicke der Sehne durch entsprechende Schnitte untersucht werden. Die eigenen Ergebnisse mit etwa 70% Erkennung von Bizepssehnenveränderungen und etwa 82% bei Rotatorenmanschettenveränderungen dürften realistische Zahlen sein. Mit zunehmender Erfahrung kann vielleicht diese Quote noch weiter verbessert werden.

Mit einer Ausnahme waren allerdings die nicht erkannten Veränderungen nur *leichterer Natur;* im Grunde genommen wurden *alle schweren Sehnenveränderungen erkannt.* Dabei können auch teilweise schon degenerative Veränderungen anhand einer erheblich verminderten Echogenität mit dem Ultraschall festgestellt werden, was mit keinem anderen Verfahren (mit Ausnahme der Kernspintomographie) möglich ist.

Damit hat sich insgesamt die Ultraschalluntersuchung der Schulterweichteile als *sehr zuverlässig* erwiesen, und sie wird sicher in der Zukunft in der Diagnostik von Schultererkrankungen einen festen Platz einnehmen.

Literatur

Katthagen BD, Ludwig FJ, Dieudonné M (1988) Schultersonographie, Technik, Anatomie, Pathologie. G Thieme, Stuttgart, New York
Löhr JF, Uhthoff HK (1987) The pathogenesis of degenerative rotator cuff tears. American shoulder and elbow surgeons (Booklet of the meeting). San Francisco (paper 10)

Korrespondenz: Priv.-Doz. Dr. B.-D. Katthagen, Orthopädische Universitätsklinik und Poliklinik, D-6650 Homburg/Saar, Bundesrepublik Deutschland.

Experimentelle sonographische Untersuchungen an der Leichenschulter

Ch. Meznik, R. Ganger, M. Vitek und F. Landsiedl

Orthopädisches Spital Wien-Speising (Ärztlicher Direktor: Doz. Dr. H. R. Schönbauer)

Zusammenfassung

Die Sonographie des Schultergelenkes stellt ein taugliches Mittel zur Darstellung der normalen und pathologischen Anatomie der Schulter dar. Eine eindeutige Identifizierung echter oder artifiziell gesetzter Läsionen bezüglich Größe und Lokalisation im Bereiche der Rotatorenmanschette ist möglich.

Aus den Erfahrungen dieser experimentellen Untersuchung ergeben sich wertvolle Anregungen für die klinische Arbeit.

Schlüsselwörter: Ultraschalluntersuchung, Schultergelenk, Rotatorenmanschettenruptur, Gelenkerguß.

Einleitung

Ziel dieser experimentellen Studie war es, anatomische Strukturen der Schulter sonographisch zu differenzieren, pathologische Befunde zu beurteilen, sowie definiert gesetzte artifizielle Defekte in verschiedenen Strukturen zu erkennen und zu beurteilen.

Material

Zwischen Dezember 1986 und Januar 1987 wurden im pathologischen Institut Lainz an 25 Leichen 50 Schultern sonographisch untersucht und im Anschluß daran seziert. Die Untersuchung erfolgte mit einem Multivisor II und einem 5-MHz-Linearschallkopf der Firma Squibb.

Methode

Für die praktischen Arbeiten haben sich folgende Schallkopfpositionen als zielführend erwiesen:

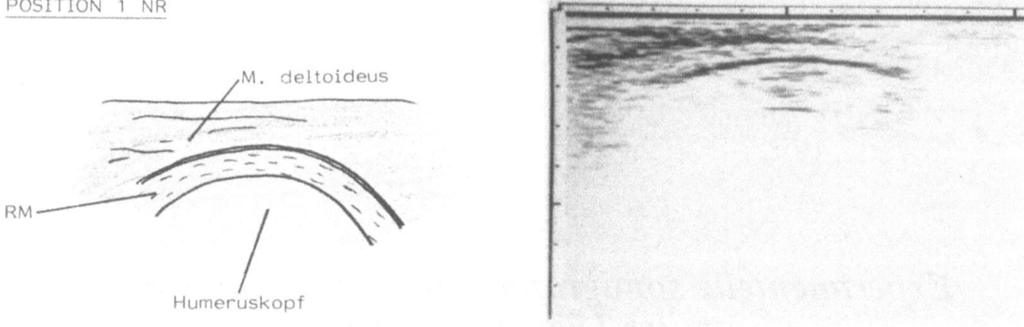

Abb. 1. *RM* Rotatorenmanschette

Als Position 1 wird der laterale Horizontalschnitt mit Schallkopf parallel zum Ligamentum coracoacromiale bezeichnet. Dieser erlaubt einen Einblick auf die Rotatorenmanschette durch das coracoacromiale Fenster.

In Neutralrotation sind Humeruskopfkontur, Rotatorenmanschette, Musculus deltoideus sowie als Grenzschicht die Fascia subdeltoidea und die Bursa subcoracoacromialis erkennbar (Abb. 1).

In derselben Schallkopfposition und in Außenrotation sind die Humeruskopfkontur mit dem Sulcus bicipitalis, die Bizepssehne mit der Sehnenscheide und die Rotatorenmanschette mit Anteil des Musculus supraspinatus sowie ventral des Musculus subscapularis erkennbar. Unter Beibehaltung der Schallkopfposition und gleichzeitiger Innenrotation erkennt man Humeruskopfkontur, Rotatorenmanschette mit Anteilen des Musculus supraspinatus sowie dorsal des Musculus infraspinatus und dazwischen ein zarter Streifen als Grenzschicht.

Als Position 2 wird der laterale Vertikalschnitt mit Schallkopfposition um 90 Grad zur Position 1 gedreht bezeichnet. Humeruskopfkontur, Insertion des Musculus supraspinatus und Acromion mit dahinterliegendem Schallschatten sind zu erkennen (Abb. 2).

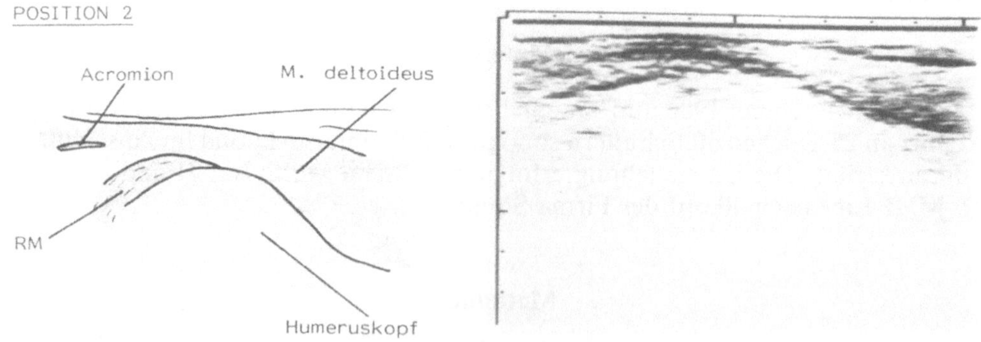

Abb. 2. *RM* Rotatorenmanschette

Die Schallkopfposition 3 ist der ventrale Horizontalschnitt durch den Sulcus bicipitalis mit Beurteilungsmöglichkeiten der Humeruskopfkontur, des queren Durchmessers der Bizepssehne, der Vagina synovialis und Anteiles des Musculus subscapularis.

Der dorsale Horizontalschnitt aus Position 4 parallel zur Spina scapulae erlaubt die Beurteilung folgender Strukturen: Humeruskopfkontur mit Pfannenanteil, Gelenkskapsel, Musculus infraspinatus und Musculus deltoideus mit dazwischenliegender Faszie.

Auf die Wichtigkeit der dynamischen Untersuchung bei der sonographischen Beurteilung der Schulter sei an dieser Stelle besonders hingewiesen.

Ergebnisse und Diskussion

Als klinische Fragestellung kommen Erkrankungen im Bereiche der Bursa subcoracoacromialis, der Rotatorenmanschette, der Bizepssehne, des Humeruskopfes und Gelenkergüsse in Betracht. Die im orthopädischen Krankengut gehäuft vorkommenden Veränderungen der Rotatorenmanschette stellen sich sonographisch einerseits als vermehrt echogene Strukturen im Sinne von degenerativen Herden, Teilrupturen oder Kalkdepots, andererseits als Substanzdefekte im Sinne von Totalrupturen bzw. Knorpelglatzen dar.

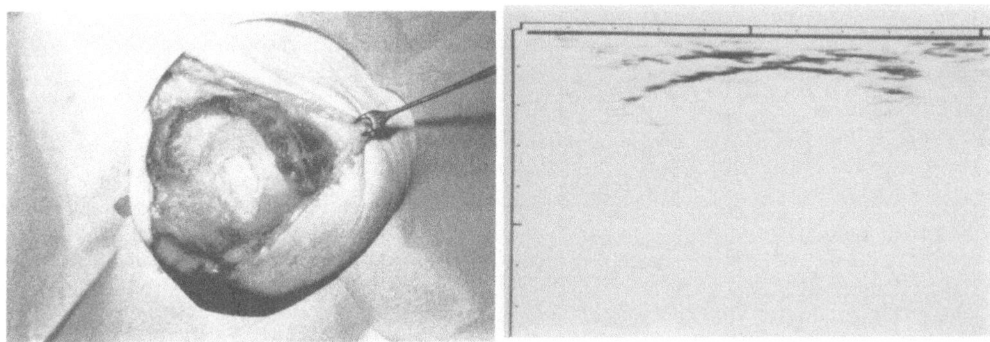

Abb. 3

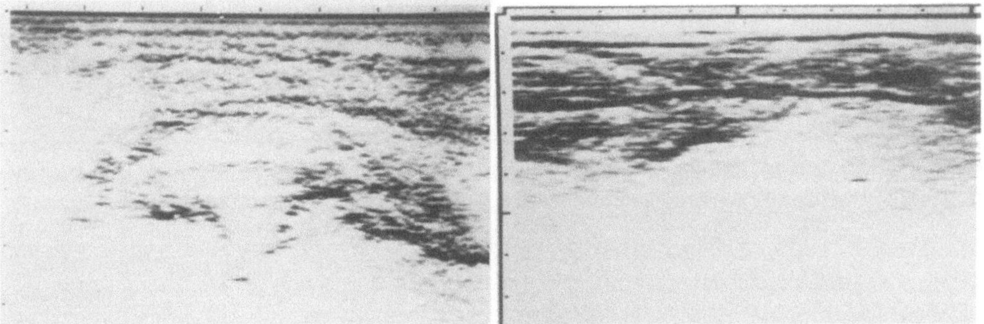

Abb. 4

An sonographisch unauffälligen Leichenschultern wurde unter Schonung der einzelnen Schichten die Rotatorenmanschette präparatorisch dargestellt. Es wurden in die Rotatorenmanschette Defekte verschiedener Größe gesetzt. Bei der anschließenden sonographischen Untersuchung durch die über den Defekt gelegten Weichteile konnte dieser eindeutig dargestellt werden (Abb. 3).

Nach einer Instillation von 10 ml Wasser über eine ventrale Gelenkpunktion konnte die Abhebung der Gelenkskapsel von der Humeruskopfkontur dargestellt werden (Abb. 4).

Literatur

Hedtmann A, et al (1986) Ultraschalluntersuchung des Schultergelenkes. Orthopädische Praxis 9: 647–661

Hedtmann A, et al (1987) Ultraschalldiagnostik der Schulter bei Sportverletzungen. Dtsch Zschr Sportmed 38: 86–100

Stahl Ch, Konermann H, Kuck W (1986) Sonographie bei Periarthropathia humero scapularis. Orthopädische Praxis 9: 662–669

Korrespondenz: Dr. Ch. Meznik, Orthopädisches Spital Wien-Speising, Speisinger Straße 109, A-1134 Wien.

Experimentelle Untersuchungen zur Ultraschallweichteildiagnostik am Schultergelenk

A. Pfister[1] und *G. Wasmer*[2]

[1] Orthopädische Praxis, München, Bundesrepublik Deutschland
[2] Staatliche Orthopädische Klinik, München (Vorstand: Prof. Dr. H. J. Refior),
Bundesrepublik Deutschland

Zusammenfassung

In einer experimentellen Studie an Leichenschultergelenken wird der diagnostische Wert der Ultraschallsonographie überprüft. Die normalen und pathologischen Weichteilbefunde wurden mittels Markierungsversuchen, Resektionsversuchen, Defektversuchen und Injektionsversuchen überprüft. Dabei wurde besonderer Wert auf die sichere anatomische Identifizierung der einzelnen Weichteilstrukturen gelegt. Sämtliche Befunde wurden sonographisch, photographisch und schriftlich dokumentiert.

Schlüsselwörter: Schultersonographie, Weichteilexperimente, Schulterweichteildiagnostik.

Einleitung

Die Ultraschallsonographie hat in den letzten Jahren auf dem Gebiet der Orthopädie in der Diagnostik von Weichteilerkrankungen zunehmend an Bedeutung gewonnen. Gerade die anderen Untersuchungsmethoden oft schwer zugänglichen Weichteilregionen von Schultergelenk, Kniegelenk, Achillessehne und Skelettmuskulatur sind durch die Sonographie sowohl in statischer als auch in dynamischer Hinsicht gut zu untersuchen. Die Methode ist zudem beliebig oft rasch wiederholbar, nicht strahlenschädlich und nicht invasiv, die Befunde sind gut zu dokumentieren und zeigen ein hohes Maß an Reproduzierbarkeit. Voraussetzung für eine sichere Diagnostik sind allerdings eine gute technische Auflösbarkeit des Gerätes und ausreichende Erfahrung des Untersuchers, damit die auf dem Monitorbild wiedergegebenen Schallstrukturen anatomisch sicher zugeordnet werden können.

Üblicherweise verwendet man für die Untersuchungen sogenannte Linear Scanner, d. h., es werden verschiedene parallele Schnittbilder von der entsprechenden Körperregion angefertigt. Die Schallwellen werden nun je nach Körpergewebe entweder total reflektiert (Knochen), teilweise reflektiert (Muskelgewebe) oder vollkommen reflexionsfrei durchgelassen (flüssigkeitsgefüllte Zysten). Auch können Bildartefakte wie die dorsale Schallverstärkung, Schallschatten und Wiederholungsechos diagnostisch genützt werden.

In dieser experimentellen Arbeit werden die Ergebnisse von Ultraschalluntersuchungen an Leichenschultergelenken mitgeteilt, wobei besonders auf die anatomische Identifizierung des Weichteilgewebes und auf die Artefaktbildung eingegangen wird.

Material und Methode

Die sonographischen Untersuchungen wurden an insgesamt 36 Leichenschultergelenken vorgenommen, der Altersdurchschnitt des Sektionsmaterials betrug 56,3 Jahre, es handelt sich um 6 weibliche und 12 männliche Individuen. Als Ultraschallgeräte wurden das transportable Gerät Sonoline LX und Imager der Fa. Siemens verwendet; es wurde ein Linear Transducer mit 5 MHz im Realtime-Verfahren eingesetzt. Zur Dokumentation wurde ein Mitsubishi-Videoprinter benützt.

Von jeder untersuchten Region wurde vor der Präparation ein Nativbild in mehreren Ebenen angefertigt, teilweise wurde eine Vorlaufstrecke mit einem Kunststoffkissen vor den Transducer gelegt. Zur Ankopplung genügt ein handelsübliches Kontaktgel. Die experimentelle sonographische Überprüfung normaler und pathologischer Weichteilbefunde wurde mit verschiedenen Untersuchungsmethoden vorgenommen. Es waren dies Markierungsversuche von Geweben, wobei einmal Metacrylsäureethoxyethylester (Nobecutan®) verwendet wurde, zum anderen knöcherne Einkerbungen angebracht wurden. Weiterhin wurden Resektionsversuche an Geweben und Defektversuche mit definierten Läsionen im Gewebsbereich sonographisch untersucht. Injektionsversuche im muskulären Bereich und die künstliche Erzeugung von Artefakten ergänzten die Aussagekraft und die Darstellbarkeit von Flüssigkeiten im Schallbild. Weiterhin wurde − soweit dies möglich war − eine dynamische Untersuchung verschiedener Sehnen und Muskeln vorgenommen, teilweise vor und nach einem Resektionsversuch. Sämtliche Befunde wurden sonographisch, teilweise photographisch und schriftlich dokumentiert.

Ergebnisse

Die 36 Leichenschultergelenke wurden in allen drei Standardebenen untersucht, wobei Markierungs- und Resektionsversuche sowie dynamische Untersuchungen vorgenommen wurden. Im ventralen Transversalschnitt (Abb. 1 links) kommen das Coracoid, der Humeruskopf, der Sulcus bicipitalis, der vordere Limbusrand und der Gelenkspalt kräftig zur Darstellung. Zwischen dem knöchernen Schallecho von Coracoid und angeschnittenem Acromiondach kommt das Ligamentum coracoacromiale als breites Echoband ins Bild. Nach der Präparation des M. deltoideus und Fadenfixierung des Ligaments

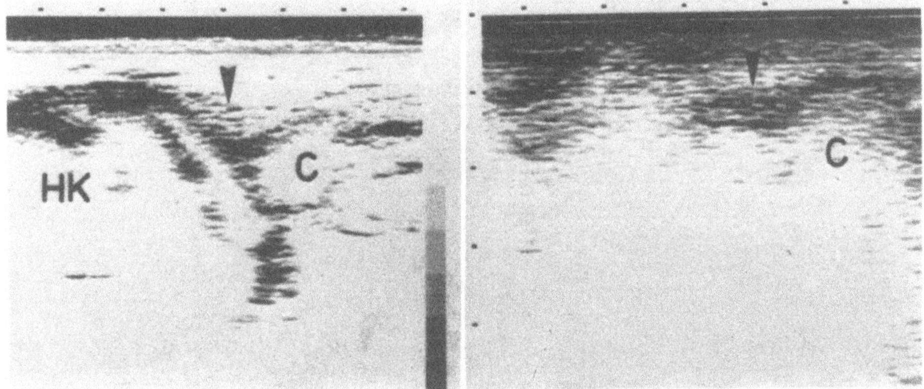

Abb. 1. Ventraler Transversalschnitt der Schulter mit Coracoid *(C)*, Humerus *(HK)*, Sulcus bicipitalis, vorderer Limbus und Gelenkspalt. Das Lig. coracoacromiale (▼) zeigt sich als kräftiges Echoband

konnte das coracoacromiale Band im dynamischen Versuch im Bewegungsbild identifiziert werden (Abb. 1 rechts).

Als Beispiel eines Resektionsversuches diente die lange Bizepssehne. In der Standardebene 1 wird sie als kräftiges, rundes Schallecho im Sulcus sichtbar (Abb. 2 links). Der Sulcusboden zeigt typische knöcherne Reflexionen mit Schallschatten und schwacher Echofahne der Sehne. Nach Präparation und Resektion der Sehne zeigt die gleiche Ebene eine deutliche Verminderung der Binnenechos, die rundliche Struktur der Bizepssehne fehlt völlig (Abb. 2 rechts). Die knöcherne Sulcusbegrenzung zeigt kräftige Schallechos. Die Darstellung der resezierten Bizepssehne im Längsverlauf zeigt lediglich ein kräfti-

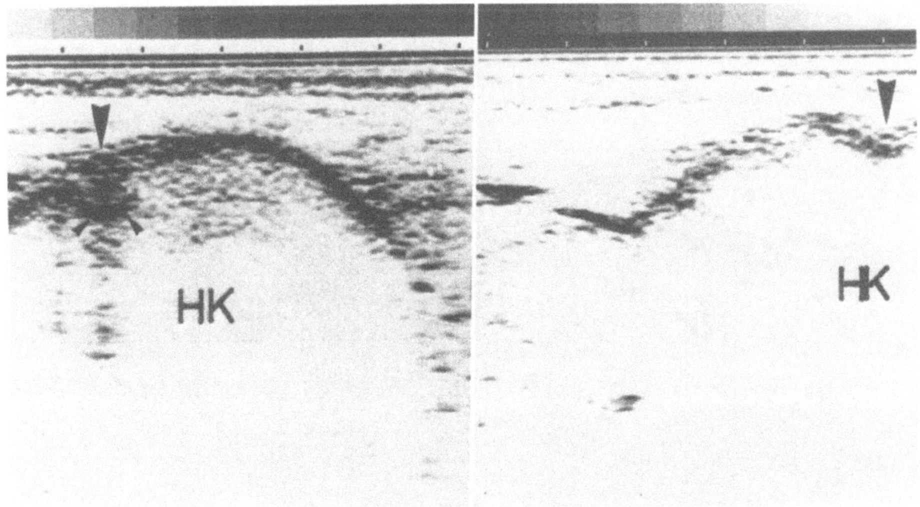

Abb. 2. Ventraler Transversalschnitt der Schulter mit kräftiger, rundlicher Bizepssehnenstruktur links (▼). Rechts nach Resektion mit fehlendem Binnenecho der Sehne (▼). *HK* Humeruskopf

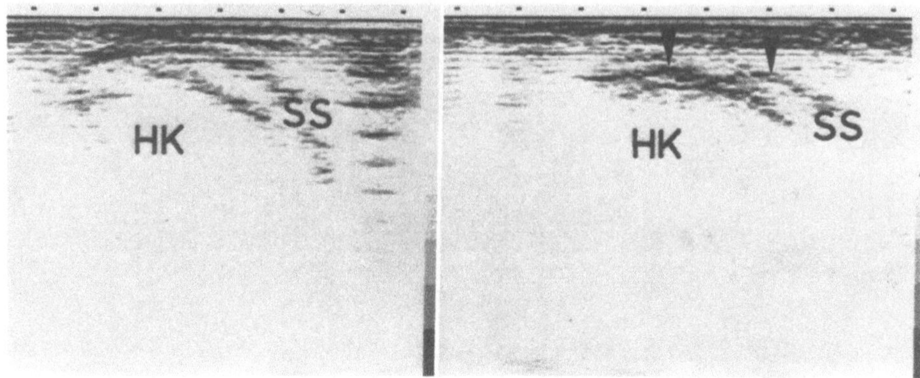

Abb. 3. Längsquere laterale Projektion der Schulter mit Humeruskopf *(HK)* und Supraspinatus-sehne *(SS)* links. Nach definierter Läsion von 1 × 1 cm schallfreie Defektzone rechts (▼▼)

ges Knochenecho des Humerus, ohne daß der ursprüngliche Sehnenverlauf markiert werden könnte. Die typische Doppelkontur der Bizepssehne im Längsverlauf ist verschwunden.

Der sehnige Anteil des M. supraspinatus nach seinem Austritt aus dem Fornix acromiale kann am besten in der zweiten Standardebene mit innenrotiertem Arm dargestellt werden. Hier findet sich das typische Radmuster der Sehne im Schallbild (Abb. 3 links). Im Versuch wurde nun eine definierte Läsion von 1 × 1 cm am Austritt des Supraspinatus angebracht. Im Monitorbild ist die Defektbildung gut erkennbar (Abb. 3 rechts), teilweise als Echovermehrung am Schallgrund und als schallfreie Zone, die abrupt nach dem Sehnenanteil des Supraspinatus erscheint. Die reproduzierbare Darstellbarkeit von definierten Läsionen im Supraspinatus ließ sich bis auf eine Größe von 0,5 × 0,5 cm im Ultraschallbild nachweisen.

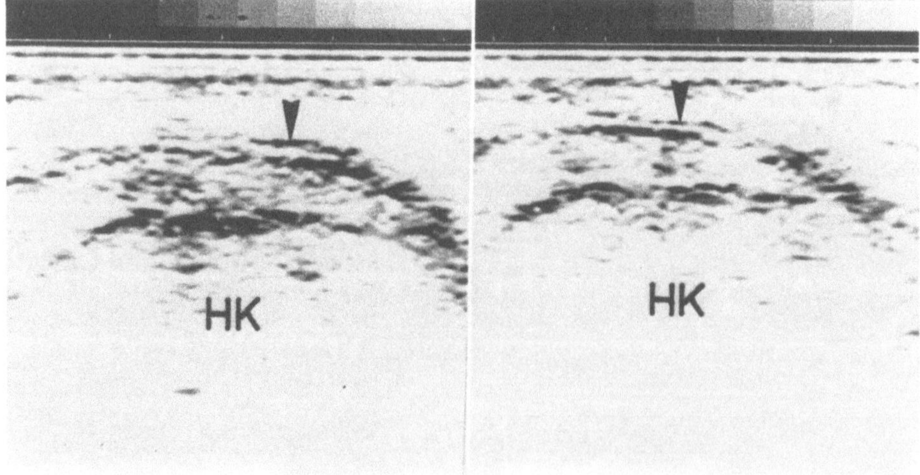

Abb. 4. Ventraler Transversalschnitt der Schulter mit Deltamuskel und Subscapularis links. Rechts nach Resektion der Bursa subdeltoidea unveränderter Befund. Doppelkontur (▼) zeigt ein Muskelseptum. *HK* Humeruskopf

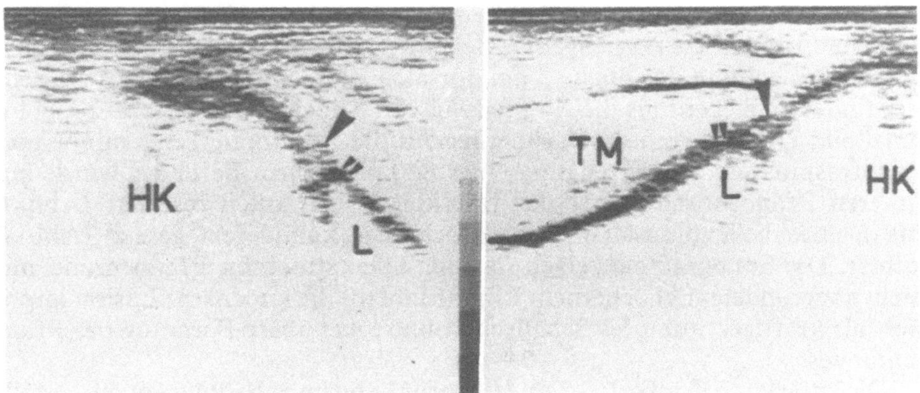

Abb. 5. Ventraler Transversalschnitt der Schulter mit Humeruskopf *(HK)* und Limbus *(L)*. Die knöcherne Kontur (▼▼) ist gegenüber der faserknorpeligen (▼) gut abgrenzbar. Rechts dorsale Schnittebene mit hinterem Limbus *(L)*. Zweiteilung von Knochen (▼▼) und Faserknorpel (▼) erkennbar. *TM* Teres minor

Die Darstellung von Bursen im Ultraschallbild kann sich problematisch gestalten, da häufig die axiale und laterale Auflösung des Geräts nicht ausreichend ist. Im Versuch wurden Schnittbilder der Bursa subdeltoidea zwischen Deltamuskel und M. subscapularis angefertigt (Abb. 4 links), anschließend wurden nach vollständiger Resektion der Bursa Kontrollsonogramme angefertigt (Abb. 4 rechts). Es ergab sich ein praktisch unveränderter Befund, wobei die Doppelkontur im Ultraschallbild nicht als Bursa zu interpretieren ist, sondern ein intramuskuläres Septum des Deltamuskels darstellt.

Die Beurteilung des Pfannenrandlimbus am Schultergelenk kann bei der Schulterluxation oder degenerativen Erkrankungen von Interesse sein. Im Sonogramm wird zur Darstellung des vorderen Pfannenrandes die Schulter nach vorne genommen und in der Standardebene 1 bei Neutralstellung oder Außenrotation der Limbus dargestellt (Abb. 5 links). Er erscheint als spitz-

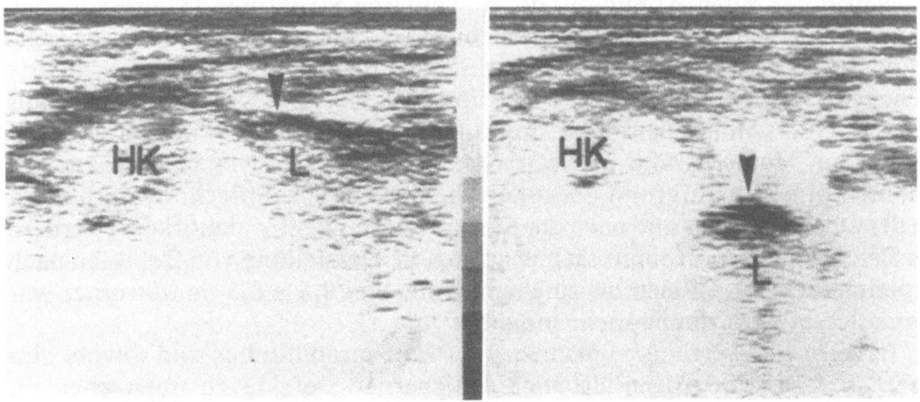

Abb. 6. Ventraler Transversalschnitt der Schulter nach Faserknorpelresektion am Limbus *(L)* links. Stumpfer Pfannenrand (▼). Rechtsseitig Limbus mit knöchernem Defekt (▼). *HK* Humeruskopf

zipflige Ausziehung nahe am Humeruskopf, wobei zwischen knöchernem Randanteil und faserknorpeligem Anteil unterschieden werden kann. Der gleiche Befund kann in der Ebene 3 am dorsalen Pfannenrand erhoben werden, hier findet man ebenfalls die Zweiteilung von Knochen und Faserknorpel im Schallbild (Abb. 5 rechts). Darüberliegend die Rotatoren Teres minor und M. infraspinatus. Zur Erzeugung eines pathologischen Befundes wurde am hinteren Pfannenrand zuerst der faserknorpelige Anteil reseziert (Abb. 6 links), anschließend zusätzlich ein knöcherner Randdefekt gesetzt (Abb. 6 rechts). Die Sonogramme zeigen danach einen stumpfen Pfannenrand mit leicht abgerundetem knöchernem Pfannenanteil, die knöcherne Läsion imponiert als kräftiges stumpfes Schallecho ohne erkennbare Formung des Pfannenrandes.

Die knöcherne Kopfkalotte am Humerus kann im Schallbild gut dargestellt werden. Am dorsalen Kopfbereich interessiert vor allem bei der Schulterluxation das Vorhandensein einer Kopfimpression nach Hill Sachs. Experimentell wurde an der hinteren Kopfkalotte eine definierte Läsion von $3,5 \times 1,0 \times 1,0$ cm angebracht und anschließend Kontrollsonogramme angefertigt. Die Impression wird als Kopfkonturunterbrechung mit kräftigem Echo am Knochengrund im Schallbild gut sichtbar.

Diskussion

Die Ultraschallsonographie wird als gut standardisierbares Verfahren neben der Diagnostik an der Säuglingshüfte (Graf, 1985) zunehmend auch in der Weichteildiagnostik eingesetzt (Hedtmann, 1986; Wiesen, 1986). Der Aussagewert der Methode wird allerdings dadurch eingeschränkt, daß es praktisch keine reproduzierbaren experimentellen Untersuchungen an Leichenweichteilgeweben gibt, um die im Schallbild sichtbaren Befunde auch abzusichern. Am Schultergelenk hat sich in dieser Experimentalstudie gezeigt, daß die Bursa subdeltoidea im Normalzustand nicht abzubilden ist. Hier verhindert die begrenzte laterale und axiale Auflösbarkeit des Geräts die Darstellung.

Neben der guten Abbildung der muskulären Strukturen lassen sich auch ligamentäre Strukturen eindeutig nachweisen, ebenso wie die lange Bizepssehne. Im Resektionsversuch zeigt das Bild der Sehne nur mehr eine vermehrte Echogenität, was als Beweis für eine Ruptur gelten kann. Der Sulcus bicipitalis zeigt im Querschnitt ebenso wie im Längsschnitt die starke knöcherne Echogenität am Humerus und die leere Sehnenscheide. Im Markierungsversuch konnten Muskeln aufgrund des unterschiedlichen Schallbrechungsverhaltens an der Oberfläche vor und nach der Markierung eindeutig identifiziert werden. Im Bereich der Supraspinatussehne gelang die Darstellung von Defekten nach experimentellen Läsionen bis zu einer Größe von $0,5 \times 0,5$ cm, darunter war keine sichere Zuordnung mehr möglich.

Experimentell erzeugte Läsionen am Pfannenrandlimbus sind sowohl hinsichtlich faserknorpeliger als auch knöcherner Defekte zu unterscheiden. Während beim Faserknorpeldefekt lediglich die normale, spitzzipflige Ausziehung des Glenoids im Schallbild verlorengeht, zeigt der Knochendefekt ein deutlich verstärktes, tiefliegendes Schallecho.

Die experimentelle Überprüfung von sonographischen Befunden am Sektionspräparat stellt nur einen, wenn auch wichtigen Aspekt in der wissenschaftlichen Auswertung der Weichteilsonographie dar. Sie erweist sich vor allem zur sicheren anatomischen Zuordnung der Bildstrukturen als hilfreich, weiterhin können exakte Angaben über die Grenzwerte der Bildauflösbarkeit gegeben werden. Zusätzlich kann eine Falschinterpretation von Schallartefakten verhindert werden, die Befundbeschreibung wird durch die Reproduzierbarkeit der Versuche erheblich erleichtert. Es wird sicherlich notwendig sein, weitere Experimentalstudien durchzuführen, um der Ultraschallsonographie ihren wichtigen Stellenwert in der Gesamtdiagnostik bei Weichteilverletzungen zu sichern.

Literatur

Graf R (1985) Sonographie der Säuglingshüfte. Enke, Stuttgart
Hedtmann A, Weber A, Schleberger R, Fett H (1986) Ultraschalluntersuchung des Schultergelenks. Orthop Praxis 9: 647 – 661
Wiesen R, Rossak K (1986) Ultraschallsonographie in der Orthopädie bei Weichteilerkrankungen und Weichteilverletzungen. Med Orthop Techn 2: 42 – 47

Korrespondenz: Dr. A. Pfister, Orthopädische Praxis, Grünwalderstraße 10, D-8000 München 90, Bundesrepublik Deutschland.

Standardschnittebenen am Schultergelenk — Ein sonographisches Untersuchungskonzept

N. M. Hien, P. Sedlmeier und C. J. Wirth

Orthopädische Klinik und Poliklinik (Vorstand: Prof. Dr. H. J. Refior) der
Ludwig-Maximilians-Universität München im Klinikum Großhadern, Bundesrepublik Deutschland

Zusammenfassung

Als vorwiegend weichteilig geführtes Gelenk ist die Schulter auch im Erwachsenenalter der Sonographie gut zugänglich. Um bei den zahlreichen Fragestellungen eine reproduzierbare sonographische Darstellung und die richtige Identifikation der anatomischen Strukturen zu gewährleisten, haben wir für die Dokumentation eine Anzahl von Standardschnittebenen am Schultergelenk definiert. Anhand dieser Schnittebenen wird ein sonographischer Untersuchungsgang für das Schultergelenk entwickelt und an typischen, klinischen Befunden vorgestellt. Neben der Beurteilung der Rotatorenmanschette und der periartikulären Weichteile wird u. a. besonders auf die Schulterinstabilität als Indikation zur sonographischen Funktionsdiagnostik eingegangen.

Schlüsselwörter: Ultraschall, Diagnostik, Schultergelenk, Standardschnittebenen.

Seit den Arbeiten von Crass (1984) und Middleton (1985) hat die Ultraschalldiagnostik am Schultergelenk großen Zuspruch gefunden. Trotz der einhellig angegebenen hohen Spezifität und Sensitivität der Untersuchungsmethode gibt es noch große Unterschiede zwischen den einzelnen Autoren in bezug auf Untersuchungstechnik und Definition der Schnittebenen.

In anatomischen Studien an frischen Leichenpräparaten haben wir zunächst die im Sonogramm charakteristischen Strukturen identifiziert und anhand meist knöcherner Fixpunkte fünf Standardebenen für die Routineuntersuchung des Schultergelenkes festgelegt (Abb. 1). Werden die verschiedenen Ebenen in bestimmter Reihenfolge dargestellt, ergibt sich hieraus ein fester Ablauf der sonographischen Schulteruntersuchung (Hien et al., 1987).

Der Arzt steht bei der Untersuchung hinter dem sitzenden Patienten und betrachtet ein seitenrichtiges Monitorbild. Wir verwenden einen fokussierbaren 5- bzw. 7,5-MHz-Linearschallkopf mit ausreichender Arraybreite für das Einstellen der geforderten Schnittebenen. Eine Hand sollte der Untersucher für Palpation und Funktionsprüfung frei behalten, auch wenn bei schlanken Patienten ein Gelkissen als Wasservorlaufstrecke erforderlich wird.

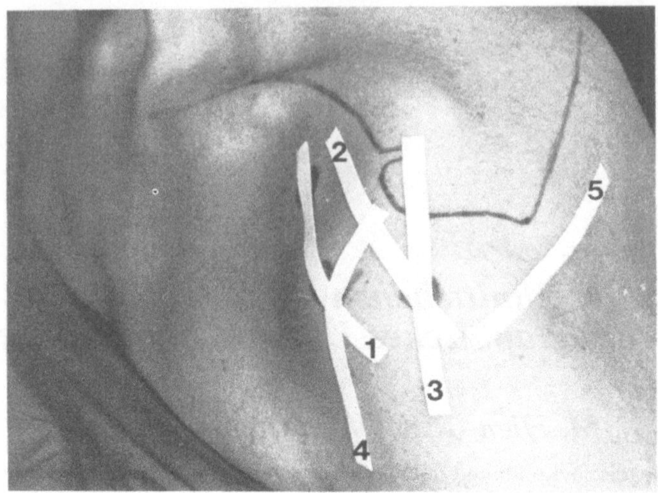

Abb. 1. Standardschnittebenen zur sonographischen Diagnostik am Schultergelenk. *1* Transversalebene a. p., *2* Frontalebene vor dem Acromion, *3* Frontalebene im Acromionbereich, *4* Longitudinalebene im Sulcus intertubercularis, *5* Transversalebene p. a.

Die Transversalebene a. p. verläuft vom Proc. coracoideus zum Tuberculum minus humeri senkrecht zur Knochenoberfläche des Humerus, der Sulcus intertubercularis zeigt genau nach ventral (Abb. 2). In dieser Ebene sind der Sulcus intertubercularis, die lange Bizepssehne im Querschnitt, die ventrale Rotatorenmanschette, der M. subscapularis und die ventrale Schultergelenkskapsel zu beurteilen. Das Auf- und Abwickeln der ventralen Rotatorenmanschette kann bei Außen- und Innenrotation des Armes beobachtet werden, ebenso das An-einander-vorbei-Gleiten der Ausgangskontur des M. deltoides und der Eingangskontur der Rotatorenmanschette, zwischen denen sich die Bursa subacro-

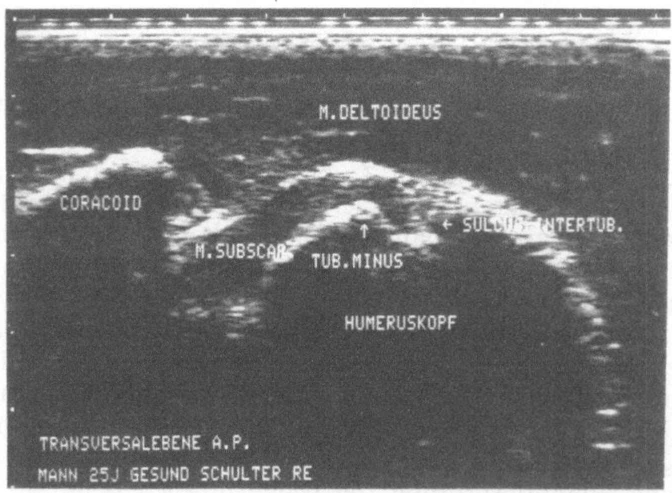

Abb. 2

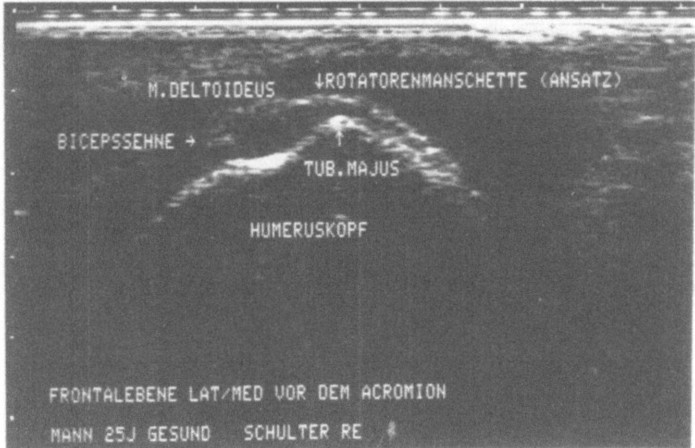

Abb. 3

mialis befindet. Reizungen der Bursa sind als zystischer Prozeß klar zu erkennen. Der vordere Pfannenrand ist normalerweise in dieser Ebene nicht ausreichend darstellbar, kann aber bei Subluxation nach dorsal mit dem ventralen Pfannenanteil eingesehen werden. Bei Instabilität nach ventral läßt sich der Humeruskopf gegenüber dem Proc. coracoideus nach ventral dislozieren.

In der *Frontalschnittebene vor dem Acromion* ist im Bereich des coracoacromialen Fensters von lateral nach medial der dünne, ventrokraniale Anteil der Rotatorenmanschette am Übergang vom M. subscapularis zum M. supraspinatus darstellbar. Die Ebene ist durch eine Richtung − senkrecht zur Humeruskopfoberfläche − und zwei Punkte − das Tuberculum majus und die Lage unmittelbar vor dem Acromion − in Neutral-Null-Stellung definiert (Abb. 3). Ventral liegende Manschettendegenerationen, Verkalkungen oder Manschettenrupturen sind hier nachzuweisen. Bei funktionell relevanten Rupturen ist die Eingangsbogenkontur des Supraspinatusansatzes nicht mehr darstellbar, die sonst konvexe Ausgangsbogenkontur des M. deltoideus hängt konkav durch, ein mehr oder weniger breiter echoarmer Saum unter dieser Kontur spricht für eine Begleitbursitis subacromialis.

In der *Frontalschnittebene im Acromionbereich* kann von lateral nach medial zwischen Tuberculum majus und Acromion der ansatznahe Supraspinatusanteil der Rotatorenmanschette im ventralen, zentralen und dorsalen Bereich sowie am Übergang zum M. infraspinatus beurteilt werden. In Neutral-Null-Stellung des Schultergelenkes wird dazu der Schallkopf mit Drehachse am Tuberculum majus unter senkrechter Einschallrichtung zur Humeruskopfoberfläche vom ventralen zum dorsalen Acromionrand geschwenkt (Abb. 4). Vorwiegend im ventralen und zentralen Bereich finden sich die Manschettenläsionen. Wie oben ausgeführt, ist bei transmuralen Rupturen die charakteristische konvexe Doppelkontur der Manschettenbegrenzung nicht mehr nachweisbar, der Humeruskopf tritt bei ausgedehnten Rupturen im Seitenvergleich näher an das Acromion heran. Aufschluß über die Breite des Defektes gibt der Schwenkwinkel, über den der Defekt bei Abtastung zu beobachten ist. Die Verwendung

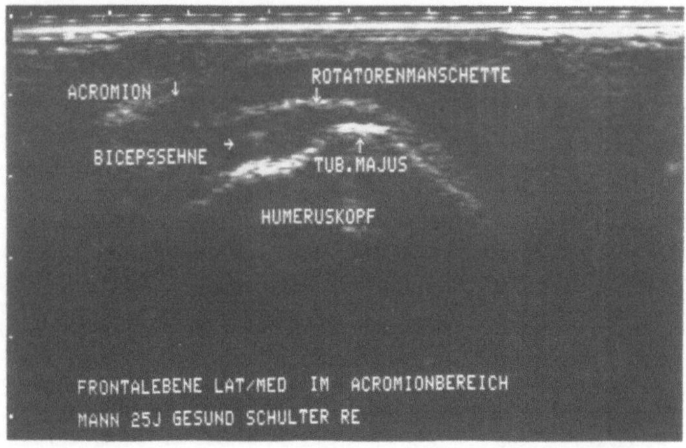

Abb. 4

einer zusätzlichen Schallebene parallel zum Acromion, wie sie in Anlehnung an Crass (1984) von zahlreichen Autoren benützt wird, bietet keine zusätzlichen Vorteile, da sie nicht genau definiert werden kann.

Eindeutig seitendifferente Echogenität des Manschettenansatzes kann als Manschettendegeneration im Sinne von Mikro- oder Partialrupturen gewertet werden; diese haben nicht notwendigerweise funktionelle Bedeutung. Zu achten ist auf Fehlinterpretation des typischen Sehnenreflexionsverhaltens, welches apikal an Konvexitäten zu echogenen Bereichen ohne pathologische Bedeutung führt. Verkalkungen im Sehnenansatz sind an ihrer kräftigen Echogenität und der Unterbrechung der darunterliegenden Humeruskopfkontur aufgrund der Schallauslösung zu erkennen. Die Funktionsuntersuchung ergibt zusätzliche Hinweise, etwa auf ein Impingement-Syndrom.

Ansatznahe Unterbrechungen der Manschettenbogenkontur bei sonst konvexem Doppelbogen sind auf Schallabspiegelung an konvexen Grenzflächen

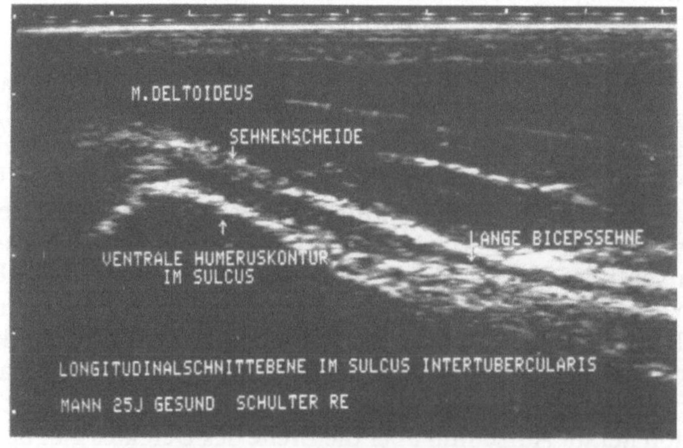

Abb. 5

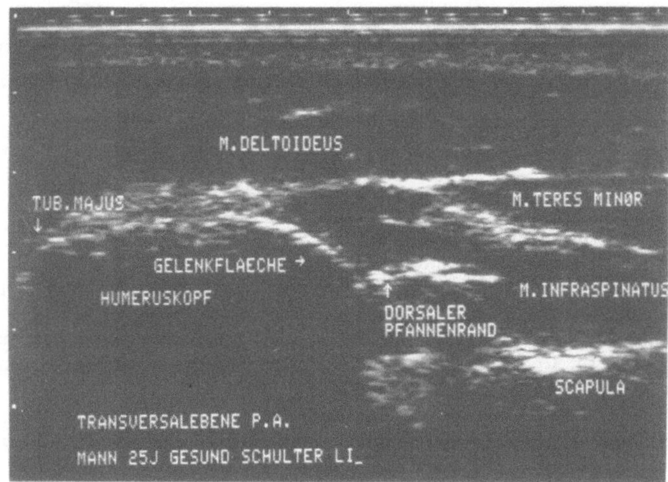

Abb. 6

zurückzuführen, also artefaktbedingt, und dürfen nicht als „Läsion Typ 1" der Manschette interpretiert werden (Rapf et al., 1986). Bei Außenrotation ist ventral zwischen dem Bogen der Rotatorenmanschette und der Humeruskopfkontur der Anschnitt der langen Bizepssehne als Echogenität darstellbar. Bei Ruptur oder Luxation der Sehne kann sie hier nicht mehr aufgefunden werden.

Die *Longitudinalebene im Sulcus intertubercularis* verläuft in Sulcusmitte senkrecht zur Knochenoberfläche (Abb. 5). Durch paralleles Einstellen der Schallsonde zur langen Bizepssehne kann das typische Sehnenreflexionsverhalten geprüft werden. Apikale Echodichte ist meist artefaktbedingt, nicht apikale, echogene Bezirke weisen auf degenerative Sehnenveränderungen hin. Tenosynovitiden oder Bursitiden können unschwer erkannt werden (Hien und Kremer, 1987).

In der Transversalebene p. a. (Abb. 6) vom dorsalen Pfannenrand zum Tuberculum majus unterhalb der Spina scapulae können bei Schalleinfall senkrecht zur Knochenoberfläche die dorsalen Gelenkkapselverhältnisse, der hintere Pfannenrand mit Labrum glenoidale und die Gelenksstabilität reproduzierbar beurteilt werden. Durch Hilfslinien am Scapulahinterrand lassen sich die im dorsalen oder ventralen Schubladentest auftretenden Instabilitäten ausmessen (Hien und Sedlmeier, 1987). Bei Innenrotation wird ein großer Teil der knorpeligen dorsalen Humeruskopfgelenkfläche als echofreier Saum zwischen M. infraspinatus und Humeruskopfkontur darstellbar. Die Hill-Sachs-Delle nach ventraler Schulterluxation ist zwischen Gelenkflächenrand und Tuberculum majus am dorsokranialen Humeruskopf zu beurteilen. Gelenkflächennahe Usuren am Humeruskopf, Verdickungen der Synovialis und Gelenkergüsse sind in dieser Ebene gut nachzuweisen, letztere vor allem in Außenrotation.

Die genannten fünf Schnittebenen haben sich uns für die Routineuntersuchung der Schulter bewährt. Alle wichtigen Befunde können in diesen Ebenen erfaßt und vergleichbar dokumentiert werden. Die vergleichbare Dokumentation ist aber Voraussetzung für die Nachvollziehbarkeit eines Befundes. Nicht umsonst werden auch für Röntgenaufnahmen exakte Einstelltechniken gefordert.

Literatur

Crass JR, Gaig EV, Thompson RC, Feinberg SB (1984) Ultrasonography of the rotator cuff: surgical correlation. J Clin Ultrasound 12: 487–492

Hien NM, Kremer H (1987) Extremitäten. In: Kremer H, Dobrinski W (Hrsg) Sonographische Diagnostik. Urban & Schwarzenberg, München

Hien NM, Sedlmeier P, Heltzel W (1987) Standardschnittebenen zur sonographischen Diagnostik am Schultergelenk. In: Stuhler T, Feige A (Hrsg) Ultraschalldiagnostik des Bewegungsapparates. Springer, Berlin Heidelberg New York Tokyo

Hien NM, Sedlmeier P (1987) Die sonographische Diagnostik der Schultergelenksinstabilität. In: Hausmann M, Koischwitz D (Hrsg) Ultraschalldiagnostik '86, Bonn, 1.–5. Oktober 1986. Springer, Berlin Heidelberg New York Tokyo

Middleton WD, Edelstein G, Reinus WR, Melson GL, Totty WG, Murphy WA (1985) Sonographic detection of rotator cuff tears. AJR 144: 349–353

Rapf Ch, Furtschegger A, Resch H (1986) Die Sonographie als neues diagnostisches Verfahren zur Abklärung von Schulterbeschwerden. Fortschr Röntgenstr 145/3: 288–295

Korrespondenz: Dr. N. M. Hien, Friedrichshafener Straße 11, D-8000 München 60, Bundesrepublik Deutschland.

Sonographische Untersuchungstechnik der Rotatorenmanschette

E. Fellinger[1], *K. Zweymüller*[1] und *F. Frühwald*[2]

[1] Orthopädische Universitätsklinik, Wien (Vorstand: Prof. Dr. R. Kotz)
[2] II. Medizinische Universitätsklinik, Wien (Vorstand: Prof. Dr. G. Geyer)

Zusammenfassung

An der Orthopädischen Universitätsklinik, Wien, wurden in der Zeit von Dezember 1985 bis März 1987 75 Patienten mit Läsionen im Bereich der Rotatorenmanschette nach der von L. A. Mack angegebenen sonographischen Methode untersucht. 20 von 75 Patienten lassen sonographische, arthrographische und chirurgische Befunde vergleichen, 39 von 75 sonographische und arthrographische, 6 von 75 sonographische und chirurgische Befunde. Als Orientierungs- und Ausgangspunkt der sonographischen Untersuchung wird der Sulcus m. bicipitalis herangezogen. Davon ausgehend lassen sich gesamt 4 Muskelgruppen und Sehnen in 6 Grundpositionen differenzieren:

1. Bizeps quer
2. Musculus subscapularis
3. Supraspinatus quer
4. Dorsale Strukturen
5. Bizepssehne longitudinal
6. Supraspinatus longitudinal

Mit der hier angeführten Methode wird eine Untersuchungstechnik von hoher Spezifität und Sensitivität im Vergleich mit Arthrographie und operativ gewonnenen Befunden vorgestellt. Die Technik erlaubt eine dynamische Untersuchung beider Schultern in einer Sitzung. Die Untersuchung zeigt, daß die Sonographie der Rotatorenmanschette ein brauchbares und kostengünstiges Mittel zur Differenzierung von Läsionen im Bereich der Schultergelenke darstellt.

Schlüsselwörter: Rotatorenmanschette, Schulter, Sonographie, chronische Schulterbeschwerden.

Einleitung

An der Orthopädischen Universitätsklinik, Wien, wurden in einem Zeitraum von Dezember 1985 bis April 1987 150 Schultern bei 75 Patienten sonographisch untersucht.

Ziel der Untersuchung war, den Stellenwert der Schultersonographie im Vergleich mit arthrographischen und vor allem chirurgisch gefundenen Ergebnissen zu bestimmen.

Das Krankengut setzte sich nur aus Patienten mit chronischen Schulter-beschwerden zusammen. Die Anamnesedauer betrug durchschnittlich 11 Monate.

Die Sonographie zur Untersuchung der Schulter wurde zum erstenmal von Selzer 1980 eingesetzt, wobei jedoch der Autor in seiner Publikation nicht bewußt auf die Rotatorenmanschette eingeht.

Die Grundlagen der derzeit gebräuchlichen Untersuchungstechnik und die Sonoanatomie wurden 1983 von Farrar veröffentlicht.

Der Autor hat die Untersuchungstechnik bei L. Mack in Seattle/Washington/USA erlernt (1985).

Methodik

Die Untersuchung erfolgt mit dem „Real-time-Gerät" der Firma Siemens Sonoline SL-2 und einem 5-MHz-, später nur noch mit einem 7,5-MHz-Linear-Schallkopf, die Dokumentation über eine Multiformatkamera. Der Patient sitzt aufrecht auf einem Untersuchungsstuhl, die Schultern sind innenrotiert, die Arme liegen entspannt im Schoß. Untersucht werden immer beide Schultern, sowohl statisch als auch dynamisch, wobei folgende Strukturen an der Rotatorenmanschette aufgesucht werden:

I. Die *lange Sehne des Musculus biceps* im Sulcus intertubercularis in transversaler sowie dieselbe Sehne in longitudinaler Schnittebene. Die Sehne wird als schwachechogene Struktur gesehen, die von einem echoarmen Hof umgeben ist. Der Sulcus selbst stellt sich stark echogen mit Wiederholungsechos dar (Abb. 1).

Bei der Beurteilung der Echogenität der Bizepssehne herrscht in der Literatur Unklarheit. Ein Teil der Autoren beschreibt die Bizepssehne als stark, der andere als schwach echogen. Wir sind der Auffassung, die normale Sehne als

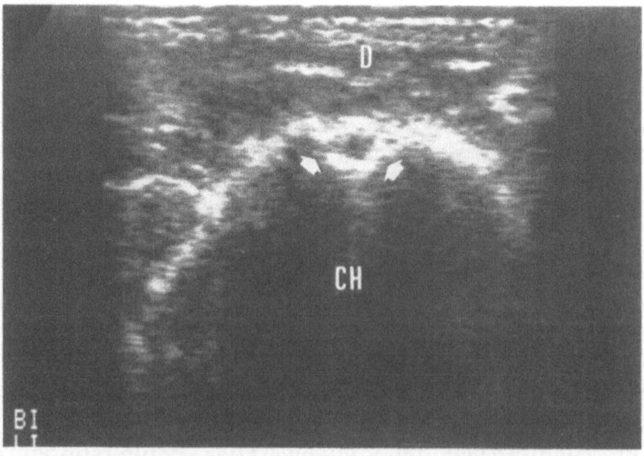

Abb. 1. Bizepssehne (Transversalschnitt): Sulcus intertubercularis (Pfeile) mit Bizepssehne (hypoechogen); *D* Musculus deltoideus; *CH* Caput humeri

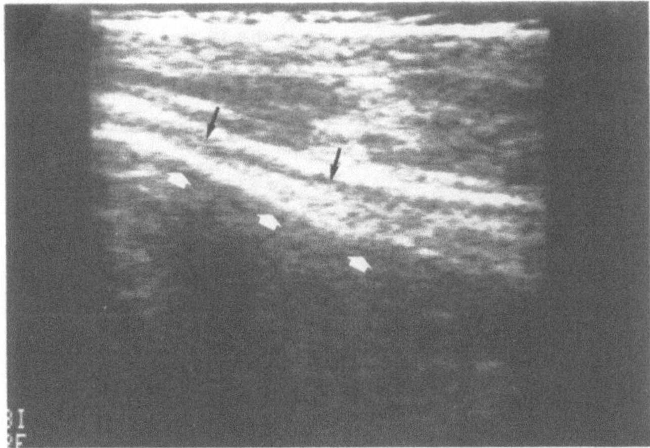

Abb. 2. Bizepssehne (Longitudinalschnitt): Humerusoberfläche (kurze Pfeile), Bizepssehne hypoechogen (lange Pfeile)

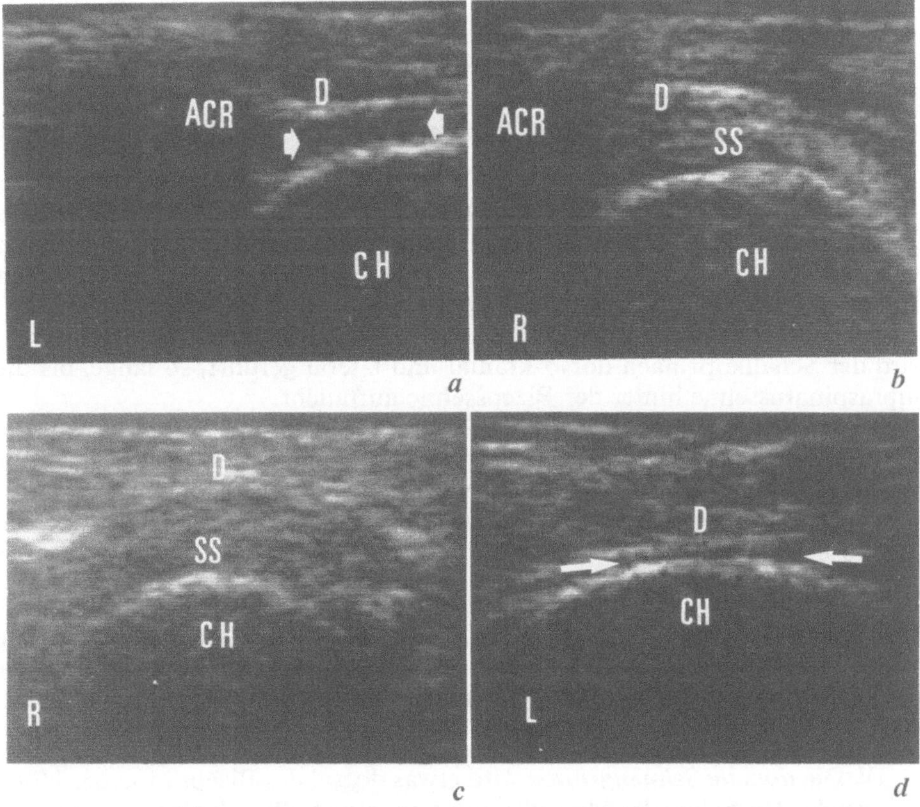

Abb. 3. a normales Sonogramm der Supraspinatussehne rechts (*R*) longitudinal, **b** fehlende Darstellbarkeit der Sehne am Longitudinalschnitt links (*L*) im Vergleich zur rechten Seite (Pfeile), **c** normales Sonogramm der Supraspinatussehne rechts (*R*), **d** komplette Ruptur, fehlende Darstellbarkeit der Supraspinatussehne in Seitenvergleich (Pfeile) links (*L*). *CH* Caput humeri, *D* Musculus deltoideus (Unterrand), *SS* Supraspinatussehne, *ACR* subacromialer Schallschatten

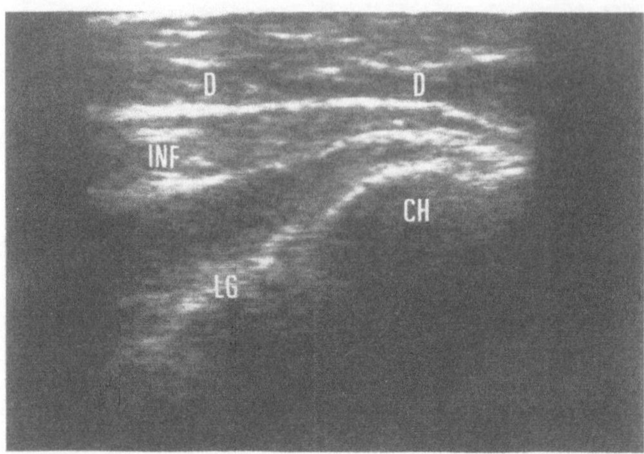

Abb. 4. Normales Sonogramm (Transversalschnitt der Infraspinatussehne). *INF* Infraspinatussehne, *D* Musculus deltoideus, *CH* Caput humeri, *LG* Labrum glenoidale

echoarme Struktur zu sehen. Vermehrte Echogenität, vor allem im Seitenvergleich, wird von uns im allgemeinen als pathologisch qualifiziert.

Danach wird der Schallkopf um 90° geschwenkt und die Bizepssehne longitudinal parallel zum Humerusschaft angeschnitten (Abb. 2).

II. Die Untersuchung der *Supraspinatussehne longitudinal* erfolgt etwa 1 cm dorsal von der Position, wo die Bizepssehne longitudinal untersucht wurde. Die Sehne wird hier als eher echoarme Struktur gesehen, die unter dem Acromion hervortritt und am Tuberculum majus ansetzt (Abb. 3).

Von der Position, wo die Bizepssehne transversal untersucht worden ist, wird der Schallkopf nach dorso-kranial und lateral geführt, so lange, bis die Supraspinatussehne hinter der Bizepssehne auftaucht.

Man erkennt die Oberfläche des Humeruskopfes und kranial davon die Supraspinatussehne normal auf ihre Längsachse getroffen. Der Schallkopf wird dann weiter nach dorsal geführt, um die gesamte Ausdehnung der Rotatorenmanschette zu sehen, wobei der ventrale Anteil der Sehne der für die Diagnose wichtigere ist.

III. Wir untersuchen immer die *Subscapularissehne* medial von der Aufsuchungsstelle des Bizeps transversal, wo sie am Tuberculum minus ansetzt. Sie wird besser bei dynamischer Untersuchung sichtbar, wenn also der Untersucher an der Schulter des Patienten eine Innen-/Außenrotationsbewegung durchführt.

IV. Die *dorsale Sehnengruppe* wird etwas dorsal des Bizeps in selber Höhe aufgesucht. Die Sehne des Musculus infraspinatus stellt sich als bogenförmige Struktur dar und wird bei Innen- und Außenrotation noch deutlicher sichtbar (Abb. 4). Wird der Schallkopf nach kaudal gesenkt, ohne sonst seine Richtung zu ändern, wird der *Teres minor* als angedeutet rhomboidförmiger Muskel sichtbar, noch deutlicher bei dynamischer Untersuchung.

Ergebnisse

Patienten

29/75 Patienten lassen sonographische, arthrographische und chirurgische Befunde vergleichen, 39/75 sonographische und arthrographische, 6/75 sonographische und chirurgische Befunde. Von den 26 chirurgisch gesicherten Rotatorenmanschettenrupturen waren 3 sonographisch falsch negativ, wobei sich herausstellte, daß in diesen Fällen die Ruptur im Schallschatten des Acromions gelegen war und der Untersucher die Schulter mangelhaft eingestellt hatte. Falsch positive Ergebnisse fanden sich in unserer Serie kaum. Bei einem Patienten wurde eine komplette Rotatorenmanschettenruptur diagnostiziert, intraoperativ stellte sich jedoch lediglich ein massiver Schulterhochstand bei deutlich schlaffer Schultergelenkkapsel heraus. Es ist festzuhalten, daß wir bei Vorliegen von Kalzifikationen im Nativröntgenbild zuletzt keine sonographische Diagnose mehr stellten und uns auf komplette bzw. partielle Rupturen größer als 2 cm beschränkten (Middleton et al., 1986). Hier erwies sich die Sonographie vor allem gegenüber der Arthrographie als treffsicherer. Reaktive Veränderungen an Sehnen und Bursen wie Verdünnung oder Verdickung im Sinne einer Entzündung oder einer Degeneration wurden in Übereinstimmung mit Mack bewußt nicht diagnostiziert. Bei unserer Serie ergibt sich aus den 3 verschiedenen Untersuchungsgruppen eine Gesamtsensitivität von 92 % sowie eine Gesamtspezifität von 95 %.

Mehrere unterschiedliche Phänomene, allein oder in Kombination, werden derzeit zur Diagnose einer Läsion der Rotatorenmanschette herangezogen. Wesentlich für ein reproduzierbares Ergebnis scheint hier nach unserer Erfahrung die Darstellung der Läsion zumindest in zwei Ebenen, d. h. sowohl am Longitudinal- als auch am Transversalschnitt sowie der Seitenvergleich der Schnittbilder an beiden Schultern (Abb. 3a–d). Das Kriterium der fokalen Verdünnung der Sehne ist eher ein schwierig verwertbares Zeichen für eine Läsion im Rotatorenmanschettenbereich, falls es ohne weitere Hinweise zu finden ist.

Läßt sich die Rotatorenmanschette über dem Humeruskopf nicht darstellen, bzw. findet man die gewohnten Strukturen im Supraspinatusbereich nicht, so ist dies in Verbindung mit einem Höhertreten des Humeruskopfes ein sicheres Zeichen für eine große Rotatorenmanschettenruptur bzw. eine sogenannte „Humerusglatze" (Abb. 3b, d). In derartigen Fällen ist bei der dynamischen Untersuchung oft deutlich das Anstoßen des Humeruskopfes an das Acromion bei der Abduktion bzw. das fehlende Tiefertreten des Kopfes deutlich zu sehen.

Sowohl vermehrt als auch vermindert echogene Zonen im Bereich der Rotatorenmanschette können Zeichen einer Ruptur sein, was wir auch jeweils intraoperativ bestätigen konnten. Die Ursache dafür dürfte am Alter der Sehnenruptur und den damit verbundenen regressiven Veränderungen der Sehnenränder liegen. Ob ein regressiv echogenes Band anstelle der Rotatorenmanschette ein sicheres Zeichen einer Ruptur ist, hängt auch davon ab, ob die Distanz zwischen Oberrand des Humeruskopfes sowie Unterrand des M. deltoideus bzw. Acromions im Vergleich zur Gegenseite vermindert ist, insbesondere wenn man bedenkt, daß vor allem bei älteren Individuen die Echogenität der Rotatorenmanschette insgesamt vermindert ist.

Diskussion

Die von vor allem amerikanischen Autoren anhand großer Untersuchungsserien gefundene hohe Sensitivität und Spezifität der Schultersonographie bei Läsionen der Rotatorenmanschette zeichnet sich auch bei unseren Ergebnissen ab.

Es werden vielfach Messungen verschiedener Distanzen im Bereich des Schultergelenkes durchgeführt, die wir aber wegen fehlender eindeutiger Schnittebenen und Bezugspunkte und damit fehlender Reproduzierbarkeit für nicht wesentlich halten.

Aus demselben Grund und vor allem wegen einer großen Anzahl noch nicht topographisch-anatomisch geklärter Echophänomene ist auch eine „Gewebediagnostik" abzulehnen.

Mehrere Faktoren, die die Aussagekraft der Sonographie negativ beeinflussen, sind zu berücksichtigen.

1. Fehlende Kenntnis der normalen Sonoanatomie: Hier stellt sich vor allem die Bizepssehne in ihrem intrakapsulären Verlauf als schwierig zu beurteilen heraus. Sie darf nicht in die Beurteilung der Supraspinatussehne am Transversalschnitt miteinbezogen werden.

2. Bisweilen liegen Rupturen knapp unterhalb des Acromions und entgehen dadurch der sonographischen Entdeckung. Es hat sich als zielführend erwiesen, entweder durch Extendieren des Armes, durch Unterlegen eines Kissens unter die Schulter oder durch Drücken am Humeruskopf nach ventral durch den Untersucher die sonst im Schallschatten des Acromions gelegene Partie der Rotatorenmanschette so in den mit dem Schallkopf einsehbaren Bereich zu bringen, um Läsionen auch hier noch darstellen zu können. Die hier lokalisierten Rupturen sind jedoch relativ selten, wie aus Operationsstatistiken bekannt ist.

3. Zum Problem der Weichteilveränderung bzw. der knöchernen Abnormalitäten ist zu sagen, daß beide falsch positive Sonogramme liefern können. Hier sind Kalzifikationen in der Manschette bzw. alte Humerusfrakturen zu nennen. Aus diesem Grunde sollte der Untersucher vor der Sonographie auf jeden Fall das Nativröntgen begutachten (Middleton et al., 1986). Unserer Erfahrung nach ist es überhaupt besser, bei Verkalkungen an mehreren Stellen der Rotatorenmanschette auf die Sonographie zu verzichten, da eine sichere Aussage über die Rotatorenmanschette durch stark echogene Kalzifikationen nicht mehr möglich ist. Auch eine am Röntgen sichtbare Subluxation des Humeruskopfes nach kaudal wird den Untersucher dann nicht mehr zur Diagnose einer verdickten, verdichteten Rotatorenmanschette verleiten.

Bei Beachtung dieser genannten Kriterien und Beschränkung auf die Diagnose von Rupturen weist die Sonographie gegenüber der Arthrographie eine höhere Sensitivität und Spezifität auf.

Aufgrund sehr unterschiedlich gehandhabter Untersuchungstechniken, wie sie in der Literatur derzeit beschrieben werden, scheint es im Interesse der Methode der Schultersonographie unbedingt notwendig, allgemein akzeptierte, genau definierte Schnittebenen festzulegen, um untersucherspezifische Ergebnisse auszuschalten und eine der Säuglingshüftsonographie ähnliche Präzision zu erreichen (Graf und Schuler, 1986).

Literatur

Seltzer SE, Finbery HJ, Weisman BN (1980) Arthrosonography – technique, sonographic anatomy and pathology. Invest Radiol 15: 19–28

Farrar EL, Matsen FA, Rogers VJ, Hirsh J, Kilcoyne RF (1983) Dynamic sonographic study of lesions of the rotator cuff. Presented at the American Academy of Orthopedic Surgeons, 50th annual meeting, March 10–15, 1983, p 49 (abstr)

Mack LA, Matsen FA, Kilcoyne RF, Davies P, Sickler ME (1985) US evaluation of the rotator cuff. Radiology 157: 205–209

Middleton WD, Renus WR, Melson GL, Totty WG, Murphy WA (1986) Pitfalls of rotator cuff sonography. AJR 146: 555–558

Graf R, Schuler P (1986) Die Säuglingshüfte im Ultraschallbild: Ein Atlas. Edition Medizin, VCH Verlagsgesellschaft, Weinheim

Korrespondenz: Dr. E. Fellinger, Orthopädische Universitätsklinik, Garnisongasse 13, A-1090 Wien.

Sonographie der akuten Rotatorenmanschettenruptur

N. Gritzmann[1], R. Weinstabl[2] und R. Walter[3]

[1] Zentrales Institut für Radiodiagnostik (Vorstand: Prof. Dr. H. Pokieser) der Universität Wien
und Ludwig Boltzmann-Institut für radiologisch-physikalische Tumordiagnostik
(Leiter: Prof. Dr. H. Pokieser)
[2] I. Universitätsklinik für Unfallchirurgie, Wien (Vorstand: Prof. Dr. E. Trojan)
[3] I. Medizinische Universitätsklinik, Wien (Vorstand: Prof. Dr. E. Deutsch)

Zusammenfassung

Die hochauflösende Sonographie ermöglicht die Darstellung der peripheren Anteile der Rotatorenmanschette.

Diese stellt sich normalerweise als homogen echoarme, bandförmige Struktur dar.

80 Patienten mit rezentem Schultertrauma wurden sonographisch untersucht. Echoärmere Strukturalterationen der Rotatorenmanschette sprechen für eine akute Ruptur, welche bei 25 Patienten sonographisch nachgewiesen werden konnte. Flüssigkeitsansammlungen in der Bursa subacromealis/subdeltoidea unterstützen den Rupturverdacht. Die akute Rotatorenmanschettenruptur wurde großteils operativ bestätigt. Chronische, narbige Läsionen erschienen sonographisch echoreich, diese waren bei 17 Patienten darstellbar.

Die Sonographie ermöglicht die Darstellung der akuten traumatischen Rotatorenmanschettenruptur mit hoher Treffsicherheit und ist das primäre bildgebende Verfahren in dieser Fragestellung.

Schlüsselwörter: Sonographie, akute Rotatorenmanschettenruptur, Schultertrauma.

Die hochauflösende Sonographie ermöglicht die Darstellung der distalen Anteile der Rotatorenmanschette (Crass et al., 1985; Middleton et al., 1984). Diese Sehnenplatte stellt sich normalerweise als homogen echoarme, bandförmige Struktur dar. Die proximalen Anteile der Sehnen werden durch knochenbedingte Schallschatten überlagert. Ziel der Studie war, den Stellenwert der Sonographie bei der akuten, traumatischen Rotatorenmanschettenruptur darzulegen.

Material und Methode

Es wurden 80 konsekutive Patienten mit 1–14 Tage zurückliegendem Schultertrauma und klinischem Verdacht auf eine Läsion der Rotatorenmanschette sonographisch untersucht. Es wurden mechanische Real-time-Sektor-Transducer mit 7,5 bzw. 10 MHz verwendet. Die Untersuchung der Schulter erfolgte zumeist im Sitzen, obwohl die vorderen Anteile der Rotatorenmanschette auch in liegender Position (RAO/LAO) gut beurteilbar sind. Die hinteren Anteile (Infraspinatussehne, Teres-minor-Sehne) können lediglich in sitzender Position untersucht werden. Die Subscapularissehne wird in Außenrotation, Supraspinatus-, Infraspinatus- und Teres-minor-Sehne werden in Adduktion und Innenrotation untersucht. Alle Sehnen wurden im Längsschnitt und Querschnitt untersucht und dokumentiert.

Die Dynamik der Bewegung der Sehnenplatte wurde gesondert bewertet. Es wurden stets beide Schultergelenke untersucht. Als Zeichen einer akuten traumatischen Rotatorenmanschettenruptur wurden größere echoarme Strukturalteration der Sehnenplatte gewertet. Diese mußte in 2 Ebenen darstellbar sein.

Auch die fehlende Darstellbarkeit von Sehnenanteilen wurde als Ruptur gewertet. Als indirekte Rupturzeichen wurden Flüssigkeitsansammlungen in der Bursa subacromialis/deltoidea bzw. in den umgebenden Weichteilen gewertet.

Echoreiche Strukturalterationen wurden als Zeichen einer länger zurückliegenden Rotatorenmanschettenruptur (Narbe, Granulationsgewebe) bzw. als noch nicht verkalkte sogenannte Periarthritis humero scapularis gewertet (Rapf et al., 1986; Triebel et al., 1986).

Ergebnisse

25 Patienten wiesen Zeichen einer akuten traumatischen Rotatorenmanschettenruptur auf. Die Lokalisation des Risses bzw. der nicht darstellbaren Sehne war 23mal im Supraspinatus-Bereich (Abb. 1). 3mal zeigte sich zusätzlich ein Riß der Infraspinatussehne. Bei 2 Patienten bestand eine isolierte Ruptur der

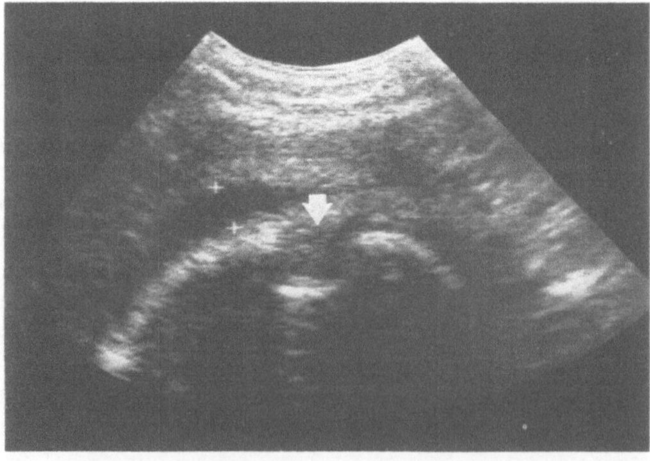

Abb. 1. Echofreies Areal in der Supraspinatus-Sehne (+ +): Akute Rotatorenmanschettenruptur; Bizepssehne (↓)

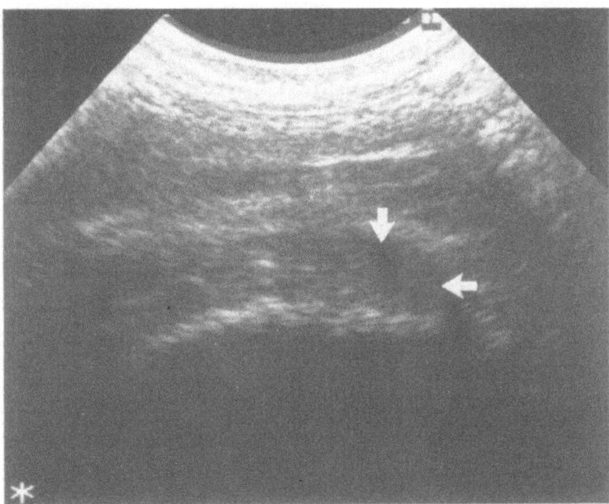

Abb. 2. Echoarme Strukturtransformation (↓ ←) des oberflächlichen Teiles der linken Supraspinatus-Sehne: Partielle Rotatorenmanschettenruptur loco typico (Ansatzbereich)

Subscapularis bzw. Infraspinatussehne. Bei den meisten Patienten zeigte sich eine echoarme Strukturtransformation einer Sehne im Sinne einer Kontinuitätsunterbrechung.

7 Patienten wiesen lediglich eine partielle, nicht die gesamte Sehnendicke einnehmende Ruptur auf (Abb. 2).

Bei 13 der 25 positiven Patienten wurde eine operative Therapie durchgeführt und der sonographische Befund bestätigt. Lediglich bei einem Patienten wurde eine zusätzliche Infraspinatusruptur nicht erkannt. Bei weiteren 8 Patienten wurde der Einriß der Rotatorenmanschette mittels Arthrographie oder Arthroskopie zusätzlich evaluiert und der sonographische Befund bestätigt. Bei den restlichen 4 positiven Patienten wurde keine weitere Diagnostik bzw. keine operative Therapie durchgeführt.

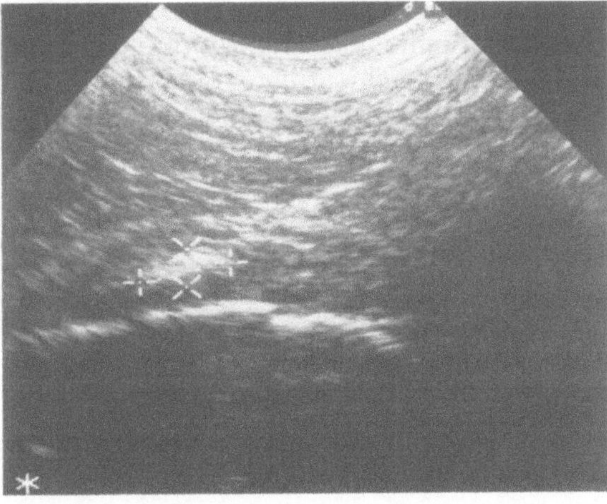

Abb. 3. Echoreiches Areal in der Supraspinatus-Sehne, ältere in Organisation begriffene partielle Rotatorenmanschettenruptur

17 Patienten wiesen Zeichen einer älteren Rotatorenmanschettenläsion auf, die in 5 Fällen operativ bestätigt wurde (Abb. 3). Bei einem Patienten konnte operativ keine Läsion gefunden werden. 6 Fälle wurden mittels Arthrographie bestätigt. 2 Fälle waren, im Vergleich zur Arthrographie, falsch negativ.

Diskussion

Die Sonomorphologie der Rotatorenmanschettenruptur ist unterschiedlich. Es wurden sowohl echoarme als auch echoreiche Formen beschrieben.

Wir versuchten aufgrund der Echostruktur zwischen rezentem Trauma und älterer Läsion zu differenzieren.

Die Sonographie erwies sich als treffsichere Methode in der Beurteilung der akuten traumatischen Rotatorenmanschettenruptur. Die echoarme Strukturtransformation kann bei der traumatisierten Schulter als hoch suspekt auf eine akute Rotatorenmanschettenruptur angesehen werden. Die Echos niedriger Amplitude sind durch ein Hämatom bzw. durch ein Ödem bedingt. Lediglich der Schallschatten hinter einer partiellen Rotatorenmanschettenverkalkung und höhergradige degenerative Veränderungen stellen sonographisch einen „Pitfall" dar. Kleine Läsionen sind naturgemäß schwieriger zu erkennen als große. Der zusätzliche Flüssigkeitsnachweis in der Bursa subacromialis erhärtet die sonographische Diagnose. Eine Läsion gilt dann als gesichert, falls sie sonographisch in zwei Ebenen darstellbar ist.

Chronische Läsionen erscheinen sonographisch häufig echoreich, wobei wir derzeit noch keine sichere Übergangszeit von akuter zu chronischer Ruptur festlegen können.

Echoreiche Veränderungen sind insgesamt schwieriger zu interpretieren als die akute Ruptur (Triebel et al., 1986). Dies wird auch dadurch belegt, daß sie häufig in der kontralateralen, klinisch unauffälligen Rotatorenmanschette nachweisbar sind. Ein Nachteil der Sonographie in der Diagnostik der traumatisierten Schulter ist, daß sie knöcherne bzw. knorpelige Läsionen (Limbus) nicht bzw. nur unzureichend darstellen kann. Trotzdem setzen wir die Sonographie bei Verdacht auf Rotatorenmanschettenruptur nach dem Nativröntgen als primäres Schnittbildverfahren ein. Eine ergänzende Arthrographie bzw. Arthroskopie kann in vielen Fällen bei eindeutig positivem bzw. negativem Befund entfallen.

Literatur

Crass JR, Craig EV, Bretzke C, Feinberg SB (1985) Ultrasonography of the rotator cuff. Radio Graphics 5/6: 941–953

Middleton WD, Edelstein G, Reims WR, Melson GL, Murphy WA (1984) Ultrasonography of the rotator cuff. J Ultrasound Med 3: 549–551

Rapf Ch, Furtschegger A, Resch H (1986) Die Sonographie als neues diagnostisches Verfahren zur Abklärung von Schulterbeschwerden. RÖFO 145/3: 288–295

Triebel HJ, Wenig V, Witte G (1986) Rotatorenmanschettenrupturen des Schultergelenkes: Sonographie–Arthrographie. Röntgen-Bl 39: 266–272

Korrespondenz: Dr. N. Gritzmann, Zentrales Institut für Radiodiagnostik der Universität Wien, Alser Straße 4, A-1090 Wien.

Flächendeckende Schultersonographie und standardisierte Dokumentation

U. Harland, C. Huber, A. Dittrich und K. Larem

Orthopädische Klinik (Direktor: Prof. Dr. H. Rettig) der Justus-Liebig-Universität Gießen,
Bundesrepublik Deutschland

Zusammenfassung

Das Schultergelenk kann in 5 Schnitten flächendeckend untersucht werden. Die Abweichungen von der normalen Sonoanatomie lassen sich unterteilen in Veränderungen, die die Knochenoberfläche betreffen, die Gelenkhöhle und die Bursen, die Weichteilstrukturen und die Gelenkstabilität und den Retrotorsionswinkel. Bei der Untersuchung der Bindegewebsstrukturen muß beachtet werden, daß die Echogenität einer Struktur abhängig vom Winkel ist, unter dem sie angeschallt wird. Dies ist besonders an der Schulter von Bedeutung, da die Muskel- und Sehnenplatten das Gelenk bogenförmig umschließen und die Bindegewebssepten so rasch ihre Verlaufsrichtung ändern. Die Einhaltung der Standardschnitte und die Abstrahierung der Befunde ermöglichen es, zur Dokumentation des Untersuchungsganges einen Standarddokumentationsbogen zu benutzen.

Schlüsselwörter: Schultersonographie, Standarduntersuchung, Standarddokumentation.

Einleitung

Die Funktion des Schultergelenkes ist im wesentlichen an eine muskuläre Stabilisierung gekoppelt. Entsprechend der zentralen Bedeutung des Weichteilmantels für diese Aufgabe sind viele Störungen der Schultergelenkfunktion auf Weichteilveränderungen zurückzuführen, oder sie sind zumindest mit Weichteilveränderungen kombiniert. Ziel sonographischer Untersuchungen ist die Entwicklung eines Untersuchungsganges, der folgende Punkte berücksichtigt:

1. Flächendeckende Untersuchung der Schulter
2. Orientierende Standardebenen
   a) zur raschen Identifizierung anatomischer Strukturen und
   b) Dokumentation vergleichbarer Bilder
3. Standardisierte Beurteilung sonographischer Schnitte nach verwertbaren Veränderungen

a) der Knochenoberfläche
b) von Gelenkhöhle und Bursen
c) der Weichteilstrukturen
d) der Gelenkstabilität und des Retrotorsionswinkels

Bei der Untersuchung von Bindegewebsstrukturen ist die Beachtung der Artefakte und ultraschallspezifischen Phänomene wichtig. Besonders am Schultergelenk spielt ein Phänomen, das wir als „Ablenkungsphänomen" bezeichnet haben, eine bedeutende Rolle.

Sehnen und Muskeln zeigen im Gegensatz zur sonographischen Darstellung parenchymatöser Organe die Bedeutung des Anschallwinkels.

Parallel angeordnete Primärbündel der Sehnen sind in ihrer Oberflächenrauhigkeit (effektive Rauhtiefen ca. 20 μm) relativ zur Schallwellenlänge (ca. 0,3 mm bei 5 MHz) glatt.

Die Strukturen verhalten sich wie Spiegelflächen, an denen einfallende Schallwellen nach den Gesetzen der Optik reflektiert werden. Bei senkrechtem Einfall kehrt die reflektierte Welle auf dem gleichen Weg zum Sender zurück. Eine Sehne erscheint dann echoreich (Abb. 1 links).

Mit zunehmender Kippung des Schallkopfes können Winkel erreicht werden, die so groß sind, daß die Reflexion den Schallkopf nicht mehr erreicht (Abb. 1 rechts).

Die Sehne erscheint echofrei.

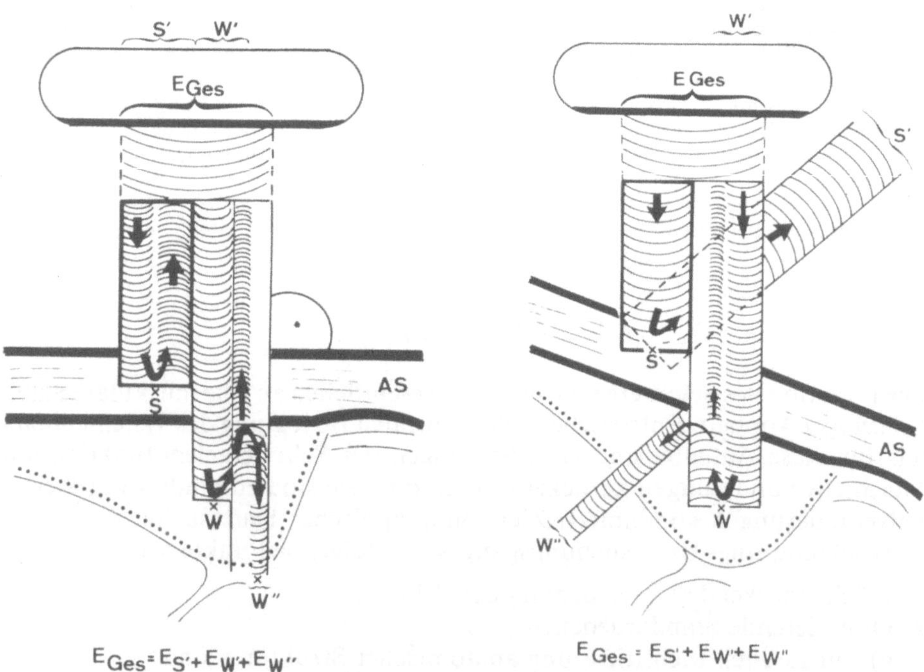

Abb. 1. Schematische Darstellung des „Ablenkungsphänomens", links bei senkrechtem Schallwelleneinfall, rechts bei schrägem Schallwelleneinfall

Gestreckt verlaufende lange Sehnen erscheinen trotz dieses Wechsels homogen. Gebogen verlaufende Sehnen erscheinen demgegenüber inhomogen. Abschnitte, die senkrecht zu den einfallenden Schallwellen liegen, erscheinen echoreich. Angrenzende Abschnitte mit zunehmender Neigung stellen sich echoarm dar.

Nebeneinander liegende Sehnenabschnitte können daher mit unterschiedlicher Echogenität erscheinen. An der Schulter mit den bogenförmig zum proximalen Humerus angeordneten Sehnen- und Muskelplatten ist die Kenntnis dieses Verhaltens wichtig, um Echogenitätsänderungen richtig interpretieren zu können.

Bei der Auswahl der Schnittebenen an der Schulter haben wir uns bemüht, die jeweils interessierende Struktur so anzuschneiden, daß sie gradlinig verlaufend senkrecht angeschallt wird.

Material und Methode

Die erarbeitete standardisierte Untersuchungstechnik und Befundung wurde an 158 Patienten mit Schultergelenkerkrankungen oder -verletzungen überprüft und statistisch ausgewertet.

Die Untersuchung erfolgt am sitzenden Patienten. Der Oberarm liegt dem Thorax mit 90° gebeugtem Ellenbogengelenk an. Der Untersucher sitzt hinter dem Patienten. Eine Hand hält den Schallkopf, die freie Hand den Arm des Patienten, sodaß Rotationsbewegungen im Schultergelenk vom Untersucher geführt werden können. Dorsal, lateral und ventral werden die Schnitte angelegt. Sie entsprechen weitgehend der Horizontalen und Vertikalen. Drehbewegungen des Armes und Schwenkbewegungen des Schallkopfes ergeben Überlappungen der Schnitte in den Grenzbereichen. Die Schulter wird somit flächendeckend untersucht.

In gleicher Position des Patienten wird das AC-Gelenk von kranial eingestellt.

Im dorsalen Horizontalschnitt wird die Verschiebbarkeit des proximalen Humerus gegen die Scapula untersucht und die Stabilität der Schulter beurteilt. Der Retrotorsionswinkel des Humerus wird am liegenden Patienten durch einen proximalen und distalen Schnitt bestimmt.

Ergebnisse

Sonographische Befunde werden unterteilt in

1. ossäre Veränderungen,
2. Veränderungen der Gelenkhöhle und Bursen,
3. Veränderungen der Weichteile.

Im Rahmen dieser Abhandlung soll nur einer der von uns angewandten Schnitte, der laterale Vertikalschnitt, herausgegriffen und an ihm die Sonoanatomie und die typischen pathologischen Veränderungen erläutert werden. Typische pathologische Abweichungen lassen sich an diesem Schnitt, den wir auch

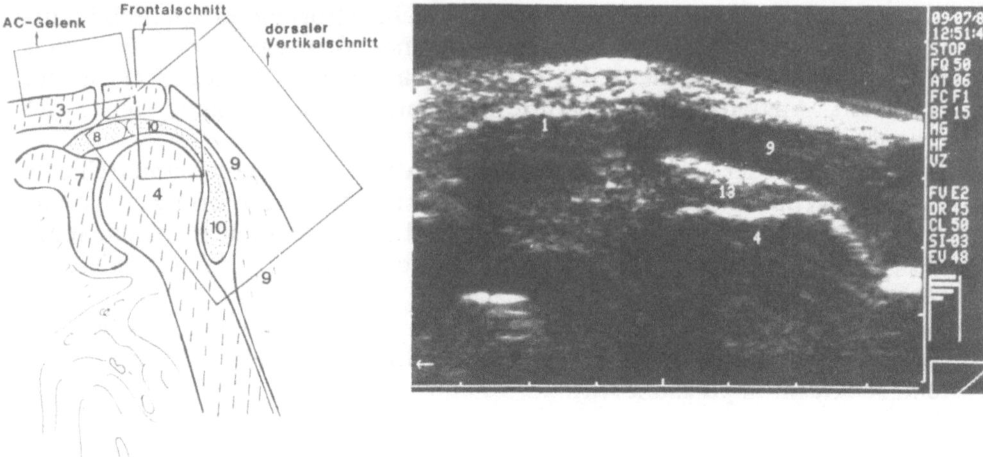

Abb. 2. Anatomisch schematische Darstellung des Frontalschnittes (links), normale Sonoanatomie des lateralen Vertikalschnittes (Frontalschnitt). Im Sonogramm ist das Acromion mit *1*, der proximale Humerus mit *4*, der Musculus deltoideus mit *9* und die Supraspinatussehne mit *13* bezeichnet

Frontalschnitt genannt haben, da er nahezu in der Frontalebene liegt, gut darstellen.

Der Schnitt setzt die Verlaufsrichtung des Musculus trapezius nach lateral fort und beginnt auf dem Acromion. Die lateral des Acromions liegenden sehnigen Anteile der Supraspinatussehne werden in ihrem Ansatzbereich nahe dem Tuberculum majus erfaßt (Abb. 2).

Die Schnittrichtung entspricht der Verlaufsrichtung der Supraspinatussehne, sodaß die Struktur senkrecht angeschallt und somit echoreich dargestellt werden kann.

Ossäre Veränderungen

Die Stufenbildung in der proximalen Humeruskontur nach Abrißfraktur des Tuberculum majus ist dafür typisch. In der dynamischen Untersuchung läßt sich der Anschlag des dislozierten Tuberculum majus bei ca. 40° Abduktion an das Acromion mit Behinderung einer weiteren Abduktion demonstrieren (Abb. 3).

Usuren rheumatischer Gelenke und usurähnliche Defekte bei Patienten mit mehrfachen Kortikosteroid-Injektionen in das Schultergelenk sind in ähnlicher Weise erkennbar.

Veränderungen an Gelenkhöhle und Bursen

Gelenkergüsse können in diesem Schnitt nicht dargestellt werden. Die Volumenzunahme des Gelenkes ist am ehesten an den Rezessus erkennbar. Von den

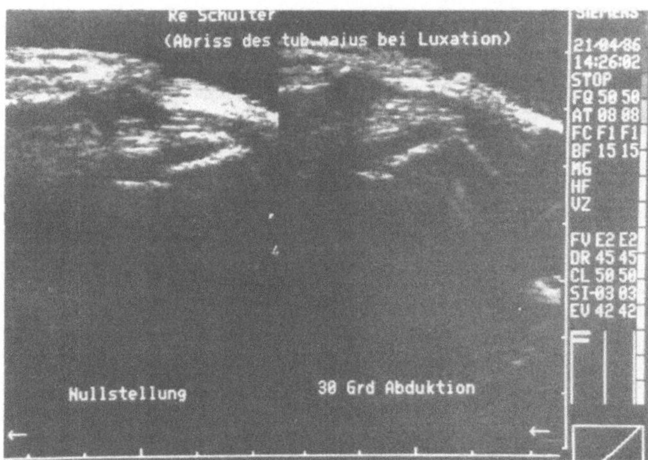

Abb. 3. Beispiel einer ossären Veränderung. Zustand nach Abrißfraktur des Tuberculum majus mit Stufenbildung in der proximalen Humeruskontur. Erläuterungen siehe Text

Rezessus ist lediglich der Rezessus der langen Bizepssehne sonographisch einsehbar. Auch bei ausgedehnten Gelenkergüssen, z. B. im Rahmen rheumatischer Erkrankungen, wird die Supraspinatussehne im Frontalschnitt nicht vorgewölbt.

Von den Schleimbeuteln wird im Frontalschnitt der Übergangsbereich der Bursa subacromialis in die Bursa subdeltoidea dargestellt. Auch für diese Strukturen besteht, verglichen mit den ventral und dorsal gelegenen Gelenkanteilen, nur eine geringe Ausdehnungsmöglichkeit.

Im Normalfall sind Unterrand des Musculus deltoideus und Oberrand der Supraspinatussehne nur durch einen schmalen echoreichen Saum abgegrenzt. Bei Bursitiden werden beide Strukturen durch das echoarme Substrat der Bursa getrennt. Ursache solcher Veränderungen liegen in Erkrankungen des rheumatischen Formenkreises. Gelegentlich können auch degenerative Veränderungen der Supraspinatussehne oder Rupturen zu synovialen Reizungen und entsprechender Darstellung der Bursa führen (Abb. 5).

Weichteilveränderungen

Sie stellen die häufigsten Befunde am Schultergelenk dar. Da sie zumeist in der Endstrecke der Supraspinatussehne nahe dem Tuberculum majus liegen, sind sie im Frontalschnitt am häufigsten zu sehen. Sie reichen von echoreichen rundlichen Sprenkeln über größere flächige echoreiche Bezirke bis zu echodichten Bereichen, die zur Schallauslöschung der darunter gelegenen Strukturen führen (Abb. 4).

Dem pathologischen Bild entsprechend haben diese Bereiche einen echoarmen Randsaum. Der Randsaum deckt sich mit der Zone fibrinoider Verquellung und Rundzelleninfiltration. Er grenzt die Nekrosezone gegen das unveränderte echoreiche Sehnengewebe ab.

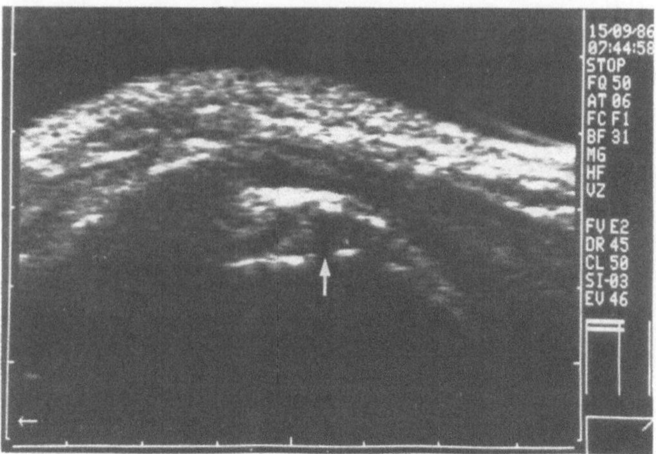

Abb. 4. Echoreiche Strukturveränderung mit dorsaler Schallauslöschung (↑)

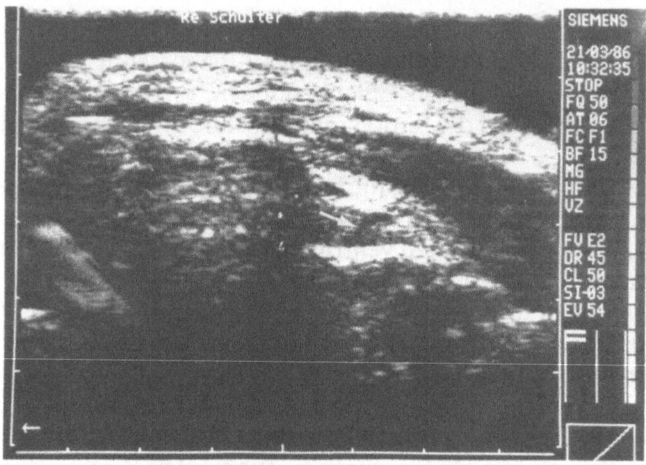

Abb. 5. Ruptur der Supraspinatus-Sehne ohne Retraktion (↑). Die Bursa subdeltoidea ist durch einen Reizerguß mit dargestellt

Rupturen der Supraspinatussehne reichen von schmalen echoarmen Bändern, die die echoreiche Supraspinatussehne durchziehen (Abb. 5), bis zum völligen Fehlen der Sehne in diesem Schnitt (Abb. 6). Bei vollständigem Fehlen der Supraspinatus-Sehne liegt der Musculus deltoideus dann dem proximalen Humerus auf.

Bei ausgedehnten Rupturen kann das Ausmaß der Ruptur durch flächendeckende Untersuchung der Schulter gut abgeschätzt werden. In den dorsalen Schnitten kann die Mitbeteiligung des Musculus infraspinatus und ggf. des Musculus teres minor, in den ventralen Schnitten die des Musculus subscapularis oder der langen Bizepssehne, mitbeurteilt werden.

Eine Übersicht über die Verteilung und Häufigkeit verschiedener Diagnosen bei 158 Patienten gibt die Tabelle 1 wieder. Die sonographischen Veränderun-

Tabelle 1. Untersuchungsbogen zur standardisierten Dokumentation von Schultergelenkveränderungen. Es sind die Ergebnisse von 158 Patienten, die nach unserer Methode untersucht wurden, eingetragen. Die häufigsten Erkrankungen waren: Supraspinatussehnensyndrom, Schulterluxation, Rotatorenmanschettenruptur, Schulterprellungen, Erkrankungen des rheumatischen Formenkreises

Schultersonographie

Name:..............................

Vorname:..........................

Geb.Dat...........................

untersucht am:...................

		dors.Horizontalschnitt	dors.Vertikalschnitt	Frontalschnitt	ventr.Horizontalschnitt	ventr.Längsschnitt	AC-Gelenk
ossäre Veränderungen	Hill–Sachs–Delle	(9)	(11)	2	1		
	Usur ähnl. Veränd.	(6)	(6)	4	(11)	3	
	Osteophyten	1	1	1	1	1	
	Stufenbildungen	1	2		2	2	(3)
Veränderungen d. Gelenkhöhle oder Bursen	Vorwölbung d. Kapsel	(6)	(8)				
	Bursa subdeltoidea	2	1	(7)	1		
	Bursa coracob.				(4)	1	
	Rezessus d. langen Bizepssehne				4	(13)	
Veränderungen d. Weichteile	echoreiche Strukturveränderungen mit Hof	1	3	(85)	2	1	
	echoreiche Strukturveränderungen mit dorsaler Schallauslöschung	2	4	(43)	2	1	
	geradlinige die Struktur durchsetzende echoarme Veränderungen			2			
	Verdünnung od. Fehlen einer Struktur	4	(8)	(18)	7	(10)	

	Re	Li
Bei dorsoventraler Belastung Stufe (mm)		
Retrotorsionswinkel α_s		

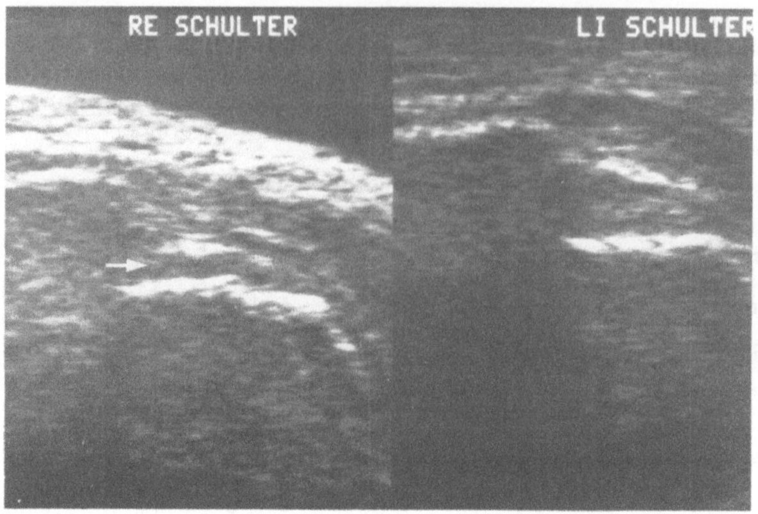

Abb. 6. Supraspinatus-Sehnenruptur mit Retraktion. Die Ruptur ist auf der linken Bildhälfte dargestellt, die unverletzte normale Seite ist in der rechten Bildhälfte zum Vergleich dargestellt

gen der Schultergelenkstrukturen lassen sich auch bei komplexen Verletzungen mit Beteiligung mehrerer Strukturen in dem von uns verwandten Standarddokumentationsbogen erfassen.

Diskussion

Die sonographische Untersuchung eignet sich nach unseren Erfahrungen hervorragend zur Darstellung von Veränderung und Verletzungen der Schultergelenkstrukturen. Durch eine flächendeckende Untersuchung der Schulter lassen sich die pathologischen Veränderungen plastisch und funktionell darstellen.

Die Einhaltung von Standardschnittebenen erlaubt bei der Untersuchung die rasche anatomische Orientierung. Da pathologische Veränderungen sich in den einzelnen Schnittebenen in immer wieder ähnlicher Form zeigen, ist die Zusammenfassung der Befunde in einem Standarddokumentationsbogen möglich.

In dem Bogen können auch komplexe Verletzungen erfaßt werden.

Bei der Beurteilung sonographischer Befunde ist die Kenntnis von Artefakten und ultraschallspezifischen Phänomenen, insbesondere auch des Ablenkungsphänomens, wichtig, um eine Fehlinterpretation zu vermeiden. Der guten Beurteilbarkeit der Weichteilstrukturen steht die eingeschränkte Beurteilung der knöchernen Strukturen gegenüber. Veränderungen des Knochens können nur dann erfaßt werden, wenn sie die Oberfläche des Knochens betreffen. Intraossäre Veränderungen, wie z. B. Tumoren, die zu keiner Korikalisläsion geführt haben, entziehen sich der sonographischen Darstellung.

Literatur

Habermeyer P, Mayer R, Mayr B, Brunner U, Sachs G (1983) Vergleichende Diagnostik der Rotatorenverletzung durch Arthrographie, Computer-Tomographie und Sonographie. Vortrag, 4. Deutsch-Österreichisch-Schweizerische Unfalltagung, Lausanne, 8.–11. Juni 1983

Harland U (1987) Schultersonographie. Ultraschall Klin Prax 2: 10–18

Hien NM, Sedlmeier P, Heltzel W (1987) Standardschnittebenen zur sonographischen Diagnostik am Schultergelenk. Vortrag, Symposion Ultraschalldiagnostik des Bewegungsapparates, Nürnberg, 7.–8. März 1986. Springer, Berlin Heidelberg New York Tokyo

Crass JR, Craig EV, Thompson RC, Feindberg SB (1984) Ultrasonography of the rotator cuff: surgical correlation. J Clin Ultrasound 12: 487–492

Mack LA, et al (1985) US evaluation of the rotator cuff. Reprinted from: Radiology 157: 205–209

Middleton WD, et al (1984) Ultrasonography of the rotator cuff: technique and normal anatomy. J Ultrasound Med 3: 549–551

Korrespondenz: Dr. U. Harland, Orthopädische Klinik der Justus-Liebig-Universität, Paul-Meimberg-Straße 2, D-6300 Gießen, Bundesrepublik Deutschland.

Die Wertigkeit der Ultraschalldiagnostik im Vergleich mit der Arthrographie bei Rupturen der Rotatorenmanschette

P. Schlepckow und A. Reichelt

Orthopädische Abteilung (Ärztlicher Direktor: Prof. Dr. A. Reichelt)
der Universitätskliniken Freiburg i. Br., Bundesrepublik Deutschland

Zusammenfassung

Die Arthrographie trifft ihre Aussage allein aufgrund des Kontrastmittelübertrittes, ist also bei jedem noch so kleinen Defekt positiv.

Die Ultraschalldiagnostik ist dagegen trotz etwas schlechterer Treffsicherheit von besonderem klinischem Interesse, weil sie mit der Läsion verbundene funktionelle Störungen zeigen kann, weil sie Größe und Lokalisation angeben kann und weil sie schließlich durch die Mituntersuchung der gegenseitigen Schulter daran erinnert, wie oft auch asymptomatische Rotatorenmanschettenrupturen vorliegen können.

Schlüsselwörter: Rotatorenmanschettenruptur, Umwicklung, Nichtdarstellbarkeit, Sensitivität.

Im Vergleich mit der Arthrographie ist die Sonographie in der Diagnostik der periartikulären Schultergewebe eine nichtinvasive, diagnostische Methode ohne Strahlenbelastung. Ein weiterer Vorteil liegt in der Möglichkeit, sonographisch Größe und Lokalisation eines Rotatorenmanschettendefektes zu bestimmen. Es stellt sich daher die Frage, ob diese neue diagnostische Methode zukünftig die Arthrographie in der Diagnostik der Rotatorenmanschettenrupturen ersetzen kann. Hierzu ist es erforderlich, anhand eines größeren Patientenkollektivs die statistischen Daten der Sonographie, insbesondere Sensitivität und Spezifität, mitzuteilen. Ein exaktes Nachweisverfahren wird gerade deswegen gefordert, weil die klinische Symptomatologie unspezifisch ist (Neer, 1972; Nixon und Di Stefano, 1975; Reichelt, 1985). Verschiedene Autoren (Middleton et al., 1985 und 1986; Crass et al., 1984) haben die Methode in ihrer Wertigkeit mit der Arthrographie bzw. dem intraoperativ erhobenen Befund in kleinen Serien bereits analysiert.

Tabelle 1. Ultraschalldiagnostik der Rotatorenmanschette.
Statistische Auswertung

Sensitivität:	73,7 %
Spezifität:	87,3 %
Wert der positiven Aussage:	90,6 %
Wert der negativen Aussage:	66,6 %
Gesamtgenauigkeit:	78,8 %

Material und Methode

Die vorgestellten Daten umfassen den Zeitraum Februar 1985 bis April 1987.
In diesem Zeitraum erfolgten in der Orthopädischen Abteilung der Universitätskliniken Freiburg Schultersonographien an 422 Patienten. 189 Patienten
wurden sowohl sonographisch als auch arthrographisch untersucht, wobei die
radiologischen Ergebnisse zum Zeitpunkt der Ultraschalluntersuchung noch
nicht bekannt waren. Bei 55 Patienten konnte zusätzlich der intraoperative
Befund zum Vergleich herangezogen werden.

Ergebnisse

Die statistischen Größen der Schultersonographie sind in Tabelle 1 aufgeführt.
Dabei muß angeführt werden, daß bei dem Vergleich zweier diagnostischer
Methoden immer die Schwierigkeit der Findung eines objektiven Bezugspunk-
tes besteht. So muß sicherlich auch dem hier als „Wahrheit" gesetzten arthrographischen Befund eine wenn auch äußerst geringe Zahl falsch positiver und
falsch negativer Aussagen angelastet werden. Vergleicht man die Ergebnisse von
Arthrographie und Sonographie, so ergeben sich Übereinstimmungen bei 149
untersuchten Schultergelenken und unterschiedliche Aussagen bei 40 Gelenken, entsprechend einer Gesamtgenauigkeit von 78,8 %. Die Sensitivität errechnet sich aus dem Verhältnis sonographisch positiver zu arthrographisch positiver Befunde, bezeichnet also die Treffsicherheit; sie lag bei 73,7 %. Die Spezifität errechnet sich aus dem Verhältnis sonographisch negativer zu arthrographisch negativer Befunde, bezeichnet demnach die Sicherheit, die Diagnose
Rotatorenmanschettenruptur auszuschließen; sie liegt wesentlich höher bei
87,3 %
    Der Wert der positiven Aussage beziffert die Genauigkeit der sonographi-
schen Diagnosestellung, der Wert der negativen Aussage die Genauigkeit des
Diagnoseausschlusses. Die Zahlen zeigen, daß die Aussage: „Eine Ruptur liegt
vor" wesentlich genauer war als die Aussage: „Eine Ruptur liegt nicht vor".

Interpretation

Wie lassen sich nun die mit der Arthrographie diskordanten Befunde erklären?
Zunächst einmal zeigte eine Überprüfung der falsch negativen Ultraschall-

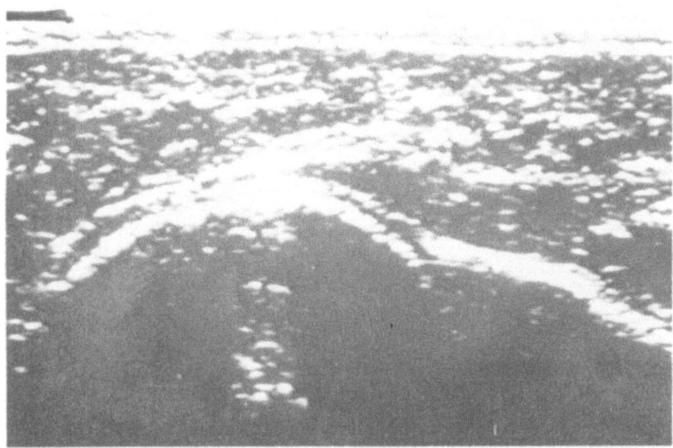

Abb. 1. Supraspinatussehnenausschnitt mit ungenügender Darstellung des Insertionsgebietes am Tuberculum majus, intraoperativ kleine tuberkulumnahe Ruptur

befunde, daß es sich intraoperativ in 5 Fällen lediglich um eine inkomplette Ruptur, in 5 weiteren Fällen um eine kleine Ruptur ohne Retraktion handelte und daß in 5 weiteren Fällen die arthrographische Diagnose einer Ruptur intraoperativ nicht bestätigt werden konnte. Würde man die Zahlen auf diese Weise korrigieren, ergäbe sich ein wesentlich höherer Übereinstimmungsgrad.

Welche weiteren Interpretationsfehler sind möglich?

Die Ultraschallbildauswertung ist insbesondere an stark reflektierenden Grenzflächen durch Artefakte gestört. So kann zwar in der Regel der Supraspinatussehnenabschnitt gut dargestellt und gegenüber den umgebenden Strukturen abgegrenzt werden. Am Ansatzgebiet zum Tuberculum majus hin besteht gelegentlich eine echodichte Zone, sodaß in diesem Bereich eine tuberculumnahe Ruptur nicht sicher ausgemacht werden kann (Abb. 1).

Des weiteren wird in der Praxis häufig der Fehler gemacht, die Supraspinatussehne mit der Infraspinatussehne, die technisch wesentlich leichter darzustellen ist, zu verwechseln. Dabei wird die Supraspinatussehne immer dann dargestellt, wenn der im gleichen Schnitt abgebildete Oberarmkopf kuppennah einen kleineren Radius als weiter distal im Infraspinatusansatzgebiet aufweist.

Gelegentlich ist die typische Dreischichtung im Ultraschallbild von Humeruskopf, Rotatorenmanschette und Deltoideusmuskulatur durch eine Vierschichtung ersetzt, wobei sich in diesen Fällen zusätzlich der Flüssigkeitsfilm bei leichten Gelenkergüssen darstellt. Dieser Flüssigkeitsfilm darf dann nicht mit der Manschette verwechselt werden (Abb. 2).

Aufmerksam gemacht werden soll auch auf die Bedeutung der dynamischen Untersuchung. So imponiert ein in Außenrotationsstellung des Armes angefertigtes Bild durch die Zweischichtung von Humeruskopf und Deltoideusmuskulatur zunächst als Totalruptur. In Neutral- bzw. Innenrotation des Armes kommt es jedoch zu einer regulären kopfsynchronen Sehnenumwicklung. Es ist daher erforderlich, bei Sonogrammen der Rotatorenmanschette immer die Rotationsstellung des Armes mit anzugeben.

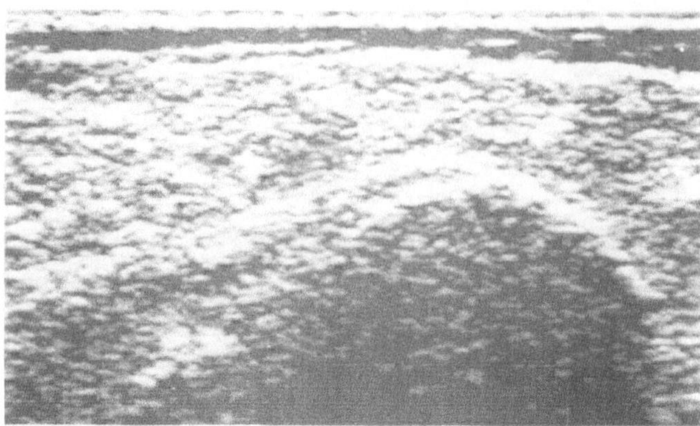

Abb. 2. Darstellung eines Flüssigkeitsfilmes zwischen Humeruskopf und Rotatorenmanschette

Diskussion

Die Ultraschalldiagnostik der Rotatorenmanschette ist ein nichtinvasives, schnell, schonend und wiederholt anwendbares Verfahren, durch welches die Möglichkeit besteht, Größe und Lokalisation der Rotatorenmanschettenrupturen zu bestimmen. Eine arthrographische Lokalisationsdiagnostik gelingt bislang nur ungenügend, obwohl mit Hilfe des Doppelkontrastverfahrens (Goldman, 1978) und vor allem durch die Arthropneumotomographie (Kilcoyne, 1983) genauere Aussagen möglich werden. Die Arthrographie war in unserem Kollektiv in 3 Fällen aus technischen Gründen undurchführbar. Bei einem dieser Patienten bestätigte sich intraoperativ der sonographische Befund einer großen Supra- und Infraspinatussehnenruptur. Die routinemäßige sonographische Mituntersuchung der gegenseitigen Schulter zeigte uns in einigen Fällen durch seitengleiche identische Befunde das Vorliegen asymptomatischer Rotatorenmanschettenrupturen. Bei den falsch negativen Ultraschallaussagen wurde versucht, eine klinische Korrelation zu finden. Diese Patientengruppe wies jedoch bezüglich Kraftverlust, Bewegungseinschränkung, drop arm und schmerzhaftem Bogen im Vergleich mit der sonographisch richtig erfaßten Patientengruppe keine signifikanten Unterschiede auf.

Die von uns ermittelten statistischen Größen liegen bezüglich der Genauigkeit etwas hinter denen in der Literatur mitgeteilten. Middleton teilte 1985 die Ergebnisse einer relativ kleinen Serie mit. Mit einem 10-MHz-Sektor-Scanner und Wasservorlaufstrecke fand er bei 15 sonographisch und arthrographisch untersuchten Patienten eine Sensitivität von 93 %. 1986 waren 106 Patienten mit beiden Methoden gleichzeitig untersucht worden, aus diesem Kollektiv errechnete sich eine Sensitivität und Spezifität von jeweils 91 %. Crass vergleicht 1984 bei einer Gruppe von nur 9 Patienten die Ultraschallbefunde mit den intraoperativ erhobenen. Die Rißstellen entsprachen sonographisch einer Zone erhöhter Echogenität. Diese Zonen erhöhter Echogenität im Sehnenverlauf können nach unserer Erfahrung nicht als Rupturen identifiziert werden.

Unsere Auswertung anhand der intraoperativen Befunde ergab, daß große Rupturen jeweils durch die Nichtdarstellbarkeit der Rotatorenmanschette gekennzeichnet waren, mittelgroße Rupturen zeigten bei der dynamischen Untersuchung ein gestörtes Sehnenspiel, teilweise auch die retrahierte Muskulatur. Kontinuitätsunterbrechungen waren in der Regel mit kleinen Rupturen vergesellschaftet. Risse im Faserverlauf und inkomplette Rupturen konnten sonographisch meist nicht erkannt werden.

Literatur

Crass JR, Craig EV, Thompson RC, Feinberg SB (1984) Ultrasonography of the rotator cuff: surgical correlation. J Clin Ultrasound 12: 487–492

Ghelman B, Goldman AB (1977) The double contrast shoulder arthrogram: evaluation of rotator cuff tears. Radiology 124: 251–254

Goldman AB, Ghelman B (1978) The double-contrast shoulder arthrogram. Radiology 127: 655–663

Kilcoyne RF, Matsen FA (1983) Rotator cuff tear measurement by arthropneumotomography. AJR 140: 315–318

Middleton WD, Edelstein G, Reinus WR, Melsen GL, Totty WG, Murphy WA (1985) Sonographic detection of rotator cuff tears. AJR 144: 349–353

Middleton WD, Reinus WR, Totty WG, Melsen GL, Murphy WA (1986) Ultra-sonographic evaluation of the rotator cuff and biceps tendon. J Bone Joint Surg 68 A/3: 440–450

Neer CS (1972) II. Anterior acromioplasty for the chronic impingement syndrome in the shoulder. A preliminary report. J Bone Joint Surg 54 A: 41–50

Nixon JE, Di Stefano V (1976) Ruptures of the rotator cuff. Orthop Clin North Am 6: 423–447

Reichelt A (1985) Die Rotatorenmanschettenruptur. Operative Ergebnisse in Abhängigkeit vom Zugang. Z Orthop 123: 38–43

Korrespondenz: Dr. P. Schlepckow, Orthopädische Abteilung der Universitätskliniken Freiburg, Hugstetter Straße 55, D-7800 Freiburg, Bundesrepublik Deutschland.

Meniskussonographie –
Technik und vorläufige Ergebnisse

G. *Bauer* und *W. Swobodnik*

Abteilung für Unfallchirurgie, Hand-, Plastische und Wiederherstellungschirurgie
(Direktor: Prof. Dr. C. Burri) der Universität Ulm, Bundesrepublik Deutschland

Zusammenfassung

Mit einer 7,5-MHz-Sonde eines Sektor-Scan können im sonographischen Längsschnitt alle Meniskusanteile gut dargestellt werden. Meniskuseinrisse ergeben eine echodichte, scharfe Reflexebene, Meniskusdislokationen zeigen sonographisch einen Abbruch der Meniskuskontur im betroffenen Bereich. Degenerative Veränderungen führen zu multiplen, kleineren echodichten Bereichen, die sich von nichtdislozierten Einrissen in der Regel durch die Beurteilung des Meniskus der Gegenseite gut abgrenzen lassen.

41 Patienten mit klinischem Verdacht einer Meniskusläsion wurden vor Arthroskopie bzw. Arthrotomie sonographiert. Eine Übereinstimmung der Diagnosen fand sich in 35 Fällen, in 6 Fällen war die sonographische Diagnose falsch. Die Aussagekraft der Sonographie ist der der Arthrographie vergleichbar, weist jedoch eindeutige Vorteile auf: Sie ist nicht invasiv, beliebig wiederholbar und auch bei der akuten Symptomatik durchführbar.

Schlüsselwörter: Kniegelenk, Meniskus, Sonographie.

Einleitung

Meniskusverletzungen können bei alleiniger klinischer Untersuchung nicht immer mit ausreichender Sicherheit von anderen Kniebinnenverletzungen differenziert werden. Zusätzliche diagnostische Maßnahmen, wie die Arthrographie, die Arthroskopie und ggf. die Arthrotomie, werden erforderlich. Diese Methoden sind jedoch invasiv, und Komplikationen sind hierbei nicht auszuschließen.

Deshalb wurde der Entwicklung nicht invasiver Methoden zur Untersuchung des Bewegungsapparates in den letzten Jahren ein großes Interesse entgegengebracht. Während die Sonographie des Kniegelenkes zur Diagnostik von Bakerzysten, Bursaerkrankungen und Weichteiltumoren bereits einen breiteren

klinischen Eingang gefunden hat, liegen zur sonographischen Meniskusdarstellung nur wenige Arbeiten vor (Dragonat und Claussen, 1980; Röhr, 1984;
Sattler, 1984; Selby et al., 1986; Sohn et al., 1987). Von den Autoren wurden
dabei verschiedene Schallköpfe für die Untersuchungen verwandt, auch kamen
sie zu unterschiedlichen Ergebnissen in der Beurteilung der sonographischen
Meniskusdarstellung. Deshalb haben wir in Voruntersuchungen an kniegesunden Probanden die Darstellbarkeit der Menisken mit verschiedenen Schallköpfen überprüft.

Voruntersuchungen

An 8 kniegesunden, beschwerdefreien Probanden wurde die sonographische
Technik der Meniskusdarstellung erprobt. Verglichen wurden dabei die 5-MHz-
Einstellung und die 7,5-MHz-Einstellung des Real-time-Sektor-Scan Ultra-
mark 4 und 8 (Fa. Kranzbühler) und die 5 MHz-Einstellung des Linear-Scan
Ultramark 4. Die sonographische Schnittführung erfolgte parallel und quer
zur Längsachse des Beines.

Es zeigte sich, daß mit dem 7,5-MHz-Schallkopf die Meniskusdarstellung
am besten gelingt. Hier stellte sich der Meniskus im Längsschnitt als keilförmi-
ges, homogen strukturiertes, graufarbenes Gebilde zwischen Femurcondylus
und Tibiaplateau dar. Der Meniskus war allseitig gut abgrenzbar (Abb. 1).

Der 5-MHz-Schallkopf des Sektor-Scan war nicht geeignet. Das sonographische Bild war zu grob und inhomogen strukturiert, sodaß Läsionen des
Meniskus und Normalbefunde nur schwer zu unterscheiden sind. Mit dem
5-MHz-Linear-Schallkopf ließ sich zwar gut das Meniskushinterhorn, jedoch
nicht − auch bei Verwendung einer Vorlaufstrecke − die Pars intermedia und
das Vorderhorn darstellen.

Mit der sonographischen Schnittführung in Längsrichtung des Beines
konnten alle Meniskusanteile von Innen- und Außenmeniskus gut eingesehen
werden. Im Querschnittbild ließ sich der Meniskus nicht ausreichend beurteilen.

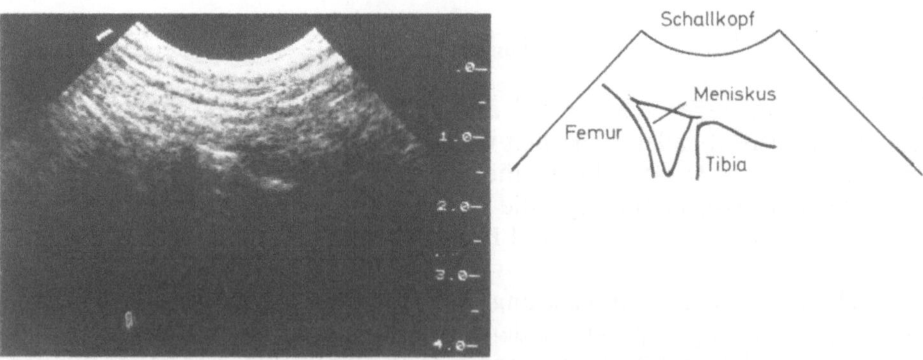

Abb. 1. Meniskushinterhorn. Normalbefund

Untersuchungsgang

Folgender Untersuchungsgang hat sich bewährt:

Nach der sorgfältigen Untersuchung liegt der Patient zunächst in Bauchlage mit nicht voll durchgestreckten Knien. Durch Aufsetzen des Schallkopfes in der Kniekehle wird das Meniskushinterhorn dargestellt. Anschließend wird in Seitenlage des Patienten bei 40 bis 60 Grad abgewinkeltem Knie der Schallkopf entlang des Gelenkspaltes über die Pars intermedia nach vorne zum Vorderhorn geführt. Der Untersuchungsgang ist für Außen- und Innenmeniskus gleich. Durch die runde, an der Spitze abgeflachten Form des Schallkopfes ist eine optimale Auflagefläche möglich, sodaß auch Funktionsaufnahmen bei verschiedenen Stellungen des Kniegelenkes durchgeführt werden können.

Klinische Ergebnisse

In einer klinischen Studie wurde bei 41 Patienten, die wegen Verdachtes auf eine Meniskusläsion zwischen Oktober 1986 und Januar 1987 zur stationären Aufnahme kamen, vor der Arthroskopie oder Arthrotomie sonographiert. Wir verwendeten den 7,5-MHz-Schallkopf, die sonographische Schnittführung war stets parallel zur Längsachse des Beines.

In 35 Fällen stimmte der sonographische Befund mit dem arthroskopischen bzw. intraoperativen Befund überein, in 6 Fällen ergaben sich unterschiedliche Ergebnisse (Tabelle 1). Bei diesen 6 Patienten wurde zweimal sonographisch keine Meniskusverletzung beschrieben, intraoperativ fanden sich jedoch einmal eine Korbhenkelläsion mit einem weit ins Gelenk eingeschlagenen Meniskusteil, im zweiten Fall eine Ruptur des Außenmeniskus, wobei bei diesen Patienten aufgrund der klinischen Symptomatik nur der Innenmeniskus sonographiert worden war. In 4 Fällen ergab die Sonographie falsch positive

Tabelle 1. Vergleich von Sonographie und arthroskopischem bzw. intraoperativem Befund bei 41 Patienten

Gleiche Diagnose	Meniskusläsion	n = 29
n = 35	Degeneration	n = 3
	Normalbefund	n = 3
Unterschiedliche Diagnose	falsch positiv	n = 4
n = 6	ältere VKB-Ruptur	n = 1
	eingeschlagene Hoffazotte	n = 1
	freier Gelenkkörper	n = 1
	degen. Veränderungen	n = 1
	falsch negativ	n = 2
	komplette Korbhenkelläsion	n = 1
	Außenmeniskusläsion (Innenmeniskus sonographiert)	n = 1

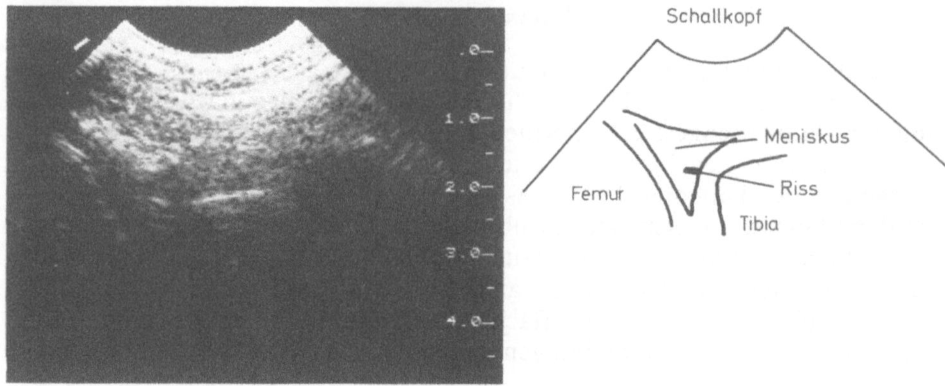

Abb. 2. Meniskuseinriß ohne Dislokation

Befunde. Einmal handelte es sich um eine isolierte, ältere vordere Kreuzbandruptur, einmal um eine ins Gelenk eingeschlagene Hoffazotte. Bei einem Patienten führte eine ausgeprägte Degeneration des Meniskus zu einer Reflexverstärkung, die als Ruptur diagnostiziert wurde. In einem Fall war ein nahe dem Meniskus liegender freier Gelenkkörper Ursache der Fehldiagnose.

Sonographische Darstellung der pathologischen Meniskusveränderungen

Die verschiedenen Läsionsformen des Meniskus stellten sich sonographisch wie folgt dar:

Eine Konturunterbrechung im Meniskus führte zu einer scharfen, echodichten, weißen Reflexionsebene (Abb. 2). Korbhenkel-, Fischmaul- oder Querläsionen zeigten neben der Reflexverstärkung zusätzlich eine echofreie Zone.

Dislozierte Meniskusanteile − wie bei der Korbhenkelläsion − ergaben einen Abbruch der Meniskuskontur im betroffenen Bereich, wobei sich der eingeschlagene Teil nur erfassen ließ, wenn der Abstand vom Schallkopf unter 3−4 cm lag (Abb. 3). Eine Teilmeniskektomie ließ sich sonographisch gut dar-

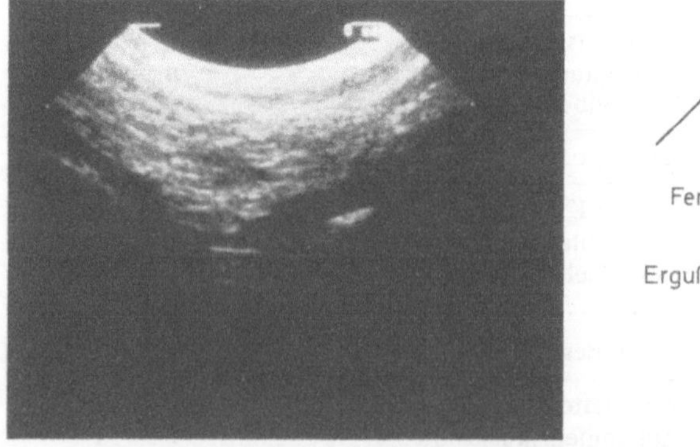

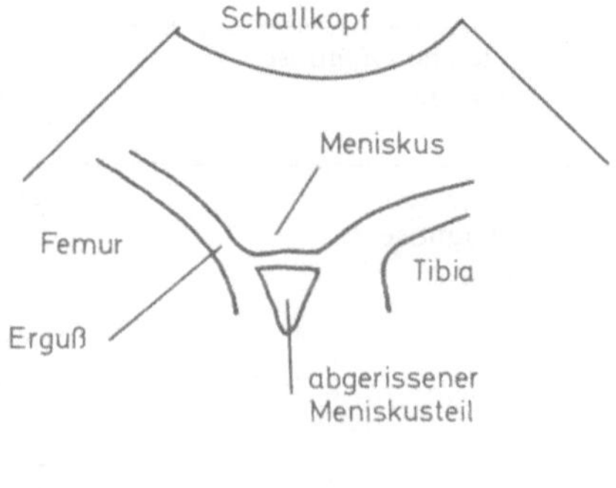

Abb. 3. Korbhenkelläsion mit disloziertem, ins Gelenk eingeschlagenen Teil

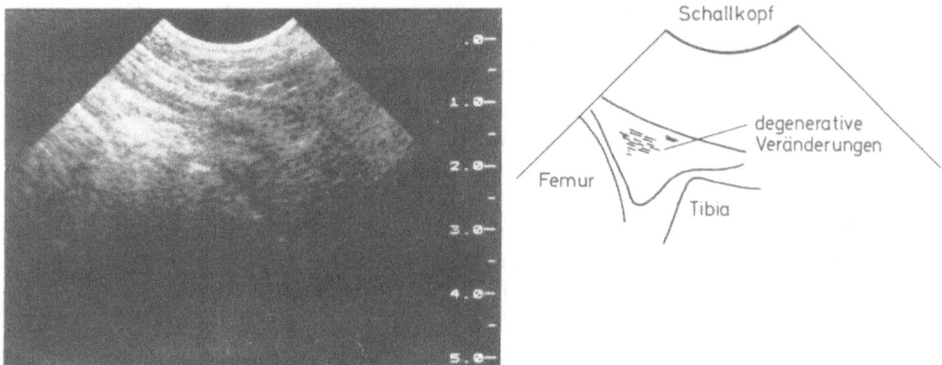

Abb. 4. Degenerative Veränderungen im Meniskus

stellen. Über der betreffenden Region war kein Schallreflexmuster sichtbar, der entsprechende Raum zwischen Femurkondylen und Tibiaplateau war leer. Meniskusabrisse an der Basis zeigten eine echofreie Zone zwischen Gelenkkapsel und Meniskusbasis.

8 der 41 Patienten hatten einen klinisch und sonographisch nachweisbaren Gelenkerguß. Dieser imponierte als echoarmer Bezirk und ermöglichte neben der deutlicheren Meniskusdarstellung eine bessere Unterscheidung zwischen Ruptur und degenerativen Veränderungen. Insbesondere das Vorkommen multipler, kleiner und weniger scharf begrenzter Reflexverstärkungen sprach für das Vorliegen von Degenerationen im Meniskus (Abb. 4). Hilfreich war in diesen Fällen der Vergleich zum Meniskus der Gegenseite.

Diskussion

Unsere Untersuchungen ergaben, daß sich der Meniskus im sonographischen Längsschnitt am besten mit dem 7,5-MHz-Sektor-Schallkopf darstellen läßt. Alle Meniskusanteile können damit gut eingesehen werden, in der Darstellbarkeit unterscheiden sich Außen- und Innenmeniskus nicht. Der Meniskus zeigt sich als homogen graufarbenes Dreieck zwischen Femurcondylus und Tibiaplateau, sodaß Läsionen von gesunden Anteilen durch ihre Reflexmuster unterschieden werden können (Sohn et al., 1987).

Die verschiedenen Meniskusläsionen imponieren entweder als echodichte, glatte, weiße Reflexebene oder als echoarme Bezirke. Die Differenzierung zwischen Einriß und degenerativen Veränderungen ist gelegentlich schwierig. Eine echodichte, scharf begrenzte Reflexebene, die sich über mehrere Schnittebenen nachweisen läßt, spricht für einen Einriß. Dagegen läßt das Vorkommen mehrerer, weniger scharf begrenzter echodichter Bezirke eher Degenerationen vermuten. Wie unsere Voruntersuchungen zeigten, hat sich die Darstellung des Meniskus im Querschnitt nicht bewährt. Auch der 5-MHz-Schallkopf des Sektor-Scan ist zur Sonographie des Meniskus weniger geeignet, da das entstehende Ultraschallbild zu grob strukturiert ist, sodaß sich pathologische

Prozesse von Normalbefunden nur schwer unterscheiden lassen (Sohn et al., 1987). Das negative Urteil über die sonographische Beurteilbarkeit der Menisken von Dragonat und Claussen (1980) sowie von Sattler (1984), die 5-MHz-Sonden angewandt haben, ist somit verständlich. Der 5-MHz-Linear-Schallkopf erlaubt keine exakte Darstellung des Vorderhorns und der Pars intermedia. Dies wird auch durch die Untersuchungen von Selby et al. (1986) bestätigt.

Unsere klinischen Ergebnisse zeigen, daß vor allem folgende pathologische Prozesse zu sonographischen Fehldiagnosen führen können:

Komplette ältere, weit ins Gelenk eingeschlagene Korbhenkelläsionen sind nicht immer darstellbar, besonders dann nicht, wenn der dislozierte Anteil weiter als 4 cm vom Schallkopf entfernt und die Abrißkontur am Restmeniskus nicht deutlich erkennbar ist. Ausgeprägte degenerative Veränderungen, Meniskusausfransungen oder wellige Konturierungen der freien Meniskuskante können echodichte Reflexmuster hervorrufen, die oft schwierig von Läsionen abzugrenzen sind. Hilfreich ist in diesen Fällen der Vergleich zum Meniskus der Gegenseite.

Die Aussagekraft der Meniskussonographie ist durchaus mit jener der Arthrographie vergleichbar (Sohn et al., 1987). Der Vorteil der sonographischen Meniskusdarstellung ist, daß sie nicht invasiv, beliebig oft und risikolos durchgeführt werden kann. Auch bei der akuten Meniskussymptomatik kann die Sonographie angewandt werden, während sich die Arthrographie in diesen Fällen verbietet (Schäfer, 1983).

Nach unserer Meinung eignet sich die Sonographie zur Meniskusdarstellung und seiner pathologischen Veränderungen. Die richtige Interpretation des sonographischen Bildes ist jedoch an eine große Einübung des Untersuchers gebunden. Trotz der noch geringen Zahl von 41 hier dokumentierten Patienten – inzwischen sind es über 150 Patienten – darf angenommen werden, daß die Sonographie einen festen Platz in der Meniskusdiagnostik einnehmen und die invasive Arthrographie verdrängen wird.

Literatur

Dragonat P, Claussen C (1980) Sonographische Meniskusdarstellung. Fortschr Röntgenstr 133/2: 185–187
Röhr E (1984) Die Sonographie des Kniegelenkes. Orthop Praxis 11: 939–943
Sattler G (1984) Die Arthrosonographie – ein neues zusätzliches bildgebendes Verfahren in der Erfassung von Erkrankungen des Kniegelenkes. Z Rheumatol 43: 160–166
Schäfer H (1983) Die Arthrographie nach Sportverletzungen des Kniegelenkes. Radiologie 23: 414–420
Selby B, Richardson ML, Montana MA, Teitz CC, Larson RV, Mack LA (1986) High resolution sonography of the menisci of the knee. Invest Radiol 21: 235
Sohn Ch, Gerngroß H, Bähren W, Danz B (1987) Meniskussonographie – Alternative zur invasiven Meniskusdiagnostik? DMWD 112/15: 581–584

Korrespondenz: Dr. G. Bauer, Steinhövelstraße 9, Chirurgische Universitätsklinik Ulm, D-7900 Ulm, Bundesrepublik Deutschland.

Die Sonographie des Kniegelenkes zur Darstellung von Meniskusläsionen

W. Kahle, H. Gerngroß und F. Fink

Abteilung für Chirurgie (Leiter: Prof. Dr. W. Hartel), Bundeswehrkrankenhaus Ulm
(Chefarzt: Dr. O. Spahn), Bundesrepublik Deutschland

Zusammenfassung

Mit Hilfe eines 7,5-MHz-Real-time-Scanners ist eine Meniskusdarstellung möglich, die eine Beurteilung erlaubt.

50 sonographische Ergebnisse wurden mit den intraoperativen Befunden verglichen. Bei strenger Beurteilung stimmten 78 % der sonographischen Befunde mit dem intraoperativen Situs überein. 22 % der Befunde waren falsch.

Die Arthrographie, bei der weniger strenge Beurteilungsmaßstäbe angelegt wurden, konnte nur in ca. 70 % korrekte Befunde liefern.

Sonographisch war eine Unterscheidung zwischen Degeneration und frischen Einrissen weitgehend möglich. Selbst kleinere Läsionen waren sonographisch erkennbar und wurden, wie sich intraoperativ bestätigte, richtig diagnostiziert.

Schlüsselwörter: Kniegelenk, Ultraschalldiagnostik, Meniskusverletzung.

Zur Diagnostik der Meniskusläsion stehen neben der eingehenden klinischen Untersuchung technische Diagnostiken wie Doppelkontrast-Arthrographie und Arthroskopie zur Verfügung. Nicht immer bringen diese Untersuchungen eine zweifelsfreie Diagnose; zudem sind sie invasiv, mit zwar seltenen, aber folgenschweren Komplikationen.

Die Sonographie, ein Verfahren, das in den letzten zwanzig Jahren erheblich verbessert wurde, bietet sich hier als Alternative. 1980 hatten erste Untersuchungen von Dragonat und Claussen (1980) keine brauchbaren Ergebnisse sonographischer Meniskusdarstellung gebracht. Sie hatten allerdings mit einem 5-MHz-Schallkopf untersucht.

Erste Untersuchungen mit 7,5 MHz wurden in unserem Haus durch Sohn et al. (1987) durchgeführt. Nach Voruntersuchungen an kniegesunden, beschwerdefreien Patienten übten sie die Meniskusdarstellung anschließend an Leichenknien mit artifiziellen Meniskusläsionen. Hierbei bestätigte sich die Wertigkeit der Sonographie-Darstellung.

In einer ersten Serie wurden 360 meniskussonographische Befunde ausgewertet. Von 91 sonographisch vermuteten Läsionen bestätigten sich durch Operation und Arthroskopie 86 Befunde (80 Risse, 6 degenerative Veränderungen), 5 Diagnosen waren falsch. Diese Ergebnisse überprüften wir in einer weiteren Untersuchung. Auch bei unserer Untersuchung verwendeten wir den Real-time-Scanner MK 300 I der Firma Advanced Technology Labs, Inc. (Vertrieb: Firma Kranzbühler).

Es wurde mit dem Multifrequenz-Sektor-Schallkopf Modell 724 A mit 7,5 MHz untersucht.

Untersuchungstechnik

Eine schematische Darstellung der Meniskussonographie ist in Abb. 1 zu sehen. Der Schallkopf wird bei senkrechter Schnittfläche über dem Kniegelenkspalt herumgeführt, der intakte Meniskus stellt sich dabei als homogenes Dreieck dar (Abb. 2).

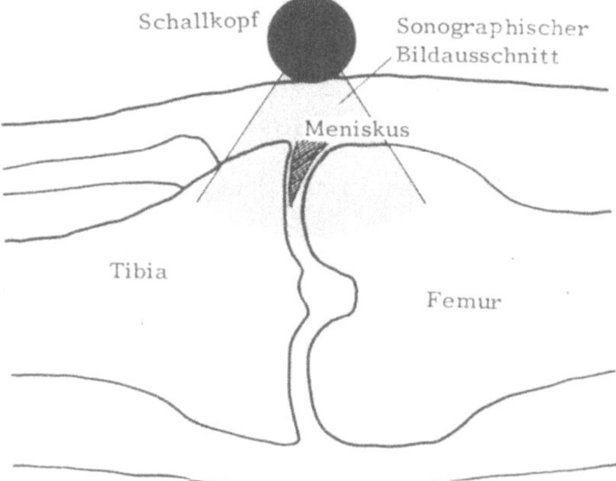

Abb. 1. Schematische Darstellung der Kniegelenksonographie

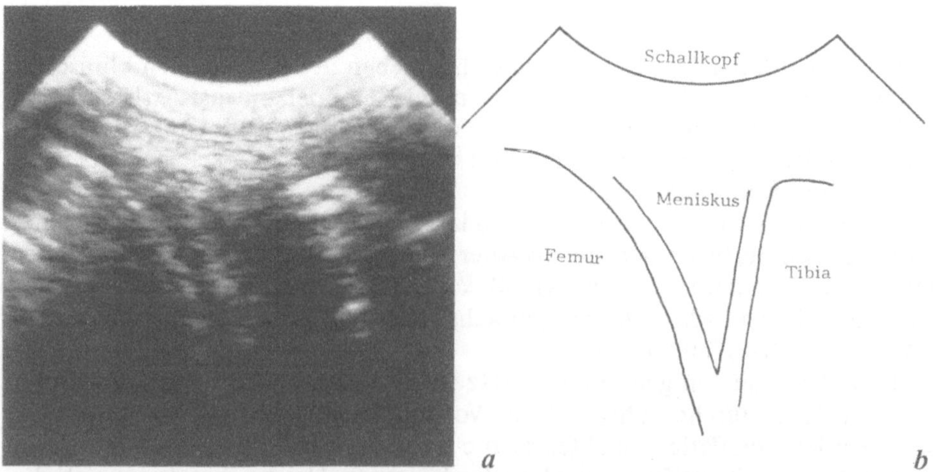

Abb. 2a und **b.** Sonographisches Bild eines normalen Meniskus und schematische Darstellung

Das Hinterhorn läßt sich am besten in lockerer Streckstellung des Knies bei liegendem Patienten untersuchen. Die Meniskusdarstellung gelingt in diesem Abschnitt am besten, sichere Aussagen sind fast immer möglich. Schwieriger ist die Darstellung der pars intermedia. Untersucht wird in 30°-Beugestellung in Aufklappstreß. Manchmal, insbesondere bei Kapselabrissen, ist zudem eine Vorlaufstrecke erforderlich.

Das Vorderhorn ist schwierig darstellbar, da es häufig vom Hoffaschen Fettkörper überlagert ist. Hierdurch können Läsionen vorgetäuscht werden. Die Untersuchung gelingt am besten in 30°-Beugung, eventuell zusätzlich in leichter Rotation der Schublade.

Läsionen, Verletzungskriterien, Fehler

Meniskusläsionen sind wegen der unterschiedlichen Schalleitungseigenschaften von Meniskusgewebe und Synovialflüssigkeit Grenzflächen mit den üblichen sonographischen Reflexmustern.

Kriterien für Läsionen sind Doppelkonturen mit dazwischenliegendem echoarmem Bezirk. Eine Narbe kann allerdings ein ähnliches Reflexmuster verursachen.

Falsch positive Befunde sind eine besondere Gefahr für Untersucher, die nicht auf Reproduzierbarkeit der Befunde achten. Wiederholungsechos sind eine weitere Fehlerquelle, die sich nur durch Beurteilung des Meniskusverlaufs einschränken läßt.

Summationen von Reflexen an Femurkondylus und Tibiaplateau lassen sich durch Änderung des Beugewinkels erkennen.

Nicht Einzelbilder sind diagnostisch beweisend, konstante Befunde bei etwas bewegtem Schallkopf müssen vorhanden sein.

Obschon eine Doppelkontrastuntersuchung nicht unmittelbar nach einer Kniegelenkverletzung durchgeführt werden sollte (Schäfer, 1983), stellt ein

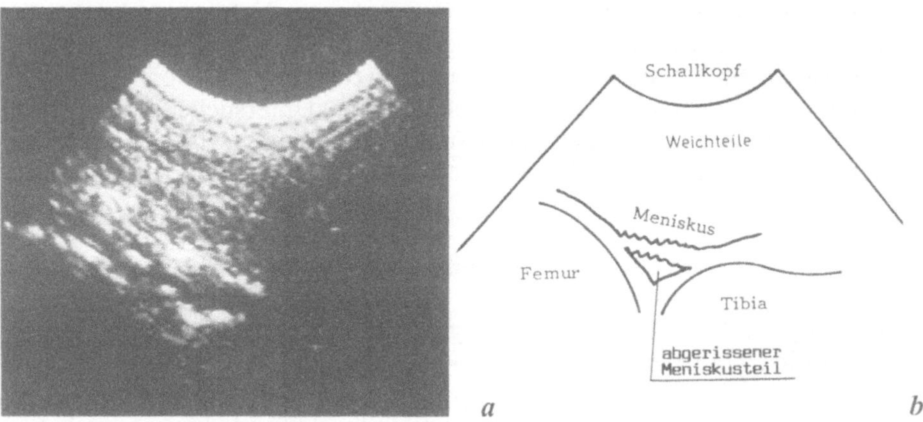

Abb. 3a und **b.** Meniskusabriß, Sonographie und schematische Darstellung

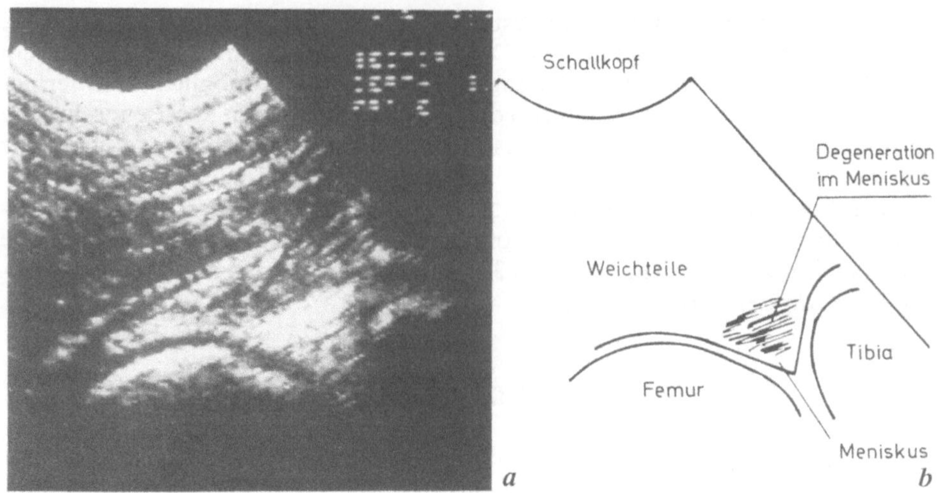

Abb. 4a und **b.** Degenerative Meniskusveränderungen und schematische Darstellung

frisches Kniegelenktrauma selbst bei vorhandenem Erguß kein Hindernis für eine Sonographie dar. Die Befunde sind hier oft sogar noch deutlicher.

In Abb. 3 ist ein Meniskusabriß erkennbar, die schematische Darstellung erklärt das sonographische Bild.

Bei nicht disloziertem Meniskus kann die Abgrenzung gegenüber umschriebenen Degenerationen oder Narben schwierig oder unmöglich sein. Ist der echodichte Bezirk über mehrere Schnittebenen gerade und glatt abgegrenzt reproduzierbar, muß ein Riß angenommen werden.

Multiple kleine echodichte Bezirke sprechen eher für eine Degeneration (Abb. 4).

Untersuchung

Wir sonographierten 65 Patienten, die wegen des Verdachts auf eine Meniskusläsion oder wegen unklarer Kniegelenkbeschwerden ambulant vorgestellt worden waren. Einige dieser Patienten wurden zudem durch Doppelkontrast-Arthrographie untersucht. Die unterschiedlichen Untersucher hatten keine Kenntnis der anderen Untersuchungsbefunde. 50 Patienten wurden inzwischen operiert, die intraoperativen Befunde genau dokumentiert.

Ergebnisse

Bei 40 der operierten Patienten war sonographisch eine Meniskusläsion diagnostiziert worden, bei 10 Patienten hatten wir keine eindeutige Läsion nachweisen können.

39 (= 78 %) der sonographischen Untersuchungsbefunde stimmten mit dem intraoperativen Situs überein. Dabei wurde die Lokalisation der Läsion in die

Tabelle 1. Intraoperative Ergebnisse sonographischer Befunde, n = 50

Sonographische Diagnose		Intraoperativ	
Meniskusläsion, ja	n = 40	34	6
Meniskusläsion, nein	n = 10	5	5
		39	11
		= 78 %	= 22 %

Beurteilung einbezogen. Der Befund wurde nur bei genauer Übereinstimmung von intraoperativer Lokalisation mit dem Sonographiebefund als richtig bewertet. Die Doppelkontrast-Arthrographie, an Patienten durchgeführt, erreichte nur eine Treffsicherheit von ca. 70 %, obschon hier weniger strenge Maßstäbe bei der Lokalisation der Läsionen angelegt wurden. 11 sonographische Befunde (=22 %) waren falsch.

Acht Diagnosen waren für den angegebenen Meniskusabschnitt falsch-positiv, drei falsch-negativ. Drei Patienten mit falsch-positiven Befunden hatten keinerlei Meniskusveränderungen. Hier waren Kreuzbandläsionen und chondropathische Veränderungen für die Beschwerden verantwortlich gewesen.

Eine Aufstellung der Ergebnisse ist in Tabelle 1 zusammengefaßt.

Diskussion

Die Ergebnisse zeigen zwar, daß die Meniskussonographie keine absolute Treffsicherheit bei der Meniskusbeurteilung bietet, sie zeigen aber auch, daß die Wertigkeit über der Arthrographie einzustufen ist.

Selbst bei großzügiger Beurteilung lag die Treffsicherheit der Arthrographie nur bei ca. 70 %.

Insbesondere die Hinterhornbeurteilung, eine Schwachstelle der Arthrographie, ist durch die Sonographie erheblich vereinfacht. Da hier die häufigsten Meniskusläsionen zu finden sind, zeigt sich bereits der Vorzug der Sonographie. Ferner ist die Beurteilung degenerativer Veränderungen in der Doppelkontrast-Arthrographie nur sehr eingeschränkt möglich.

Die Sonographie ist eine risikolose Untersuchung, die auch unmittelbar nach einem akuten Trauma durchgeführt und beliebig oft wiederholt werden kann.

Literatur

Dragonat P, Claussen C (1980) Sonographische Meniskusdarstellungen. RÖFO 133: 185−187
Sohn Ch, Gerngroß H, Meyer P, Sohn G (1987) Meniskussonographie. Fortschr Med 105: 81−85
Schäfer H (1983) Die Arthrographie nach Sportverletzungen des Kniegelenks. Radiologie: 414−420

Korrespondenz: Dr. W. Kahle, Abteilung II − Chirurgie, Bundeswehrkrankenhaus Ulm, Oberer Eselsberg 40, D-7900 Ulm, Bundesrepublik Deutschland.

Die sonographische Untersuchung bei Morbus Osgood-Schlatter — Methode und vorläufige Ergebnisse

R. Windhager[1], A. Engel[1] und S. Kainberger[2]

[1] Orthopädische Universitätsklinik, Wien (Vorstand: Prof. Dr. R. Kotz)
[2] Abteilung für diagnostische Radiologie (Leiter: Dr. G. Seidl)
der II. Medizinischen Universitätsklinik, Wien (Vorstand: Prof. Dr. G. Geyer)

Zusammenfassung

Die sonographische Untersuchung wurde mit einem hochauflösenden Real-time-Sonographiegerät und einem Sektorschallkopf von 7,5 und 10 MHz mit Vorlaufstrecke durchgeführt. Die Schnittebenen wurden in der Sagittalebene über die gesamte Breite des Ligamentum patellae sowie in der Transversalebene vom distalen Patellapol bis über die Tuberositas tibiae bei 20grädiger Knieflexion angelegt. Die Untersuchung wurde zuerst an 5 frischen Leichenkniegelenken mit Präparation der einzelnen Strukturen durchgeführt.

Es wurden 25 Fälle mit klinisch eindeutigem Morbus Osgood-Schlatter sowohl radiologisch als auch sonographisch untersucht. In 14 Fällen fand sich ein Ossikel, welcher auch sonographisch exakt darstellbar war. In 6 Fällen war bei negativem Röntgenbefund sonographisch ein Substrat erhebbar. In 5 weiteren Fällen war sowohl Sonographie als auch Röntgen negativ. Auffällig war eine echoleere Zone seitlich des Ligamentum patellae im Transversalbild, welche in der Regel mit einer Weichteilschwellung kombiniert war und als Bursitis infrapatellaris profunda interpretiert wurde.

Schlüsselwörter: Morbus Osgood-Schlatter, Sonographie, Ossikel.

Einleitung und Problematik

Die Diagnose eines Morbus Osgood-Schlatter stellt in der Regel wegen der charakteristischen Symptomatik keine Schwierigkeit dar. Das Röntgen wird in den meisten Fällen zur Objektivierung herangezogen, wobei die radiologischen Veränderungen nach Ansicht mehrerer Autoren (Cohen und Wilkinson, 1958; Domday, 1926; Liess, 1956; Schlatter, 1903) uncharakteristisch sind, da ähnliche Veränderungen häufig bei gleichaltrigen Gesunden gefunden werden. Andererseits gibt es Fälle, in denen eine eindeutige klinische Symptomatik ohne typische radiologische Veränderungen vorliegt (Reichelt, 1971). Diese Tatsache nahmen wir als Ausgangspunkt für eine sonographische Untersuchung der Weichteile bei Morbus Osgood-Schlatter.

Material und Methode

Wir verwendeten ein hochauflösendes Real-time-Sonographiegerät mit einem Sektorschallkopf von 7,5 und 10 MHz und Vorlaufstrecke. Die Schnitte wurden in der Sagittalebene über die gesamte Breite des Ligamentum patellae sowie in der Transversalebene vom distalen Patellapol bis über die Tuberositas tibiae bei 20grädiger Knieflexion angelegt.

Zur Analyse der Strukturen im Bereich des Ligamentum patellae wurde die gleiche Untersuchungsanordnung bei 5 frischen Leichenkniegelenken sowohl im geschlossenen als auch im sagittal und transversal eröffneten Präparat durchgeführt. Es ließ sich hierbei das Ligamentum patellae durch das Peritendineum klar gegenüber dem Subkutan- sowie dem Hoffaschen Fettgewebe abgrenzen. Die Tuberositas tibiae und die übrige Tibiavorderfläche waren durch einen kontinuierlichen Periost-Knochenreflex erkennbar. Auch im Transversalschnitt war eine exakte Darstellung des halbmondförmigen Ligamentum patellae möglich. Am Sehnenansatz zeigten sich auch nach Abpräparation des

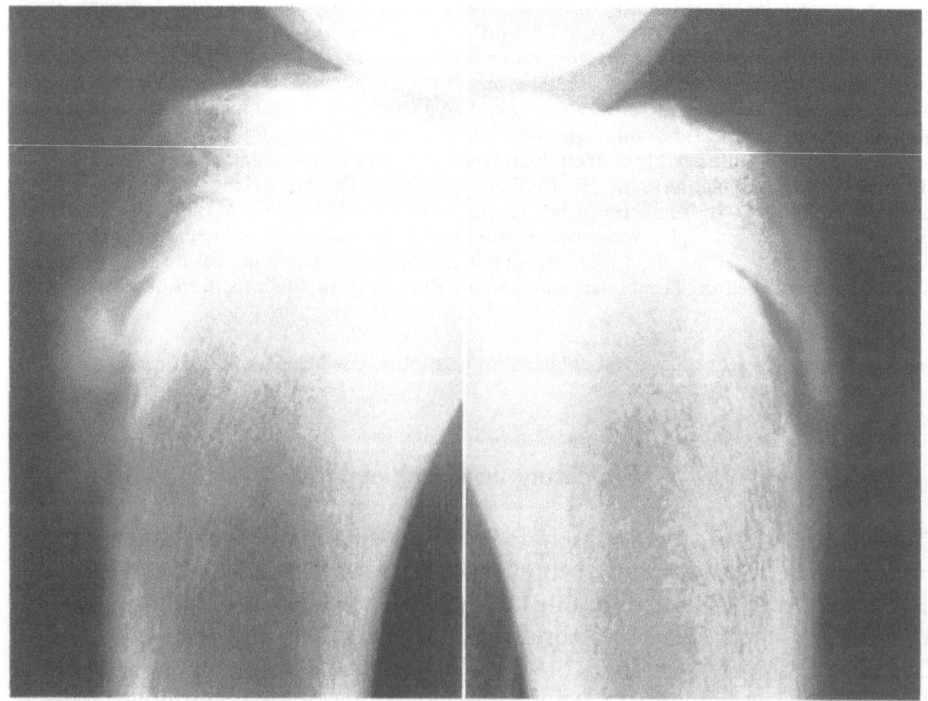

Abb. 1. W. T. 14a; deutlicher Entwicklungsrückstand der linken Tuberositas tibiae

subkutanen Fettgewebes mehrere echoarme Areale ohne makroskopisch pathologische Veränderungen am Präparat.

Eine weitere Voraussetzung für die Interpretation der Sonographiebilder ist die Kenntnis des Ossifikationsmodus der Tuberositas tibae. Hierfür geben die vier radiologischen Stadien nach Ehrenborg und Lagergren (1961) einen guten Anhaltspunkt.

Falldemonstration und Ergebnisse

Patient W. T.:
Dieser 14jährige Knabe gab seit 6 Monaten Schmerzen über der linken Tuberositas tibiae an. Radiologisch zeigten sich lediglich ein geringer Ossifikationsrückstand sowie eine geringe Unregelmäßigkeit der linken Apophysenvorderfläche gegenüber der rechten Seite (Abb. 1). Sonographisch war die rechte Seite erwartungsgemäß unauffällig. Die Sonographie der linken Seite hingegen zeigte an der distalen Vorderfläche der Apophyse einen 8 mm langen Reflex; die übrigen Strukturen waren unauffällig. Der gleiche Reflex war auch im Transver-

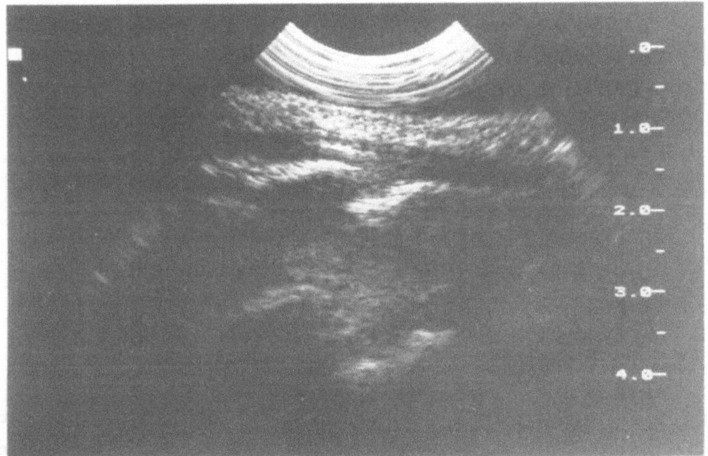

Abb. 2. W. T. 14 a; Longitudinalschnitt über der linken Tuberositas tibiae

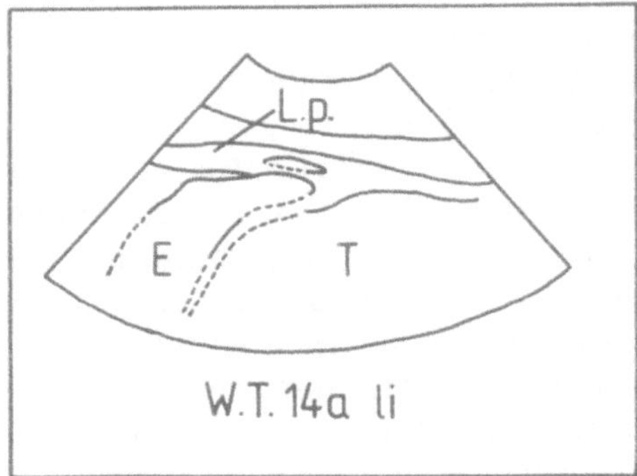

Abb. 3. Skizze zu Abb. 2. *L.p.* Ligamentum patellae, *E* Epiphyse, *T* Tibia

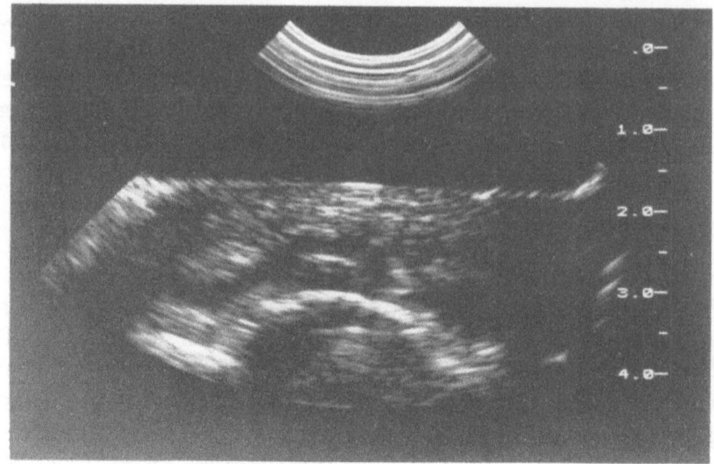

Abb. 4. W. T. 14a; Transversalschnitt oberhalb der linken Tuberositas tibiae

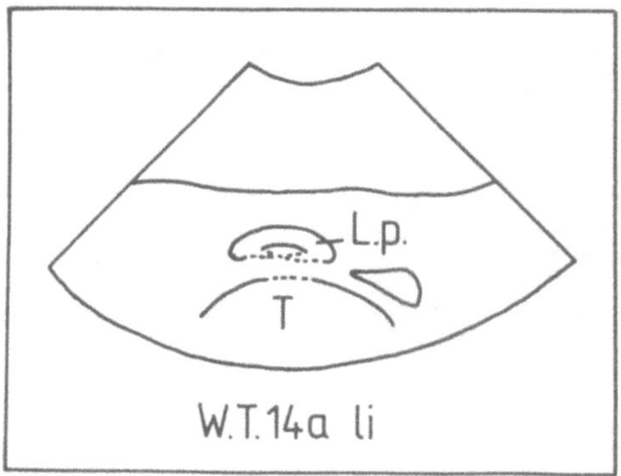

Abb. 5. Skizze zu Abb. 4. *L.p.* Ligamentum patellae, *T* Tibia

salbild darstellbar und wurde als degeneriertes Gewebe am Sehnenansatz interpretiert (Abb. 2 – 5). Außerdem zeigte sich, wie in anderen Fällen eines rezenten Morbus Osgood-Schlatter, eine dreiecksförmige echoarme Zone seitlich des Ligamentum patellae. Wir deuteten diese Veränderung, da sie klinisch immer mit einer Weichteilschwellung kombiniert war, als Ausstülpung der Bursa infrapatellaris profunda (Abb. 4 und 5).

Bisher konnten wir insgesamt 25 Fälle mit klinisch eindeutigem Morbus Osgood-Schlatter sowohl radiologisch als auch sonographisch untersuchen. Es zeigte sich hierbei in 14 Fällen ein Ossikel im Bereich der Tuberositas tibiae, welcher sonographisch exakt darstellbar war. Die gewonnene Information über Sehneneinstrahlung, Größe und genaue Lokalisation des Ossikels konnte in 4 Fällen operativ überprüft werden und zeigte eine exakte Übereinstimmung. In 6 Fällen mit negativem Röntgenbefund konnte durch die Sonographie ein Substrat in der oben erwähnten Form dargestellt werden. In weiteren 5 Fällen waren sowohl die Sonographie als auch das Röntgen negativ.

Die Verlaufskontrolle der 4 operierten Fälle zeigte bei allen ein unauffälliges Ligamentum patellae ohne Rezidiv.

Diskussion

Aufgrund der bisherigen Untersuchungen scheint die sonographische Untersuchung bei Morbus Osgood-Schlatter eine wertvolle Zusatzinformation darzustellen. Die Methode eignet sich beispielsweise als Verlaufskontrolle bei bekanntem radiologischem Ausgangsbefund. Dies ist insofern von Bedeutung, als durch die weite Verbreitung der Sonographie in der Praxis ein bildgebendes Verfahren für den Morbus Osgood-Schlatter zur Verfügung steht, welches im Aufwand gering ist und keine Strahlenbelastung darstellt.

Eine weitere Indikation für eine Ultraschalluntersuchung sehen wir in der präoperativen Planung bei Ossikelentfernung. Durch dieses Verfahren läßt sich eine genauere Einstrahlung der Patellasehne in die Ossikel darstellen. Dies ist besonders bei nahe am Ansatz gelegenen Ossikeln von Bedeutung. Postoperativ kann mit dieser Methode eine Verlaufsdokumentation durchgeführt bzw. ein Rezidiv erfaßt werden. Eine besondere Bedeutung scheint jedoch dem Ultraschall in der Differenzierung jener Fälle mit eindeutiger klinischer Symptomatik ohne pathologisch radiologische Veränderungen zuzukommen. Bei unseren Untersuchungen fanden sich in diesen Fällen einerseits ein degeneriertes Gewebe am Ansatz des Ligamentum patellae an der Tuberositas tibiae oder eine echoleere Zone seitlich des Ligamentum patellae, welche als Ausstülpung der Bursa infrapatellaris profunda interpretiert wurde. Dies hat insofern klinische Relevanz, als die therapeutischen Konsequenzen besonders für den sportlich Aktiven unterschiedlich sind, ob nun eine Osteochondrose, Insertionstendopathie oder Bursitis infrapatellaris profunda vorliegt.

Wenn auch eine alleinige sonographische Dokumentation nach weiteren Studien möglich scheint, glauben wir zum jetzigen Zeitpunkt auf das Röntgen nicht verzichten zu können, da es uns Information über das Entwicklungsstadium sowie im Seitenvergleich über einen eventuellen Entwicklungsrückstand der Tuberositas tibiae liefert. Es wäre jedoch denkbar, daß durch weitere sonographische Studien eine Differenzierung der als Morbus Osgood-Schlatter bezeichneten schmerzhaften Veränderungen an der Tuberositas tibiae während des Wachstumsalters erreicht werden kann.

Literatur

Cohen B, Wilkinson R (1958) The Osgood-Schlatter lesion. A radiological and histological study. Am J Surg 95: 731–742

Domday L (1926) Über die Schlattersche Krankheit. Inaug-Diss, Leipzig

Ehrenborg G, Lagergren C (1961) Roentgenologic changes in the Osgood-Schlatter lesion. Acta Chir Scand 121: 315–327

Liess G (1956) Mißdeutungen von Epiphysenbefunden. Dtsch Gesundsw 11: 228–267

Reichelt A (1971) Die juvenile Osteochondrose der Tibiaapophyse (Osgood-Schlattersche Krankheit). Klinische und experimentelle Untersuchungen zur Ätiologie und Pathogenese. Enke, Stuttgart (Bücherei des Orthopäden, Bd 7)

Schlatter C (1903) Verletzungen des schnabelförmigen Fortsatzes der oberen Tibiaepiphyse. Bruns Beitr Klin Chir 38: 874–887

Korrespondenz: Dr. R. Windhager, Orthopädische Universitätsklinik, Garnisongasse 13, A-1090 Wien.

Sonographische Untersuchung definierter Läsionen der Achillessehne

F. Kemper, G. Bauer und *F. N. Fischer*

Abteilung für Unfallchirurgie, Hand-, Plastische und Wiederherstellungschirurgie
(Ärztlicher Direktor: Prof. Dr. C. Burri) der Universität Ulm

Zusammenfassung

An drei frischen humanen Präparaten wurde die Frage untersucht, ob sich definierte Läsionen der Achillessehne sonographisch reproduzierbar darstellen lassen. Die Läsionen wurden an der freipräparierten Achillessehne mit dem Skalpell gesetzt und die Wunde anatomisch korrekt verschlossen. Die Achillessehne wurde mit einem 5-MHz-Linearschallkopf untersucht und suspekte Stellen mit einer Kanüle markiert. Sodann eröffneten wir die Naht und überprüften den Befund. Je nach Ausmaß der Läsion ergaben sich unterschiedliche Muster der Echogenität. Klinisch könnte die Tatsache bedeutsam werden, daß sich palpatorisch nicht verifizierbare, definierte Läsionen der Achillessehne humaner Leichenpräparate sonographisch nachweisen lassen.

Schlüsselwörter: Achillessehne, Läsion, Ruptur, experimentelle Untersuchung, Sonographie.

Einleitung

Die sonographische Untersuchung der Weichteilgewebe ist ein nichtinvasives Verfahren, das bereits zu klinischer Routine gereift ist (Blei et al., 1986; Fornage, 1986; Leekam et al., 1986). Die Ultraschalluntersuchung der Achillessehne, der größten Sehne des menschlichen Körpers, kann die Integrität der Sehne nachweisen, Verdickungen sichtbar machen, Verkalkungen und Fremdkörper aufdecken (Fornage, 1986; Dillehay et al., 1986).

Ziel unserer Untersuchungen war es, die Veränderungen im sonographischen Aspekt der Achillessehne bei definierten Läsionen darzustellen.

Material und Methode

Die Untersuchung wurde an drei frischen humanen Präparaten nach Oberschenkel- und Unterschenkelamputationen durchgeführt. Es handelte sich um zwei Oberschenkelamputationen aufgrund eines Osteosarkoms bei einem

Tabelle 1. Definierte Läsionen

Querläsion	3 mm
Querläsion	5 mm
Längsläsion (N = 3)	2 cm in Sehnenmitte
Durchtrennung mit und ohne Distraktion	

19- und einem 16jährigen Patienten (Achillessehnendicke in der Mitte des distalen Drittels 9 mm bzw. 8 mm) und um eine Unterschenkelamputation wegen AVK, Stadium IV einer 72jährigen (Achillessehnendicke in der Mitte des distalen Drittels 7 mm). Die Patienten hatten in der Anamnese keine Erkrankungen oder Beschwerden an der Achillessehne angegeben. Die Läsionen wurden durch einen lateralen paratendinalen Zugang gesetzt. Danach wurde die Haut wieder verschlossen und die Läsion mit dem Schallkopf gesucht. Suspekte Stellen markierten wir mit einer Kanüle, zogen die Fäden und überprüften den Ultraschallbefund.

Die Querläsionen von 3 mm und 5 mm Tiefe wurden an den juvenilen Präparaten einmal von dorsal, einmal von ventral mit dem Skalpell gesetzt und sowohl unter Distraktion sowie Entspannung der Sehne dargestellt.

In Sehnenmitte setzten wir drei parallele, 2 mm lange Längsschnitte. Anschließend durchtrennten wir die Sehne ganz und untersuchten unter starker Dorsalflexion des Fußes sowie in entspanntem Zustand. Zur besseren Führung des Schallkopfes unterlegten wir bei der Sonographie ein Wasserkissen, modifiziert nach Fornage. Der Schallkopf sollte nach Möglichkeit senkrecht zur Sehne stehen, da ansonsten Verzerrungen und falsch echoarme Bezirke in der Achillessehne auftreten.

Wir verwendeten 5-MHz-Schallköpfe linear (Gerät: Ultramark 4, Fa. Kranzbühler).

Ergebnisse

Die Untersuchung zeigte, daß die definierten Läsionen reproduzierbare Ultraschallbilder ergeben. In Tabelle 2 und Abb. 1 bis 4 sind die Befunde zusammengefaßt, die sich ohne Distraktion der Achillessehne ergeben.

Wird die Achillessehne unter Zug gesetzt, verändert sich das Bild für die Längsläsionen und die 3-mm-Querläsion nicht. Die Querläsion von 5 mm, die bei allen drei Präparaten mehr als die Hälfte der Dicke ausmacht, zeigt unter Distraktion eine schmale, echoarme Zone. Diese tritt allerdings im Verhältnis zur vermehrten Echogenität der Schnittränder in den Hintergrund, da sie nur sehr geringe Ausdehnung hat. Anders bei der Totalruptur: Die Schnittränder

Tabelle 2. Kriterien der Beurteilung

Querläsionen 3 mm	zentral verstärkte Echogenität
Querläsionen 5 mm	durchgehende echogene Verdichtungslinien
Längsschnitte	zentral verstärkte Echogenität in Längsrichtung,
(N = 3 in Sehnenmitte)	z. T. durchgehend
Totalruptur	echoarme Zone zwischen den Stümpfen, deren Ränder einen unregelmäßigen echogenen Randsaum aufweisen

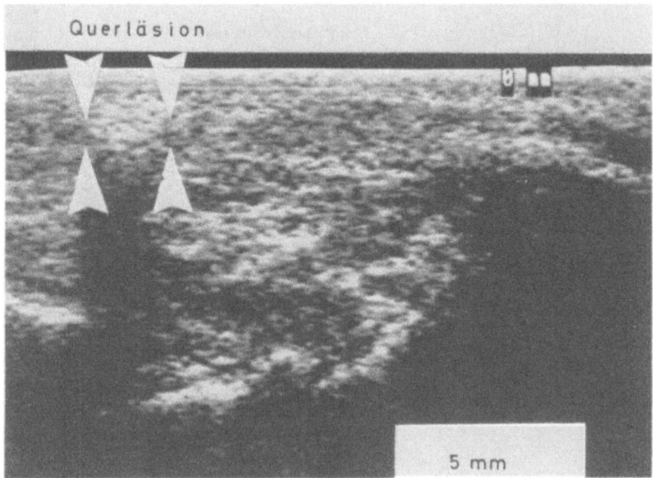

Abb. 1. Querläsion 5 mm

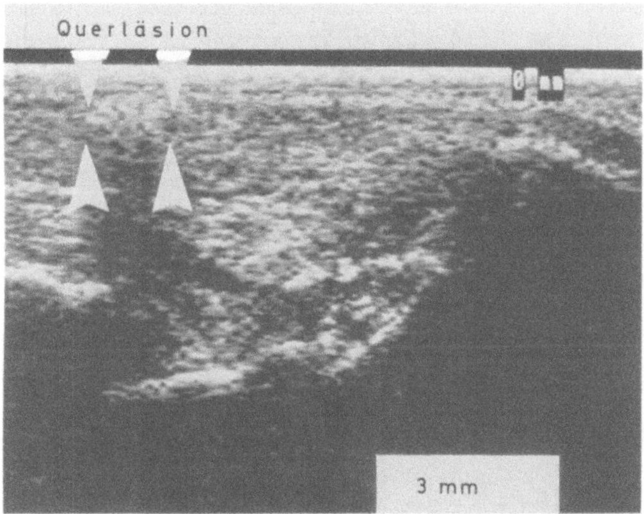

Abb. 2. Querläsion 3 mm

weichen deutlich voneinander ab. Im Zwischenraum taucht ein deutliches echoarmes Areal auf, eingescheidet vom umgebenden Fettgewebe (Abb. 5). Diese Situation war perkutan zu tasten, während sich die anderen Läsionen als nicht palpabel erwiesen.

Diskussion

Wir untersuchten die Achillessehnen mit 5-MHz-Schallköpfen linear und mit Sektor Schallkopf. Der Sektor Schallkopf hat eine gute Auflösung, aber zur Untersuchung der Kontinuität der Achillessehne ist der bildgebende Ausschnitt

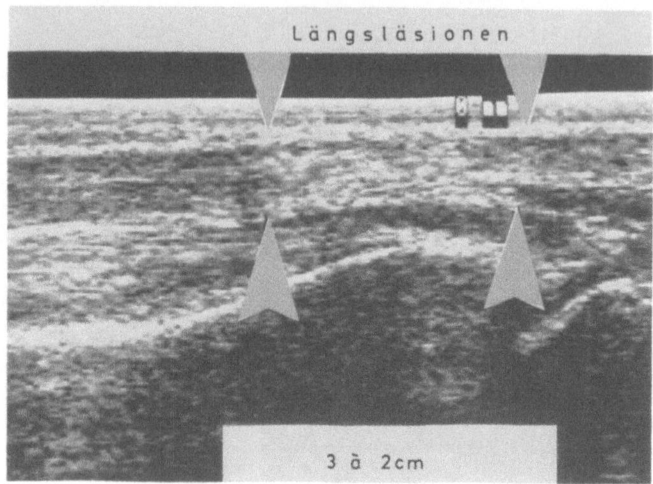

Abb. 3. Längsläsionen (3 à 2 cm)

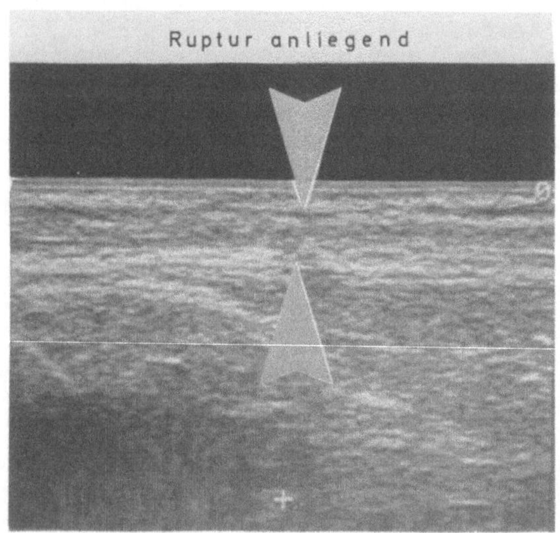

Abb. 4. Ruptur anliegend

zu klein. Im klinischen Einsatz entsteht daraus der Nachteil, daß die dynamische Beurteilung der Achillessehne im Vergleich zum Linear-Schallkopf erheblich erschwert wird.

Im Querschnitt erscheint die Achillessehne als homogen echogenes Oval (Blei et al., 1986), was die eindeutige Identifizierung von nicht distrahierten Teilläsionen erschwert. Die Dicke der Sehne und deren Echomuster variiert gerade im Querschnitt je nach Stellung des Schallkopfes (Fornage). Sagittalschnitte mit einem 5-MHz-Schallkopf erschienen uns daher die geeignete Methode zur sonographischen Untersuchung der Achillessehne.

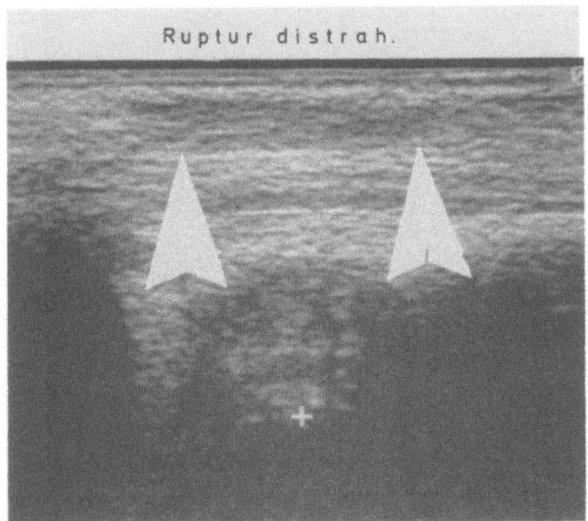

Abb. 5. Ruptur distrahiert

Hämatome und Flüssigkeitsansammlungen nach Traumata der Achillessehne können in einer Untersuchung an frischen humanen Präparaten nicht reproduziert werden. Diese können klinisch sehr unterschiedlich ausgeprägt sein und weisen auch sonographisch eine große Variationsbreite hinsichtlich der Echogenität auf (Fornage). Diese Hämatome erleichtern in der klinischen Sonographie den Nachweis und die Darstellung von Läsionen.

Palpatorisch nicht verifizierbare, definierte Läsionen an der Achillessehne von humanen Leichenpräparaten lassen sich sonographisch reproduzierbar nachweisen. Die nichtinvasive Ultraschalluntersuchung ist in den Händen des erfahrenen Untersuchers eine unkomplizierte Methode zur Aufdeckung von klinisch und radiologisch nicht zu verifizierenden Partialläsionen der Achillessehne. Die Ergebnisse sind möglicherweise auf andere Sehnen des Körpers übertragbar.

Im Falle der frischen Totalruptur der Achillessehne erscheint eine Ultraschalluntersuchung nur dann sinnvoll, wenn klinische Zweifel an der Diagnose bestehen.

Literatur

Blei CL, Nirschl RP, Grant EG (1986) Achilles tendon: US diagnosis of pathologic conditions. Radiology 159: 765–767

Bruce RK, Hale TL, Gilbert SK (1982) Ultrasonography evaluation for ruptured Achilles tendon. J Am Podiat Assoc 72: 15–17

Dillehay GL, Deschler T, Rogers LF, Neiman HL, Hendrix RW (1986) The ultrasonographic characterization of tendons. Invest Radiol 19: 338–341

Fornage BD (1986) Achilles tendon: US examination. Radiology 159: 759–764

Leekam RN, Salsberg BB, Bogoch E, Shanker L (1986) Sonographic diagnosis of partial Achilles tendon rupture and healing. J Ultrasound Med 5/2: 115–116

Korrespondenz: Dr. F. Kemper, Zentrum für Chirurgie, Abteilung III, Universität Ulm, Steinhövelstraße 9, D-7900 Ulm, Bundesrepublik Deutschland.

Sonographie zur Abklärung der Achillodynie

F. Kainberger[1], *A. Engel*[2], *F. Frühwald*[1], *G. Seidl*[1] und *V. Fialka*[3]

[1] Abteilung für diagnostische Radiologie
der II. Medizinischen Universitätsklinik, Wien (Vorstand: Prof. Dr. G. Geyer)
[2] Orthopädische Universitätsklinik, Wien (Vorstand: Prof. Dr. R. Kotz)
[3] Institut für Physikalische Medizin (Vorstand: Prof. Dr. H. Jantsch) der Universität Wien

Zusammenfassung

Schmerzen und Funktionsstörungen der Ferse können nicht nur zu einer Strukturalteration der Sehne selbst, sondern auch zu Veränderungen in deren Umgebung führen. Als Folge bestimmter Sportarten (Jogging) treten sie heute gehäuft auf. Die entsprechende Differenzierung zwischen Bursitis, Fettkörpernekrose, degenerativen Faserschädigungen und Rupturen, die von Erkrankungen des oberen Sprunggelenkes abzugrenzen sind, ist für das therapeutische Vorgehen Voraussetzung. Im Gegensatz zu radiologischen Methoden und MRI ermöglicht die Sonographie eine detaillierte bzw. relativ kostengünstige Darstellung der Weichteilstrukturen der Ferse, sodaß ihr Einsatz als erstes bildgebendes Verfahren zur Abklärung des unspezifischen Symptomes „Achillodynie" absehbar ist.

Schlüsselwörter: Achillodynie, Sonographie.

Die klinische Diagnostik der Achillodynie — der belastungsabhängigen chronisch-rezidivierenden Schmerzen der Ferse — ist sehr unspezifisch, da darunter eine Reihe verschiedener morphologischer Veränderungen in unterschiedlicher Ausprägung subsumiert werden. Der Palpationsbefund (Krepitation, Nachweis einer Sehneneindellung) und Funktionsprüfungen wie Zehenspitzenstandprobe oder Thompson-Test sind besonders bei der Erkennung einer Sehnenteilruptur relativ ungenau (Lehner et al., 1987).

Pathogenetisch im Vordergrund stehen Überlastungsschäden und Mikrotraumatisierungen. Dies trifft einerseits für untrainierte Patienten zu, die ungewohnten körperlichen Anstrengungen unterworfen sind (Militärdienst), andererseits sind es Spitzensportler. Langstreckenlauf und Jogging, Ballspiele mit konstant wiederkehrenden Sprungbewegungen (Handball, Basketball) oder eine Reihe von Leichtathletiksportarten (z. B. Hochspringen) prädestinieren dazu besonders (Suhr, 1980). Die Häufigkeit von Beschwerden im Sinne einer Achillodynie steigt mit der Zunahme des Breitensports (Suhr, 1980).

Untersuchungstechnik

Die Untersuchung erfolgt mit einem hochauflösenden Real-time-Sonographiegerät, wobei eine Applikatorfrequenz von 7,5 MHz ideal ist. Gut auflösende
5-MHz-Schallköpfe sind ebenfalls einsetzbar, mit einer Frequenz von 10 MHz
läßt sich die Struktur der Achillessehne detailliert analysieren. Eine Kunststoff-
vorlaufstrecke, die der Hautoberfläche direkt aufliegt, dient zur Vermeidung
von Nahfeldartefakten und dazu, subkutane Gewebsstrukturen in die optimale
Fokussierungszone zu bringen (Schwaighofer et al., 1985).

Die Patienten befinden sich in Bauchlage mit über den Untersuchungstisch
hinausragenden Füßen (Sprunggelenke in Mittelstellung). Es wird zumindest
ein Sagittalschnitt angefertigt, wobei die Achillessehne von den distalen Fasern
des M. soleus bis zum Tuber calcanei komplett darzustellen ist. Die Sehnendicke
wird im Transversalschnitt gemessen. Paratendinöse Schnitte dienen zur Beurteilung der umgebenden Weichteile. In jedem Fall ist ein Seitenvergleich mit der
kontralateralen Ferse durchzuführen. Pathologische Veränderungen werden
durch zusätzliche Schnitte zumindest in 2 Ebenen dokumentiert. Eine dynamische Funktionsuntersuchung gestattet Bewegungsanalysen der Achillessehne
unter sonographischer Sicht.

Normale sonographische Anatomie

Die Achillessehne weist wie alle Sehnen- und Bandstrukturen ein echoarmes
Reflexmuster auf, das im Sagittalschnitt von zarten echodichten bandartigen
Reflexen, den Peritendinea interna, durchsetzt ist. Die normale Sehnendicke im
Transversaldurchmesser beträgt 4−6 mm (Fornage, 1986). Zur Umgebung ist
die Sehne von einem schmalen, echodichten Band, dem Peritendineum
externum, begrenzt, das superfizial durch Verschmelzung mit der Fascia cruris
etwas breiter erscheint. Gelegentlich ist im Winkel zwischen Sehnenansatz und
Tuber calcanei eine zarte echoleere Lamelle, die Bursa tendinis calcanei,
darstellbar. Der sogenannte präachilläre Fettkörper ist individuell von unterschiedlicher Ausprägung und Echogenität. Ventral davon liegen die tiefen
Unterschenkelmuskeln, vor denen echodichte Reflexe mit applikatorfernem
Schallschatten, den Knochenoberflächen entsprechend, erkennbar sind
(Abb. 1).

Pathologische Ultraschallbefunde

Sonographische Befunde sind sowohl an der Achillessehne selbst als auch am
umgebenden Gleitgewebe erhebbar. Im Rahmen unserer Untersuchungsserie an
54 selektionierten Patienten konnten wir in 59 % pathologische Veränderungen
nachweisen, wobei 44 % des Gesamtkollektivs Läsionen der Sehnenumgebung
aufwiesen (Achillobursitis in 28 %, Nekrosen des präachillären Fettkörpers in
16 %).

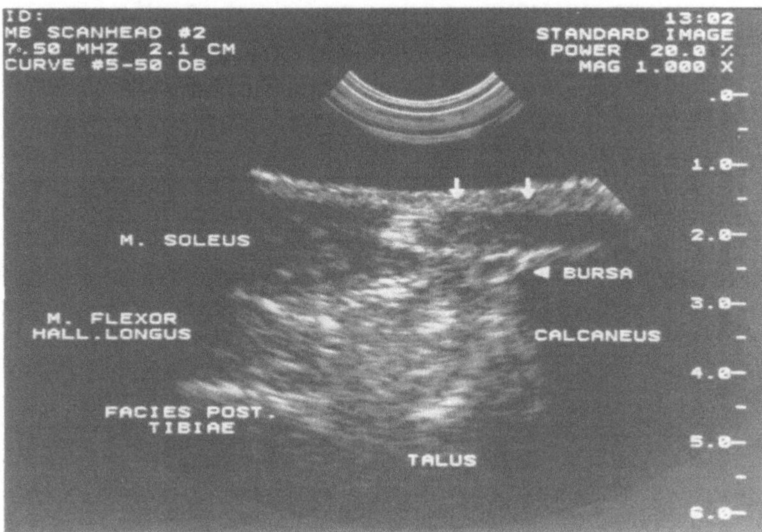

Abb. 1. Normaler Ultraschallbefund der Achillessehne und ihres Gleitlagers. Die Sehne ist als scharf begrenztes echoarmes Band (Pfeile) mit diskreten längsgerichteten echodichten Reflexen erkennbar. Ventral davon liegt der echodichte präachilläre Fettkörper. Die echodichten Reflexe mit applikatorfernem Schallschatten entsprechen der Oberfläche von Tuber calcanei, Facies posterior tibiae und Talus. Links im Bild kommt der echoarme Muskelbauch des schräggetroffenen M. flexor hallucis longus zur Ansicht

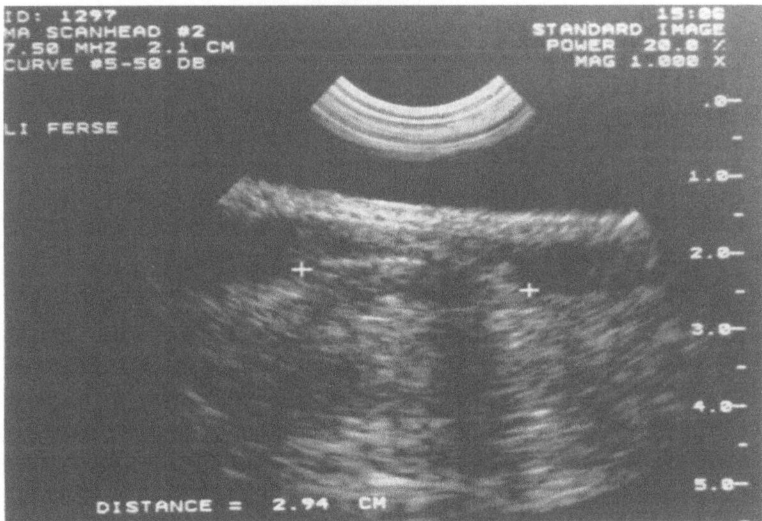

Abb. 2. Inkomplette Ruptur der Achillessehne. Im proximalen Sehnenanteil, knapp distal der einstrahlenden Fasern des M. soleus, ist ein 3 cm langer Konturdefekt mit Verschmälerung der Achillessehne erkennbar. Der Defektrand ist infolge distrahierter Fasern stellenweise irregulär begrenzt

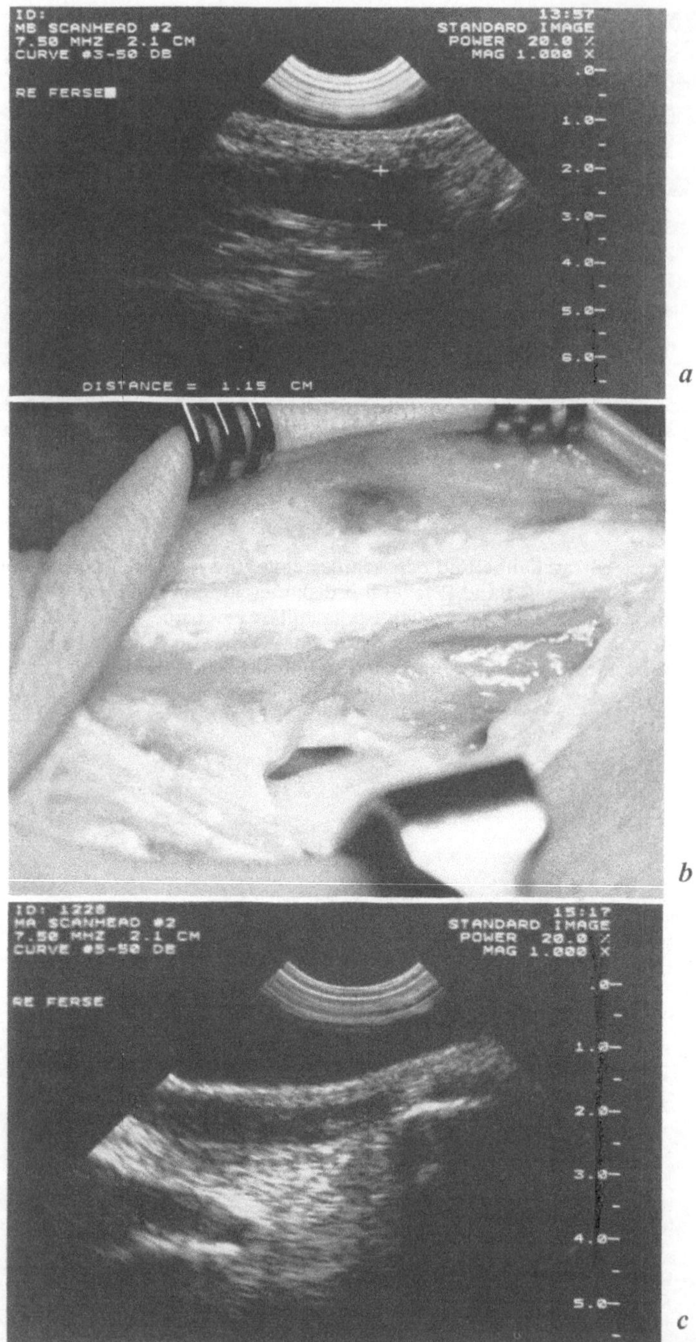

Abb. 3. Nekrose des präachillären Fettkörpers. **a** Im Fettgewebe erkennt man eine ausgedehnte echoarme Läsion. Die Achillessehne ist auf diesem Sagittalschnitt nur in ihrem Randbereich dargestellt. **b** Operationssitus mit fibrotischen Auflagerungen an der Sehnenoberfläche. Ein großer Substanzdefekt im Gleitgewebe entspricht der sonographischen Defektbildung. **c** Die Kontrolluntersuchung 6 Monate nach der Operation zeigt eine fast vollständige Restitution

Eine Sehnenverdickung mit echoarmer Strukturzeichnung, die wir als ödematöse Verquellung interpretieren, ist Zeichen einer mechanischen Überlastung.

Umschriebene mäßige Strukturverdichtungen der Sehne entsprechen einer Faserdegeneration. Stark echodichte Reflexe mit Schallschatten können Ausdruck seltener Sehnenverkalkungen sein. Im Sehnenansatzbereich ist auch an eine Ossikelbildung als Folge einer aseptischen Nekrose oder an einen hinteren Calcaneussporn zu denken.

Eine Konturunterbrechung der echodichten Sehnenbegrenzung ist ein sensitives Zeichen inkompletter Rupturen. Bei höhergradiger Ausprägung ist die Defektstelle durch Distraktion der Fasern irregulär begrenzt (Abb. 2). Zusätzlich sind oft echoleere bis echodichte Flüssigkeitsansammlungen vorhanden, gelegentlich — besonders bei intratendinösen Faserrissen — können sie das einzige Symptom sein. Ein Defekt der normalerweise scharfen Sehnenkontur ist auch dann zu erwarten, wenn echodichte fibrotische Strangbildungen fingerförmige Eindellungen hervorrufen.

Pathologische Veränderungen des umgebenden Gleitgewebes manifestieren sich als echoarme oder echoleere, bis zu mehreren Zentimetern große Strukturveränderungen (Abb. 3). Sie entsprechen paratendinösen Kolliquationsarealen im präachillären Fettkörper. Differentialdiagnostisch sind Sprunggelenksergüsse auszuschließen, die ebenfalls zu echoarmen bis echoleeren Raumforderungen führen, aber keinen anatomischen Bezug zur Achillessehne aufweisen, sondern als pilzartige Formationen mit den Gelenkspalten in Verbindung stehen.

Eine Achillobursitis ist an einer echoarmen bis echoleeren Raumforderung erkennbar, die zwischen hinterer Fersenbeinkante und Achillessehne lokalisiert ist.

Als nicht invasives, den Patienten wenig belastendes Verfahren ist die Sonographie für Verlaufskontrollen (Abb. 3 c) nach physikalischer, medikamentöser oder operativer Therapie sehr gut geeignet. Postoperative sonographische Veränderungen variieren in Abhängigkeit von der Art des Eingriffes. Im Idealfall ist ein unauffälliger Ultraschallbefund erhebbar, gelegentlich erkennt man umschriebene Flüssigkeitsansammlungen an der Nahtstelle.

Ein Vergleich mit anderen bildgebenden Verfahren zeigt, daß die hochauflösende Real-time-Sonographie in der Diagnostik von Weichteilveränderungen eine zentrale Rolle einnimmt. Die Aussagekraft des Nativröntgens ist bei Erkrankungen der Achillessehne gering (Fornage, 1986; Suhr, 1980). Höhere Treffsicherheiten weisen die Xeroradiographie, die Computertomographie und die Kernspintomographie auf (Fornage, 1986; Suhr, 1980), wobei die letztgenannten Methoden aufwendig und kostenintensiv sind. Durch den geringen Untersuchungsaufwand und die Möglichkeit, dynamische Funktionsuntersuchungen durchzuführen, ist die Sonographie zur Abklärung von Überlastungsschäden und Sportverletzungen der Fersenweichteile als erstes bildgebendes Verfahren einzusetzen.

Literatur

Fornage BD (1986) Achilles tendon: US examination. Radiology 159: 759–764
Lehner K, Reiser M, Paar O, Hawe W (1987) Läsionen der Achillessehne im MR-Tomogramm. Röntgenpraxis 40: 149–152
Suhr F (1980) Der Achillessehnenriß als Sport- und Arbeitsunfall. Unfallheilkunde 83: 39–41
Schwaighofer B, Frühwald F, Seidl G, Neuhold A, Stiglbauer R (1985) Sonographie oberflächlicher Regionen mit einem Silikon-Elastomer-Block. Ultraschall in der Medizin 6: 49–50

Korrespondenz: Dr. F. Kainberger, II. Medizinische Universitätsklinik, Garnisongasse 13, A-1090 Wien.

Stellenwert der Sonographie bei Diagnostik und Verlaufskontrolle von Knochen- und Weichteiltumoren

U. Mende[1], A. Braun[2], V. Ewerbeck[3] und J. Tröger[4]

[1] Zentrum Radiologie der Universitäts-Strahlenklinik, Heidelberg
(Ärztl. Direktor: Prof. Dr. K. zum Winkel)
[2] Vulpius-Klinik, Orthopädische Krankenanstalt Bad Rappenau
[3] Orthopädische Universitätsklinik, Heidelberg (Ärztl. Direktor: Prof. Dr. H. Cotta)
[4] Abteilung für Pädiatrische Radiologie der Universitäts-Kinderklinik, Heidelberg
(Ärztl. Direktor: Prof. Dr. J. Tröger), Bundesrepublik Deutschland

Zusammenfassung

An 208 Patienten mit primären oder sekundären Knochen- und/oder Weichteiltumoren wird der Wert der Sonographie zur prätherapeutischen Abklärung und Kontrolle im Zuge von Therapie und Nachsorge aufgezeigt. Nichtinvasiv, wenig belastend und preisgünstig, ohne zusätzliches Strahlen- und Kontrastmittelrisiko lassen sich hervorragend Größe, Lage und Konsistenz der Tumoren einschließlich eines eventuellen infiltrativen Wachstums mit Destruktion der umgebenden Knochen- und Weichteilstrukturen abklären. Zudem gelingt es, Hinweise auf die Vaskularisation zu erhalten. Durch Größenbestimmung und Analyse der Echobinnenstruktur (Grauwerthistogramm) läßt sich der Erfolg einer Chemo- oder Strahlentherapie abschätzen, wobei die gleichen Kriterien auch für Diagnostik und Therapiekontrollen bei Rezidiven gelten.

Schlüsselwörter: Sonographie, Knochentumoren, Weichteiltumoren, Periostreaktion, Vaskularisation, Verlaufskontrolle.

Einleitung

Während bei einer Vielzahl von Organsystemen die Sonographie einen integralen Bestandteil der diagnostischen Palette darstellt, gilt dies, vom etablierten Spezialgebiet der Säuglingshüfte abgesehen, bisher kaum für die Erkrankungen des Stütz- und Bindegewebes. Bei den Weichteil- und insbesondere Knochentumoren werden die Vorzüge dieses bildgebenden Verfahrens für das lokale Tumorstaging in Therapieplanung, Verlaufskontrolle und Nachsorge auch nicht annähernd ausgeschöpft. Dabei bietet die Sonographie, unter kritischer Beobachtung ihrer Grenzen und Schwachpunkte, die Möglichkeit, auch auf diesem Teilgebiet der Onkologie die Diagnostik im therapeutischen Umfeld entscheidend zu verbessern.

Patienten und Methoden

Von Dezember 1984 bis Mai 1987 erfolgten sonographische Untersuchungen an 208 Patienten auf Grund eines nachgewiesenen primären Knochen- oder Weichteiltumors bzw. des klinischen Tumorverdachtes (65 Patienten) oder wegen ossärer Metastasen (143 Patienten). 96 Patienten waren weiblichen, 112 männlichen Geschlechts. Das mittlere Lebensalter betrug $55{,}4 \pm 16{,}6$ Jahre in einer Spanne von $1^7/_{12}$ bis 82 Jahren.

Häufigste Diagnosen in der ersten Gruppe waren Ewingsarkom (8 Patienten), Rhabdomyosarkom, malignes fibröses Histiozytom, Lipom (je 5 Patienten), Fibrosarkom (4 Patienten). Im Zuge von Verlaufskontrolle und Nachsorge wurden bis zu 6 Untersuchungen durchgeführt.

Bei den Patienten mit Knochenmetastasen führte als Primum erwartungsgemäß das Mammakarzinom (54 Patienten) vor Bronchialkarzinom (34 Patienten) und Hypernephrom (24 Patienten). 252 metastatisch befallene Regionen wurden hier bis zu neunmal untersucht.

Die Sonographien wurden an einem Gerät der Firma Picker (LSC 7000) mit Schallköpfen der Frequenzen 3,5 bis 7,5 MHz durchgeführt. Eine Vorlaufstrecke wurde nur in Ausnahmefällen verwendet. Neben Darstellung der tumorösen Veränderungen in möglichst zwei senkrecht zueinander stehenden Ebenen einschließlich der Dimensionen erfolgte eine Analyse der Echobinnenstruktur (Grauwerthistogramm). Die Befunde wurden mit Multiformatkamera auf Röntgenfilm dokumentiert.

Ergebnisse

Bei 51 der 65 Patienten mit primären Knochen- und Weichteiltumoren bzw. Tumorverdacht wurde der Befund histologisch gesichert (78 %), während bei 14 Patienten (22 %) Diagnosestellung und Sicherung lediglich auf Grund von Klinik, bildgebenden Verfahren und Verlauf erfolgten. Bei zwei dieser Patienten wurde der sonographische Verdacht auf Lipome computertomographisch bestätigt. In 12 Fällen ließ sich ein Tumorgeschehen sonographisch zumindest weitgehend ausschließen. Fünfmal lagen narbige bzw. posttraumatische, viermal entzündliche Veränderungen vor. In einem Fall wurde lediglich eine Osteopenie nachgewiesen. Bei zwei Patienten ließ sich ein pathologischer Befund nicht erheben. Dem standen drei sonographische Fehldiagnosen gegenüber (5 %). So wurde ein intraglutäal liegendes Lipom zwar als Raumforderung erkannt, wegen ungewöhnlicher Echoarmut und Pseudoschallverstärkung jedoch nicht als Fettgewebsgeschwulst interpretiert. Bei einem zweiten Patienten, bei dem auf Grund einer unscharf begrenzten inhomogenen Raumforderung in der Glutäalmuskulatur sonographisch der Verdacht auf ein Weichteilsarkom bestand, wurde histologisch eine chronische Myositis diagnostiziert. Die echoarmen Bezirke eines Neurofibroms beim dritten Patienten, die als pathologische Gefäße mit Hinweis auf Malignität fehlgedeutet wurden, erwiesen sich histologisch als ausgeprägte myxoide Anteile.

Bei den ossären Metastasen zeigt die Sonographie in Ergänzung zur konventionellen Röntgendiagnostik das Ausmaß von periostalen Reaktionen oder

Weichteilprozessen. Nur an 42 der 252 untersuchten Lokalisationen (16,7 %) waren diese nicht nachweisbar; 92mal (36,5 %) überragten die tumorösen Infiltrate die ossären Strukturen um weniger als 10 mm, in 118 Fällen (46,8 %) waren die Weichteilprozesse – teilweise deutlich – ausgeprägter. Bei 22 der 24 Patienten mit Hypernephrom (92 %) stellten sich die metastatisch befallenen Skelettbezirke mit pathologischen Gefäßen und teilweise kräftigen Pulsationen dar.

Diskussion

Was man an Information von einem bildgebenden Verfahren in der Tumordiagnostik erwartet, und das kann die Sonographie oft hervorragend, sind *Darstellung* des Tumors einschließlich Dimensionen und dem prognostisch bedeutsamen Volumen, die *Struktur* zwischen den Extremen fibrotisch-solide und nekrotisch-liquide, die *Grenzen,* ein eventuelles infiltratives Wachstum in chirurgisch relevante Strukturen sowie die Beziehung zu den großen *Gefäßen,* eventuell den tumortragenden, und darüber hinaus die intratumorale Vaskularisation.

Gerade bei den Knochentumoren, ob sekundär oder primär, zeigt sich die ideale Ergänzung zur konventionellen Röntgendiagnostik, wo die Sonographie die intramedulläre Ausbreitung in der Spongiosa bei intakter Kompakta zwar unterschätzt, bezüglich der Kortikalis ebenbürtig, in der Abbildung des begleitenden Weichteiltumors überlegen ist und für die Periostdarstellung die absolute Domäne darstellt.

Im allgemeinen stellen sich maligne Weichteiltumoren unscharf begrenzt, inhomogen strukturiert und relativ echoarm dar (Abb. 1). Eine intakte Kortikalis (Abb. 1a) läßt sich ebenso gut erkennen wie infiltrativ bedingte Destruktionen; die Spongiosadefekte erscheinen dann echoarm mit reflexreicheren Zonen. Wenn andererseits Fettgewebsgeschwülste als im allgemeinen echoreiche Strukturen beschrieben werden, so ist bei einer quasisonohistologischen Diagnose große Vorsicht geboten, sie können auch echoarm erscheinen.

Entscheidend für den Operateur insbesondere beim Rezidivgeschehen ist die Beziehung zu den großen Gefäßen. Bei dem Rezidiv eines Rhabdomyosarkoms (Abb. 1a) ist die A. poplitea noch abgesetzt, bei dem 3. Rezidiv eines Neurofibrosarkoms (Abb. 1b) besteht dagegen eine Umscheidung und Infiltration der A. femoralis sup. bzw. des bei einer früheren Operation eingebrachten Gefäßtransplantates.

Aber auch die intratumorale Gefäßversorgung läßt sich darstellen. Während der Operateur bei den meist gleich einer Arterie pulsierenden Metastasen eines Hypernephroms auf eventuell deletäre Blutungskomplikationen für den Fall einer PE hingewiesen werden kann, läßt sich bei anderen Tumoren die optimale Biopsiestelle im allgemeinen ohne Angiographie angeben.

Neue Aspekte ergeben sich auch bei den primären Knochentumoren wie diesem teleangiektatischen Osteosarkom des distalen Femur (Abb. 2). Die Sonographie zeigt nicht nur das Codmansche Dreieck mit Abhebung des Periosts, sondern auch die pathologischen Gefäße, die Nekrosen, die Defekte

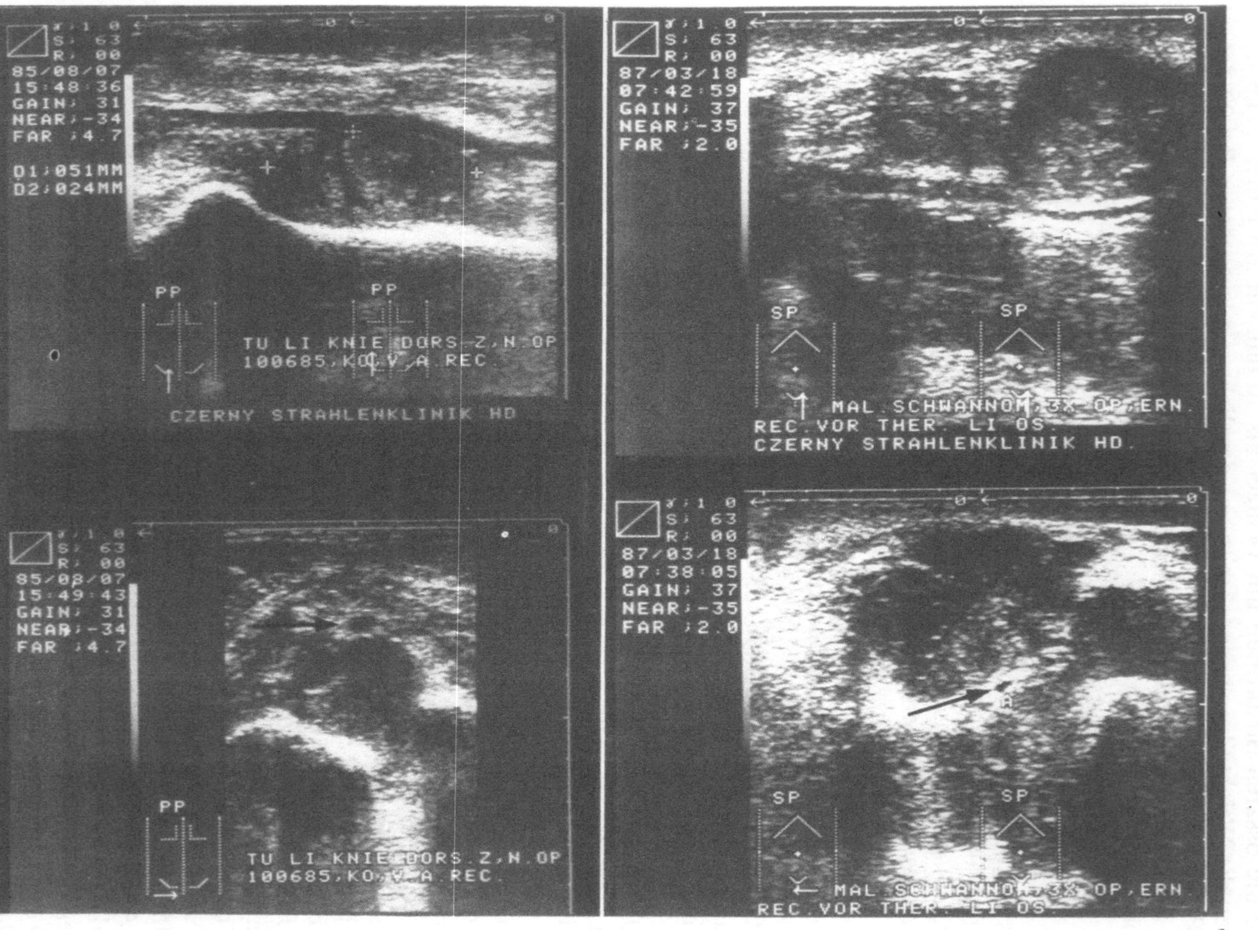

Abb. 1. Rezidivtumoren, Beziehung zu den großen Gefäßen. Sonographie: **a** Rhabdomyosarkom – Rezidiv li Knie. A. poplitea frei →, **b** Neurofibromsarkom 3. Rezidiv li Oberschenkel. A. femoralis superficialis ummauert →

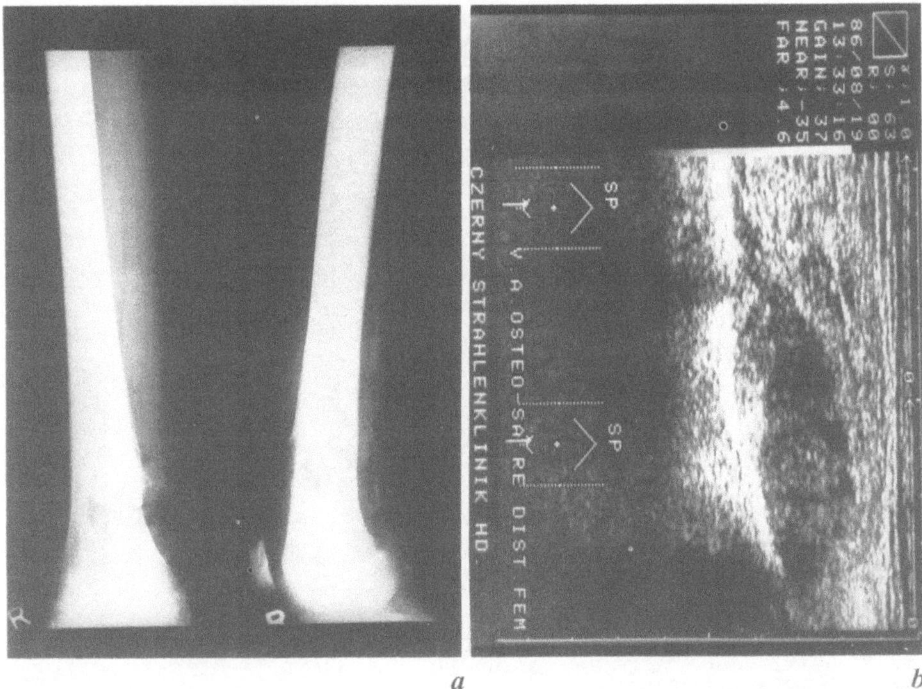

Abb. 2. Teleangiektatisches Osteosarkom re distaler Femur: **a** Röntgenbild, **b** Sonogramm mit Darstellung des Codmanschen Dreiecks

der Kortikalis; nicht sicher abgrenzbar jedoch ist das Ausmaß der intramedullären Infiltration.

Eine weitere Domäne stellt die Verlaufskontrolle unter Chemotherapie insbesondere beim Ewing-Sarkom, dem Osteo-Sarkom und den Weichteilsarkomen dar. So dokumentiert sich ein Therapieerfolg nicht nur durch Abnahme des Tumorvolumens, berechnet aus Flächen und Durchmessern, sondern zudem durch Strukturveränderungen wie Fibrosierung, Verkalkungen und Nekrosen, auch an der durch das Grauwerthistogramm zumindest teilweise objektivierbaren Änderung der Echobinnenstruktur erkennbar. Gleiches gilt für die Strahlentherapie. Während die Röntgenaufnahme einer Humerusmetastase bei Mammakarzinom wesentliche Unterschiede zwischen Ausgangsbefund und Kontrolle bei Abschluß der Radiatio noch nicht aufweist, zeigt die Sonographie nicht nur eine Abnahme des Weichteiltumors, sondern auch eine Fibrosierung der befallenen Spongiosa an (Abb. 3).

Eine therapieorientierte Verlaufskontrolle setzt allerdings, was teilweise nicht hinreichend beachtet wird, vergleichbare Untersuchungsbedingungen voraus. Dazu gehört als „conditio sine qua non" die identische, am besten für bestimmte Organe standardisierte und nicht für den Einzelfall individuell optimierte Geräteeinstellung.

Bei großen Destruktionen mit pathologischen Frakturen erkennt man sonographisch nicht nur die Stellung der Fragmente, sondern auch Verletzungen des

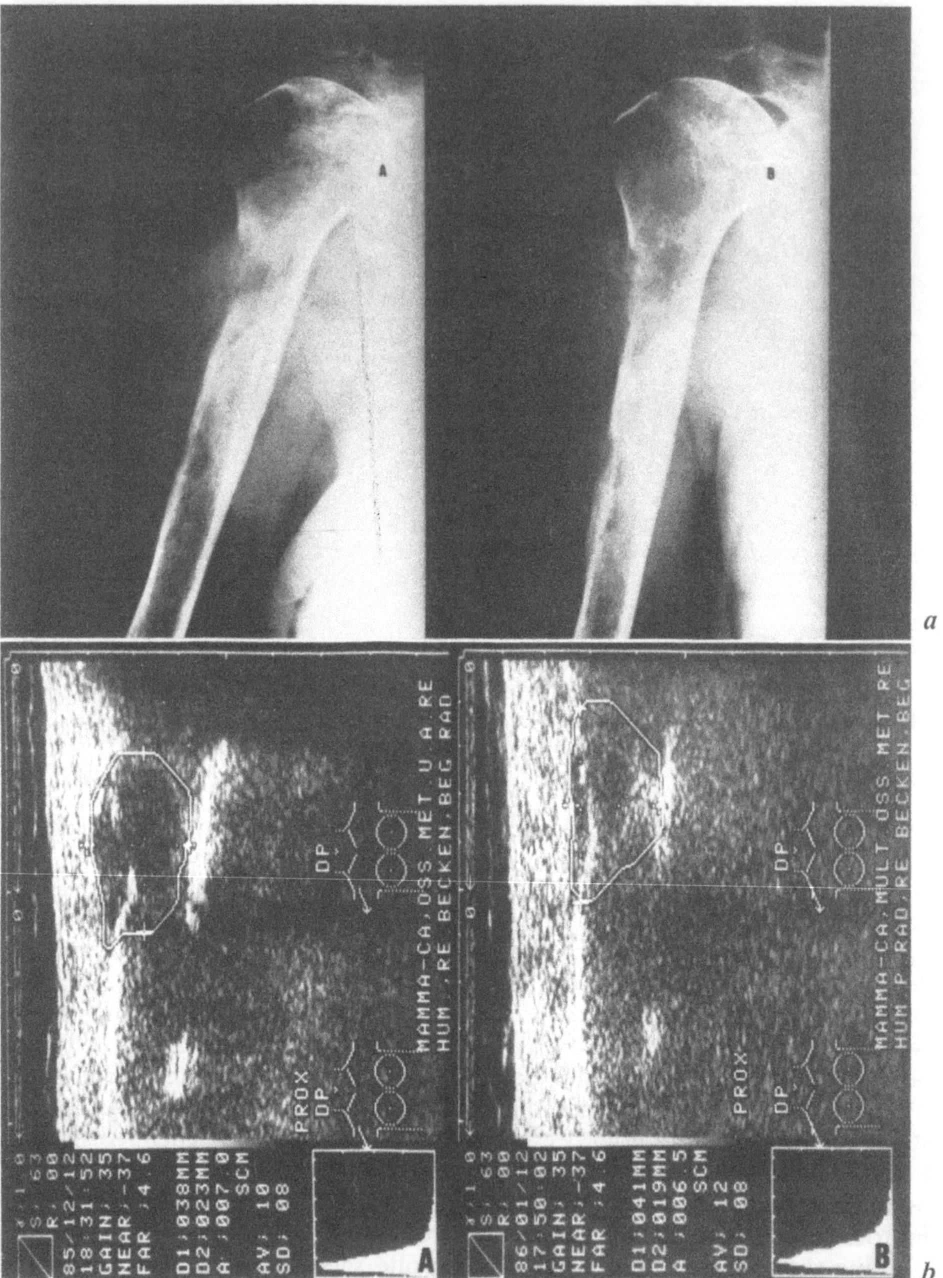

Abb. 3. Ossär metastasierendes Mammakarzinom. Re. Humerus *A* vor, *B* nach Strahlentherapie: **a** Röntgenaufnahmen, **b** Sonogramme mit deutlich erkennbarer Befundbesserung

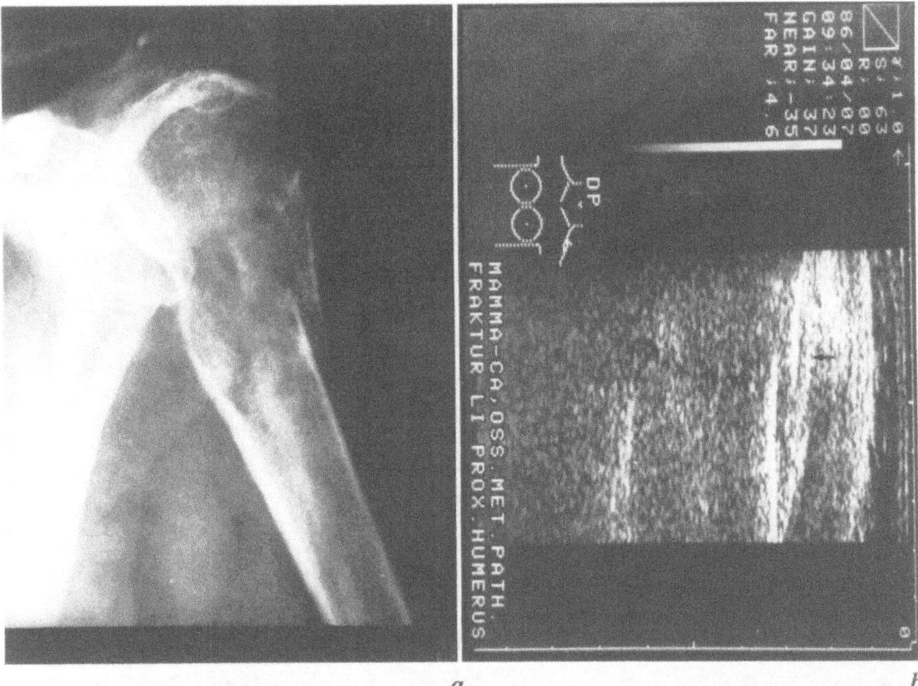

a   b

Abb. 4. Pathologische subkapitale Humerusfraktur bei metastasierendem Mammakarzinom:
a Röntgenaufnahme, **b** Sonogramm mit Darstellung des Periosts ohne größere Hämatomareale

Periosts (Abb. 4). Bei Gefäßbeteiligung wird das Ausmaß der sich ergebenden Hämatome sichtbar.

Oft lassen sich auch Frakturspalt und gebildeter Kallus mit Hinweisen auf den Heilungsverlauf sowie eine eventuelle kortikale Durchbauung vorteilhaft beurteilen. Ein gravierender Nachteil besteht allerdings darin, daß die Sonographie kein berührungsfreies Verfahren darstellt. Bei Gips und Verbänden stößt man oft schnell an methodische Grenzen.

Deutlich wird jedoch die Überlegenheit der Sonographie gegenüber der konventionellen Röntgendiagnostik, aber auch der Computertomographie bei ausgedehnter osteosynthetischer Versorgung und großen Metallimplantaten. Zwar zeigte die CT bei einer Patientin mit rezidivierendem Chordom einen Herd in der linken Glutealregion. Den zweiten paralumbal gelegenen Befund ließ es infolge Artefaktbildung bestenfalls erahnen. Richtungweisend für die therapeutische Entscheidung war der eindeutige sonographische Befund (Abb. 5).

Anhand dieser Beispiele wird ersichtlich, daß die Sonographie in der Diagnostik von Weichteil-, ganz besonders aber auch der Knochentumoren nicht nur lediglich eine weitere zusätzliche Methode l'art pour l'art darstellt. Sie ist beliebig wiederholbar, nicht invasiv, wenig belastend, ohne Kontrastmittelrisiko und Strahlenbelastung bei hervorragender Kosten-Nutzen-Relation.

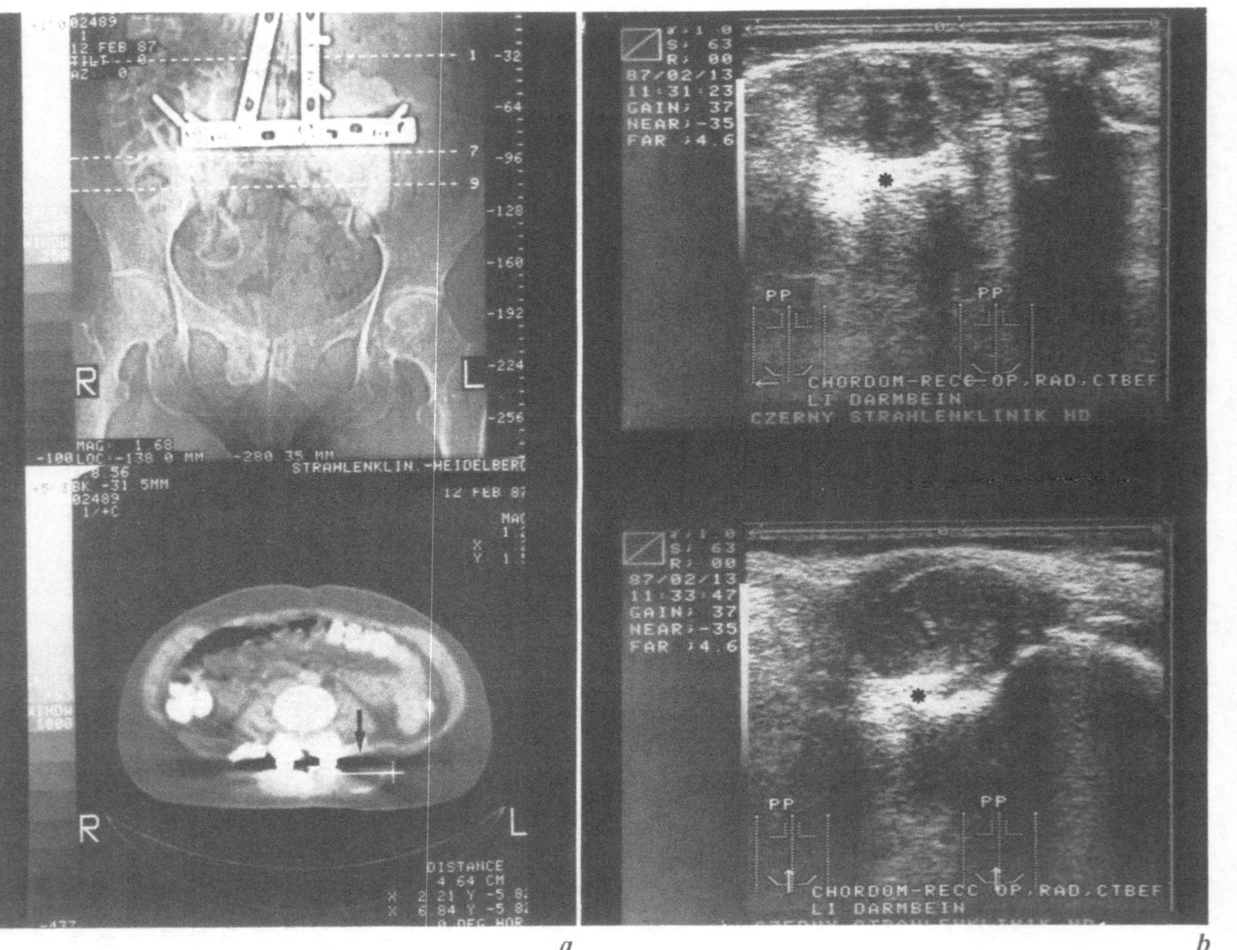

Abb. 5. Rezidivierendes Chordom. Befund links paralumbal: **a** Infolge Metallimplantaten nur sehr mangelhafte Erkennbarkeit in der CT ↓, **b** Sonogramm: Rezidivtumor eindeutig abgrenzbar*

Die ausgezeichnete Gewebsdifferenzierung bedeutet eine effektive Bereicherung der Palette der bildgebenden Verfahren für breite Indikationsgebiete, setzt allerdings auch eine Standardisierung der Untersuchungsbedingungen und ein hohes Maß an Erfahrung voraus. Die dynamische Komponente erschließt neue Dimensionen.

Literatur

Graf R (1983) Die sonographische Beurteilung der Hüftdysplasie mit Hilfe der „Erkerdiagnostik". Z Orthop 121: 693–702

Hovy L, Maronna U (1987) Die Sonographie in der Diagnostik und Nachsorge von Tumoren des Stütz- und Bindegewebes. In: Henche HR, Heyl W (Hrsg) Sonographie in der Orthopädie und Sportmedizin. Medizinisch-Literarische Verlagsgesellschaft, Uelzen, S 17–23

Mende U, Rieden K, Braun A, Weischedel U, zum Winkel K (1986) Die Real-time-Sonographie. Ein wichtiges bildgebendes Verfahren bei Diagnostik und Therapieplanung von Skelettmetastasen. Fortschr Röntgenstr 145: 373–378

Peters PE, Friedmann G, Beyer D (1983) Ultraschalldiagnostik peripherer Weichteiltumoren. In: Otto RC, Jann FX (Hrsg) Ultraschalldiagnostik 82. G Thieme, Stuttgart New York, S 351–353

Korrespondenz: Dr. U Mende, Zentrum Radiologie der Universitäts-Strahlenklinik, Voss-Straße 3, D-6900 Heidelberg, Bundesrepublik Deutschland.

Die sonographische Verlaufskontrolle bei der Extremitätenverlängerung nach Ilisarov

J. Correll

Orthopädische Klinik und Rehabilitationszentrum für Kinder und Jugendliche,
Aschau i. Chiemgau (Ärztlicher Leiter: Dr. J. Correll), Bundesrepublik Deutschland

Zusammenfassung

Bei der Verlängerung verkürzter Gliedmaßen nach Ilisarov entsteht durch die Verlängerung zwischen den Knochenfragmenten eine Lücke, die sich mit einem ossifizierenden Autoregenerat ausfüllt. Zur Vermeidung häufiger Röntgenkontrollen und damit einhergehender Strahlenbelastung des Patienten haben wir 80 Verlaufskontrollen der Verlängerungsstrecke durchgeführt. Diese ermöglichen es, ohne Schwierigkeiten die erreichte Verlängerungsstrecke in Korrelation zur Verlängerungszeit zu setzen. Außerdem ist die zunehmende Kalzifizierung des Autoregenerates genau zu beobachten. In gewissem Maße können auch Achsabweichungen, die klinisch noch nicht nachweisbar sind, festgestellt werden.

Schlüsselwörter: Extremitätenverlängerung, Sonographie, Autoregeneratbildung.

Bei der Verlängerung verkürzter oder/und deformierter Extremitäten mit der Methode nach Ilisarov entsteht im Verlängerungsspalt im Laufe der Distraktionszeit ein ossäres Autoregenerat. Die tägliche Distraktionsstrecke von ca. 1 mm ist zwar im wesentlichen standardisiert, sie muß sich jedoch an weiteren Gegebenheiten orientieren: subjektiver und objektiver klinischer Zustand der Extremitäten, Funktion der benachbarten Gelenke, trophische Störungen, Durchblutungsstörungen und nervöse Störungen. Eine tägliche größere Ver-

Tabelle 1. Anwendungsmöglichkeiten der Sonographie
bei der Extremitätenverlängerung

- Kontrolle der Distraktionsstrecke
- Kalzifizierung des Autoregenerates
- Orientierung über den Zustand des Autoregenerates
- Achsenabweichungen

längerungsstrecke als 1 mm wird diskutiert und kann auch in Einzelfällen durchgeführt werden.

Das Autoregenerat zeigt während der Distraktionszeit typische Veränderungen. Aus diesen kann röntgenologisch die Qualität des Autoregenerates beurteilt werden. Auch hieran muß sich die tägliche Distraktionsstrecke orien-

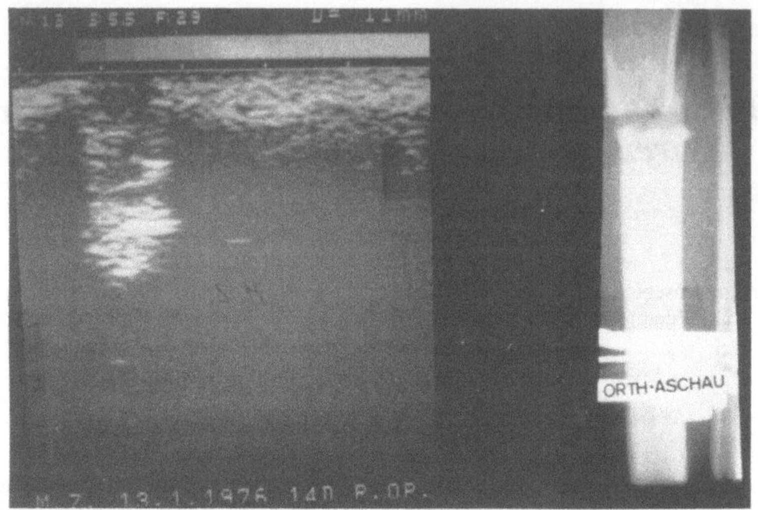

Abb. 1. Pat. M. Z., 11 Jahre: Sonographie 14 Tage postoperativ, Röntgenbild 10 Tage postoperativ: Es läßt sich deutlich die Distraktionsstrecke sonographisch darstellen (markiert durch Kreuzchen). Röntgenologisch ist noch kein Autoregenerat eindeutig nachweisbar

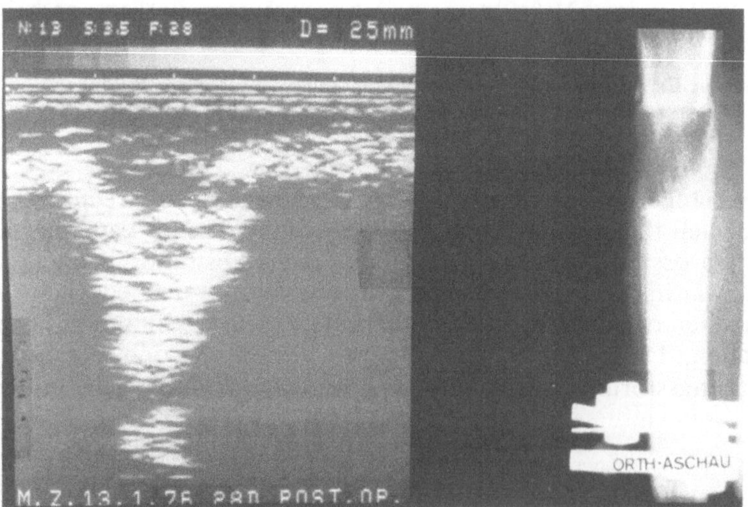

Abb. 2. Pat. M. Z., 11 Jahre: Sonographie wie Röntgen 4 Wochen postoperativ: Sowohl im sonographischen Bild wie auch röntgenologisch läßt sich eine deutliche Autoregeneratbildung darstellen. Die deutliche Schrägstellung der von den beiden Markierungskreuzchen zum unteren Bildrand verlaufenden Echozonen weist auf eine kräftige Autoregeneratbildung hin. Die Distraktionsstrecke beträgt 25 mm

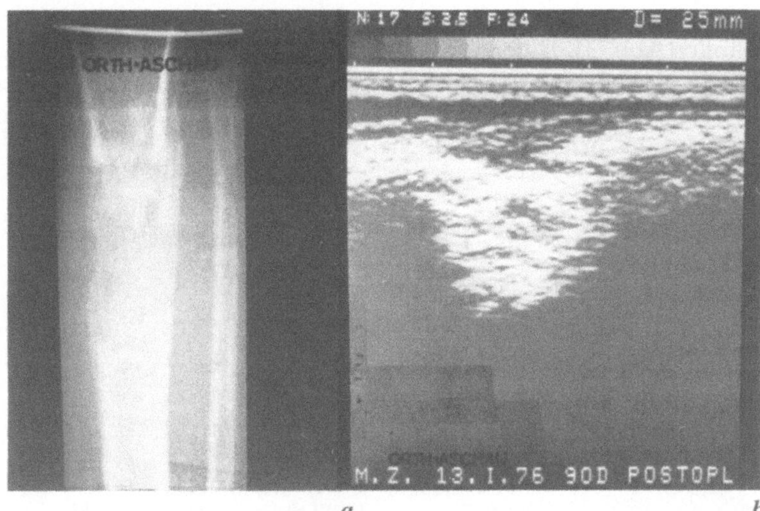

Abb. 3. Pat. M. Z., 11 Jahre: 90 Tage postoperativ: **a** Röntgenologisch zeigt sich eine zunehmende Konsolidierung des Autoregenerates nach erreichter Verlängerungsstrecke von 5,5 cm. Das Autoregenerat ist zeitgerecht kalzifiziert. **b** Die sonographisch noch nachweisbare Verlängerungsstrecke beträgt nur 2,5 cm. Dies erklärt sich aus der Minderdarstellbarkeit der stark ossifizierten fragmentnahen Areale des Autoregenerates. In dessen mittleren Anteil ist die Kalzifizierung noch deutlich schlechter. Es bahnt sich bereits eine röntgenologisch noch nicht ausreichend sichtbare, jedoch sonographisch nachweisbare Kortikalisierung an

tieren. Achsendeviationen der Fragmente, die sich am Unterschenkel typischerweise im Sinne einer Antekurvation und Valgität, am Oberschenkel im Sinne einer Varusfehlstellung ausbilden, können rechtzeitig erkannt und korrigiert werden.

Anhand von 80 sonographischen Untersuchungen bei Unterschenkelverlängerungen haben wir festgestellt, daß sich typische Merkmale des Autoregenerates darstellen lassen. Wir finden anfänglich eine im wesentlichen zur tatsächlichen Distraktion korrelierende sonographisch nachweisbare Distanz (Abb. 1). Im Bereich der Fragmentenden wird im Laufe der Zeit die Ossifizierung stärker als in der Mitte der Distraktionsstrecke. Hierdurch ergibt sich ein typisches sonographisches Bild der „normalen Autoregeneratbildung" (Abb. 2). Bleibt über eine längere Zeit ein echofreier Bereich in der Mitte des Distraktionsabschnittes, so ist die Autoregeneratbildung nicht ausreichend. Die tägliche Distraktionsstrecke muß dann unabhängig vom klinischen Befund eventuell verringert werden. Die sich anbahnende Konsolidierung des Autoregenerates läßt sich ebenfalls sonographisch nachweisen. Der taillierte Bereich

Tabelle 2. Nachteile der sonographischen gegenüber der radiologischen Kontrolle

- Erschwerte Positionierung des Schallkopfes bei sehr kurzer Extremität (entfällt beim monolateralen Fixateur)
- Darstellbarkeit der Distraktionsstrecke, abhängig von der Länge des Schallkopfes
- Erschwerte Ausmessung von Achsenabweichungen in Grad
- Festigkeit des Autoregenerates nur schwer beurteilbar

wird immer kleiner, und in der Folge kommt es zu einem nahezu homogenen
Ultraschallbild (Abb. 3). Eine weitere Distraktion ist jedoch meistens noch so
lange möglich, bis sich eine randständige Kortikalisierung anbahnt. Diese läßt
sich dadurch nachweisen, daß das sonographische Bild des Autoregenerates
zunehmend dem des originären Knochens ähnelt.

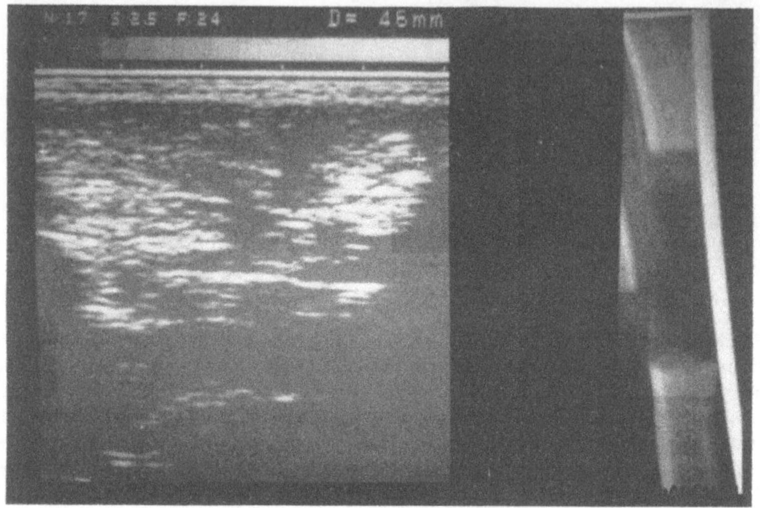

Abb. 4. Pat. S. Ch., 14 Jahre: Grenzen der Sonographie: Die Distraktionsstrecke beträgt 46 mm.
Die Konstruktion des Schallkopfes läßt keine sichere weitere Messung der Distanz zu

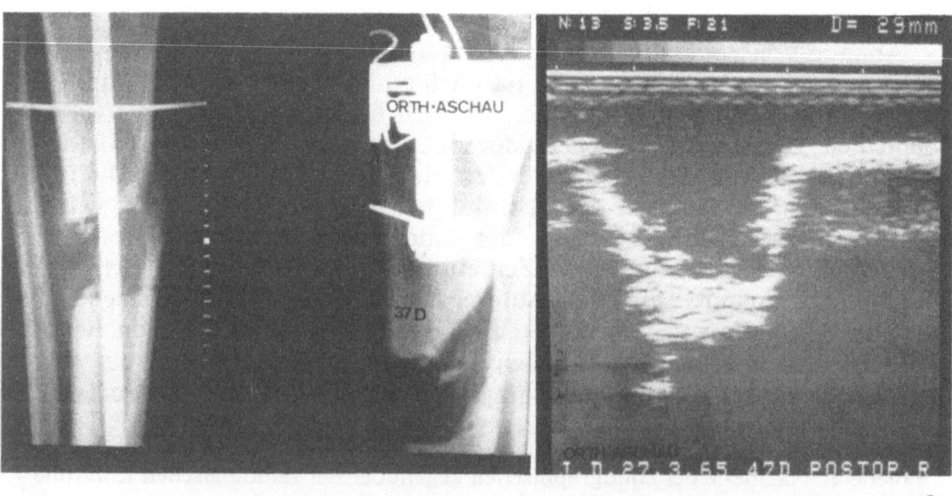

a   b

Abb. 5. Pat. J. D., 22 Jahre: **a** Röntgenologisch läßt sich nach 37 Tagen postoperativ eine gute
Autoregeneratbildung darstellen, diskrete Achsenfehlstellung der Fragmente. **b** Sonographisch
findet sich nach 47 Tagen postoperativ eine Verlängerungsstrecke von 29 mm. Der Vergleich der
Kortikalis am linken und rechten Bildrand zeigt ebenfalls eine diskrete Achsenabweichung

Eine Limitierung dieser Methode zeigt sich in verschiedenen Fällen: Die besondere Konstruktion des Ringfixateurs läßt bei sehr kleinen Extremitäten anfänglich aufgrund der technischen Voraussetzungen ein Einbringen des Schallkopfes nicht ausreichend sicher zu. Bei größeren Distraktionsstrecken als 5 cm reicht der von uns verwendete Schallkopf nicht mehr aus (Abb. 4). Die Anfertigung von „gekoppelten" Bildern hat sich bei uns nicht bewährt. Eine exakte graduelle Ausmessung einer beginnenden Achsenabweichung läßt sich mit der sonographischen Kontrolle nicht ausreichend sicher feststellen (Abb. 5). Der Verlauf einer Achsenkorrektur läßt sich jedoch hinreichend sicher sonographisch während der Korrekturzeit nachweisen. Eine objektivierbare Aussage über die Festigkeit des Autoregenerates hinsichtlich einer möglichen Belastungsfähigkeit ist uns bisher sonographisch noch nicht gelungen.

Bei der Verwendung eines monolateralen Fixateurs entfällt konstruktionsbedingt ein Gutteil der technischen Schwierigkeiten bei der sonographischen Verlaufskontrolle.

Literatur

Hinkefuß AK (1974) Possibilities of ultrasonic diagnosis in fracture therapy. Beitr Orthop Traumatol 21: 646

Korrespondenz: Dr. J. Correll, Leitender Arzt der Orthopädischen Klinik mit Rehabilitationszentrum für Kinder und Jugendliche, Bernauer Straße 18, D-8213 Aschau i. Chiemgau, Bundesrepublik Deutschland.

Erfahrungen und Ergebnisse mit dem sonographischen Hüftscreening von 555 Neugeborenen

Th. Sellier und *B. Mutschler*

Orthopädische Universitätsklinik und Poliklinik, Homburg/Saar, Bundesrepublik Deutschland

Zusammenfassung

Berichtet wird über ein systematisches orthopädisches Neugeborenenscreening, wie es seit 1985 an der Orthopädischen Universitätsklinik Homburg/Saar routinemäßig unter Einbeziehung der Hüftsonographie durchgeführt wird. Die Hüftsonographie erlaubt hierbei die frühzeitige Erfassung dysplastischer Hüftgelenke, sodaß eine „Frühestbehandlung" möglich ist. Die Behandlungsergebnisse werden in Abhängigkeit von sonographischem Ausgangsbefund und Behandlungsbeginn dargestellt.

Schlüsselwörter: Hüftsonographie, Neugeborenenscreening, Hüftdysplasiefrühdiagnose, Hüftdysplasiefrühbehandlung.

Einleitung

Eine bundesweite Sammelstatistik der stationären Behandlungsfälle kindlicher Hüftdysplasie und -luxation im Kalenderjahr 1983 (Katthagen et al., 1986) ergab, daß wir in der BRD 1983 über 1.500 stationäre Behandlungsfälle hatten.

Es handelt sich hierbei ausschließlich um Kinder, die einer verspäteten Behandlung einer nicht frühzeitig erkannten Hüftdysplasie unterzogen werden mußten. Auch diese statistische Auswertung bestätigt wiederum die seit langem bestehende orthopädische Forderung, bereits frühzeitig nach der Geburt mittels eines sicheren bildgebenden Verfahrens das häufigste angeborene Skelettleiden, die Hüftdysplasie, zu erkennen.

In diesem Sinne fordert Graf in seinem Kompendium „Sonographie der Säuglingshüfte": „Um das Netz um Hüftreifungsstörungen enger als bisher zu ziehen, wäre es zweifellos das günstigste, ein allgemeines Neugeborenenscreening einzuführen" (Graf, 1985).

Material und Methode

Seit dem 5. September 1985 führen wir an der geburtshilflichen Abteilung der gynäkologischen Universitätsklinik in Homburg/Saar ein systematisches orthopädisches Screening, einschließlich der Hüftsonographie, durch. Anamnestische Daten über familiäre Dysplasiebelastungen, Schwangerschaftsverlauf etc. werden über einen von den Eltern auszufüllenden Fragebogen erfaßt.

Bei den Neugeborenen wird ein detaillierter orthopädischer Status erhoben und die hüftsonographische Untersuchung in der von Graf angegebenen Methode durchgeführt. Die hierbei erhobenen Befunde werden nach allgemeingültigem Standard zweifach dokumentiert (Multiformatkamera) und ausgemessen.

Im Beobachtungszeitraum eines Jahres wurden 743 Kinder (379 Jungen und 364 Mädchen) geboren. 188 Kinder (25,3 %) wurden frühzeitig aus der Geburtsklinik verlegt, so daß wir im Rahmen des orthopädisch-sonographischen Hüftscreenings 555 Neugeborene (74,7 %) untersuchen konnten (Tabelle 1).

Tabelle 1. Neugeborenenscreening – Erfassungsdaten
(vom 5. 9. 1985 bis 4. 9. 1986)

	♂	♀	Summe
Geburten (total)	379	364	743 (100 %)
Screening	283	272	**555 (74,7 %)**

Ergebnisse

Bei der kritischen Auswertung der 1.100 Hüftsonogramme mußten 22 Befunde ausgesondert werden, da hier eine eindeutige Typenzuordnung nicht möglich war. Die Differenzierung der verbleibenden 1.088 Gelenke (Tabelle 2) ergab 740 ausgereifte Hüften entsprechend Typ I (68,1 %), wobei lediglich ein geringer Anteil von 55 Befunden (5,0 %) Typ Ia entsprach. 320 Hüftgelenke (29,4 %)

Tabelle 2. Neugeborenenscreening – Typendifferenzierung

Typ	♂	♀	Summe		
I a	35	20	55	} **740 (68,1 %)**	(5,0 %)
I b	399	286	685		(63,1 %)
II a	112	208	**320**		(29,4 %)
II g	2	6	**8**		(0,7 %)
D	8	12	**20**		(1,8 %)
Summe			**1.088**		(100 %)

Tabelle 3. Neugeborenenscreening – Typenverteilung

Typ-Kombination	♂	♀	Summe		
I / I	176	122	**298**		(54,7 %)
I / II a	62	64	126	**223 (41,0 %)**	(23,2 %)
II a / II a	25	72	97		(17,8 %)
II g / I	2	4	6	**23 (4,3 %)**	(1,1 %)
II g (D) / II a	4	8	12		(2,2 %)
II g (D) / II g (D)	2	3	5		(1,0 %)
Summe			544		(100 %)

waren zum Zeitpunkt der Geburt unreif. Typ IIg fanden wir an 8 und Typ D an 20 Hüftgelenken (0,7 % bzw. 1,8 %).

Die statistische Aufarbeitung im Hinblick auf die Kombination verschiedener Hüfttypen (Tabelle 3) ergibt, daß lediglich bei 298 Kindern (54,7 %) bereits zum Geburtszeitpunkt beidseits ein gesundes ausgereiftes Hüftgelenk entsprechend Typ I festgestellt werden konnte. Bei 223 Kindern (42,0 %) fanden wir einseitig bzw. zweiseitig unreife Hüftgelenke. Hervorzuheben ist, daß Mädchen wesentlich häufiger als Jungen beidseits unreife Hüftgelenke haben. Bei 23 Kindern (4,3 %) fanden wir zum Geburtszeitpunkt ausgesprochen pathologische Hüftbefunde entsprechend Typ IIg und Typ D. Eine Hüftdezentrierung (Typ III oder IV) konnten wir im Beobachtungszeitraum in keinem Fall nachweisen.

Verlaufsbeobachtungen

Den Grafschen Satz „Typ I bleibt Typ I" konnten wir bei unserer Untersuchung bestätigen. In keinem Fall war die Verschlechterung eines Typ-I-Befundes zu Typ IIa oder gar Typ IIb zu verzeichnen (Abb. 1). Bei den Kindern mit einseitig

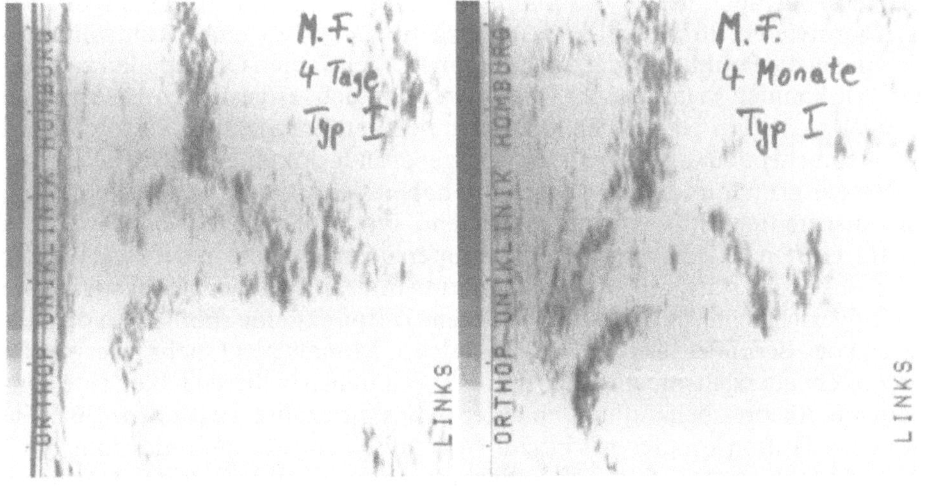

Abb. 1. Typ I bleibt Typ I

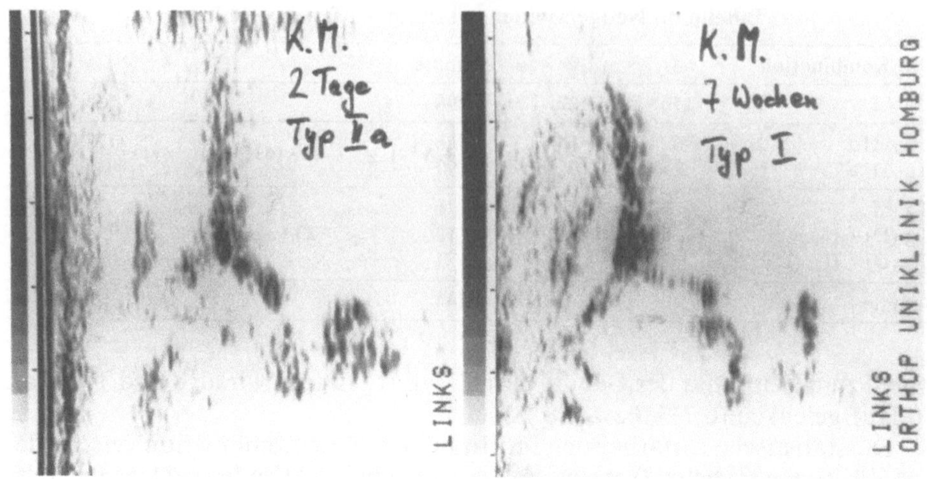

Abb. 2. Typ IIa, spontane Befundnormalisierung

Tabelle 4. Typ IIa − Verlaufsbeobachtungen; N = 215 (100 %)

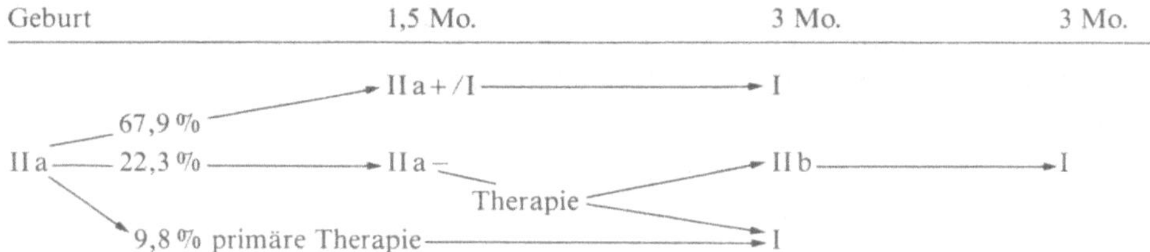

oder zweiseitig erhobenem Typ-IIa-Befund (unreife Hüfte) haben wir die Mütter angehalten, die Babys „breit zu wickeln". Wir sehen dies allerdings nicht als definierte therapeutische Maßnahme an, konnten hierdurch die Eltern aber dazu motivieren, ihre Kinder tatsächlich nochmals zu einer Kontrolluntersuchung in die Poliklinik oder auch zum niedergelassenen Orthopäden zu bringen. Wir konnten so immerhin von den ursprünglich festgestellten 320 unreifen Hüftgelenken (Typ IIa) 215 Fälle in ihrer weiteren Entwicklung verfolgen und die entsprechenden sonographischen Folgebefunde dokumentieren (Tabelle 4). 67,9 % der primär unreifen Hüftgelenke haben sich spontan ohne Behandlung zum ausgereiften Hüftgelenk entsprechend Typ I entwickelt (Abb. 2). 22,3 % der IIa-Hüften zeigten bei der Kontrolluntersuchung − die in der Regel in der 6. Lebenswoche stattfand − eine Stagnation ihrer Entwicklung oder sogar eine Befundverschlechterung, so daß zu diesem Zeitpunkt eine spontane Normalisierung des Befundes bis zum Abschluß des 3. Monats nicht mehr zu erwarten war („nicht altersentsprechende Unreife"). Wir haben in diesen Fällen eine konsequente Abspreizbehandlung mit der Aktivspreizhose begonnen. 36 Fälle dieser IIa-Hüften konnten wir bis zur Normalisierung des Befundes zum Typ I beobachten. Immerhin 50 % (18 Fälle) hatten sich bis zum Ende des 3. Lebensmonats zum Typ I normalisiert, weitere 13 (36,1 %) reiften bis zum 4,5. Lebens-

Tabelle 5. Typ IIa – Behandlungsverlauf
(Behandlungsbeginn 6. Lebenswoche)

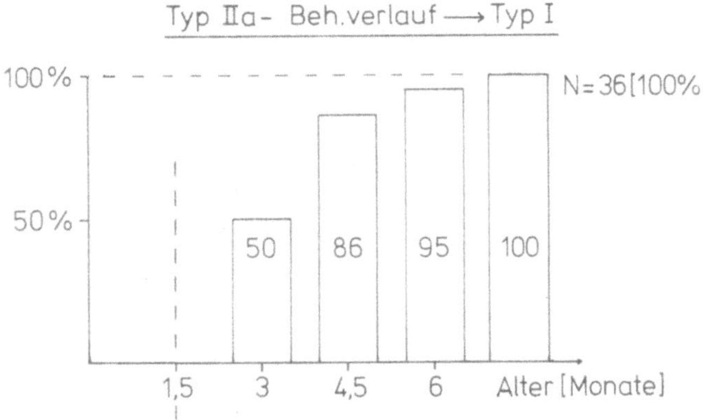

monat zum Typ I. Lediglich in drei Verlaufsfällen war die Reifung zum Normalbefund erst mit dem 6. Lebensmonat abgeschlossen. In zwei Fällen konnte erst später Typ I erreicht werden, es handelte sich hierbei jedoch um Kinder, die erst verspätet zur Kontrolluntersuchung gekommen sind und daher die Behandlung erst zu einem späteren Zeitpunkt einsetzen konnte (Tabelle 5). 21 Typ-IIa-Hüften wurden bereits von Geburt an behandelt, da entweder kontralateral ein pathologischer Befund entsprechend Typ IIg oder Typ D festgestellt worden war oder der primär erhobene sonographische Befund grenzwertig nahe am Gefährdungsbereich lag. Diese Gelenke haben sich sehr rasch allesamt bis zum 3. Lebensmonat zu Typ I normalisiert.

Schließlich fanden wir 21 primär dysplastische Hüftgelenke (Typ IIg und Typ D), die wir in ihrer Besserungstendenz bei Spreizhosenbehandlung bis zur Normalisierung zu Typ I beobachten konnten (Abb. 3, Tabelle 6). Wir haben

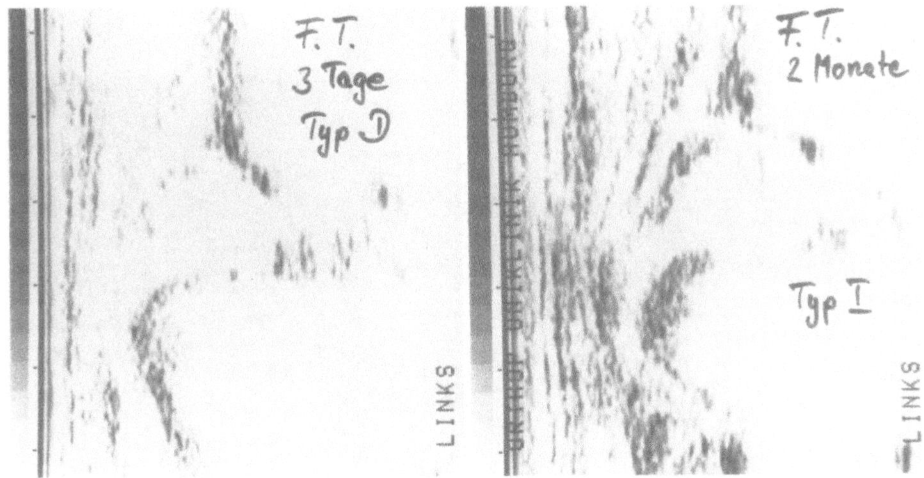

Abb. 3. Typ D, Frühestbehandlung mit Neugeborenenspreizhose

Tabelle 6. Typ IIg/Typ D, Behandlungsverlauf
(Behandlungsbeginn - Geburt)

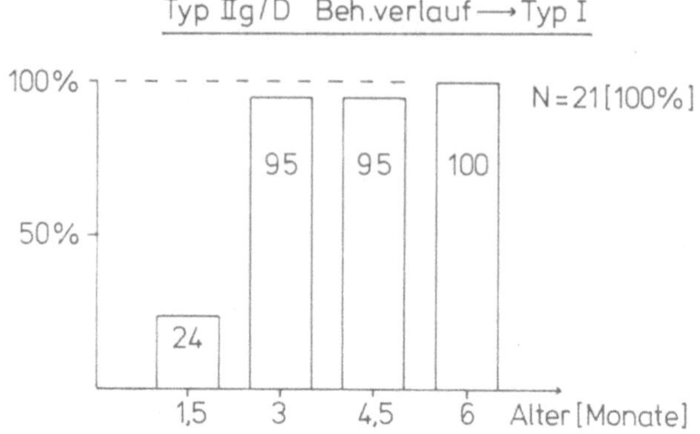

diesen sehr kleinen Babys speziell für die Neugeborenenbehandlung entwickelte Spreizhosen angepaßt (Neugeborenenspreizhose 85 nach Mittelmeier). Die Gelenke haben sich ausnahmslos fast rasant in ihrer Qualität gebessert. In 20 Fällen (95,3 %) stellten wir bereits bis zum Abschluß des 3. Monats Hüfttyp I fest. Nur einmal dauerte die Normalisierung des Hüftbefundes fünf Monate. In einem Fall beobachteten wir anfänglich die Verschlechterung einer IIg-Hüfte zu IIIa innerhalb der ersten Lebenswochen. Nachweislich ist hier jedoch die anfänglich verordnete Spreizhose nicht getragen worden. Die weitere Entwicklung des Gelenkes ist uns nicht bekannt, da eine Wiedervorstellung zu einem späteren Zeitpunkt nicht mehr erfolgte. Schließlich konnten wir bei drei IIg-Hüften, die primär nicht als solche erkannt worden sind und daher auch nicht von Geburt an behandelt wurden, eine spontane Befundnormalisierung zu Hüfttyp I innerhalb der ersten drei Monate feststellen (Abb. 4).

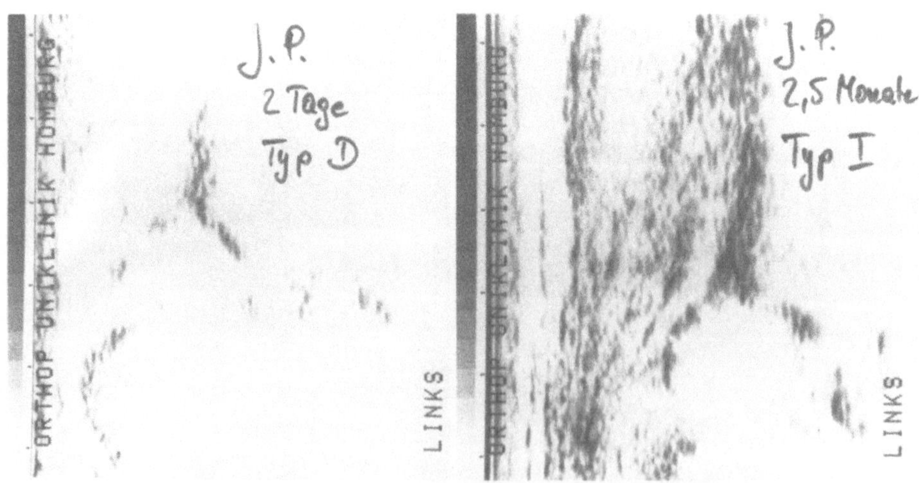

Abb. 4. Typ D, Befundnormalisierung ohne Behandlung

Die Behandlung der primär pathologischen Hüften (Typ IIg und Typ D) sowie der primär unreifen Hüftgelenke, die aber spontan keine Normalisierungstendenz aufwiesen, wurde über den Zeitpunkt der sonographischen Befundnormalisierung (Normalisierung zu Typ I) hinaus fortgeführt. Wir haben hier einen Sicherheitsbereich bis zu einem Alphawinkel von etwa 64 Grad festgelegt. Die Spreizhosenbehandlungen dauerten demnach bei den primär pathologischen Hüftgelenken im Durchschnitt 3,4 Monate und bei den primär unreifen und sekundär behandlungsbedürftigen Hüftgelenken durchschnittlich 2,9 Monate.

Schlußfolgerungen

1. Bei dem sonographischen Hüftscreening von Neugeborenen sind bei etwa 55 % der Kinder beidseits voll ausgereifte Hüftgelenke (Typ I) zu finden, die keine Befundverschlechterungen erwarten lassen und auch nie behandlungsbedürftig werden.
2. In den Pool der „unreifen Hüftgelenke" gehören immerhin 41 % der Neugeborenen. Eine spontane Befundnormalisierung ist in etwa 70 % dieser Fälle zu erwarten. Um die übrigen 30 %, die sich nicht spontan zu Typ I entwickeln können, also dysplastisch sind, frühzeitig einer adäquaten Behandlung zuzuführen, ist eine rechtzeitige sonographische Befundkontrolle in der 6. Lebenswoche unbedingt erforderlich. Eine rasche Befundnormalisierung ist bei dann noch rechtzeitig einsetzender Therapie zu erwarten.
3. Nur etwa 4 % der Kinder zeigen bei der Geburt nach der Grafschen Klassifikation pathologische Hüftbefunde (Typ IIg, Typ D). Bei sofortigem Therapiebeginn (Frühbehandlung) ist eine rasche Befundnormalisierung noch innerhalb des 1. Trimenons zu erwarten.
4. Das untersuchte Kollektiv (1.088 Hüftgelenke) enthielt keine dezentrierten Hüftgelenke (Typ III oder Typ IV).

Literatur

Katthagen BD, Mittelmeier H, Becker D (1986) Häufigkeit und stationärer Behandlungsbeginn veralteter Luxationshüften in der BRD. Orthopädische Praxis. 22: 887–888
Graf R (1985) Sonographie der Säuglingshüfte (unter Mitarbeit von P. Schuler). Enke (Bücherei des Orthopäden, Bd 43)

Korrespondenz: Dr. Th. Sellier, Orthopädische Klinik und Poliklinik, Klinikum der Johannes-Gutenberg-Universität, Langenbeckstraße 1, D-6500 Mainz, Bundesrepublik Deutschland.

Ist die Hüftsonographie als Screening zur Früherkennung von Hüftdysplasien im peripheren Krankenhaus durchführbar?

W. Oberthaler, W. Heinzle und *E. Cziudaj*

Orthopädische Abteilung (Vorstand: Prim. Dr. G. Müller), Landeskrankenhaus Feldkirch

Zusammenfassung

Seit 1985 wird am Landeskrankenhaus Feldkirch von Ärzten der orthopädischen Abteilung ein Hüftgelenksscreening bei Neugeborenen innerhalb der ersten 5 Lebenstage durchgeführt. Durch Ausnützung und Adaptation der bereits im Hause vorhandenen Geräte konnte die Untersuchungsmöglichkeit auch mit wenig Geldmitteln realisiert werden. Trotz anfänglicher Schwierigkeiten wurden im ersten Jahr 2.040 Hüftgelenke und von Januar bis Mai 1987 weitere 846 Hüftgelenke untersucht. 4 % der untersuchten Hüften zeigten klinisch Auffälligkeiten. 1 % davon war sonographisch in Typ I, die restlichen 3 % in Typ II bis IV einzustufen. Das bedeutet, daß 30 – 40 % der klinisch unauffälligen Hüftgelenke sonographisch einen kontrollwürdigen Befund darstellten, wobei etwa 3 % des Gesamtkollektivs behandelt werden mußten. Unsere Erfahrungen haben uns ermutigt, die Untersuchungen weiterzuführen. Es zeigt sich auch, daß die Sonographie der Hüftgelenke als Screening und Kontrolle mit wenig finanziellem Aufwand, wenn auch mit vergrößertem persönlichen Einsatz der Ärzte, im peripheren Krankenhaus durchführbar ist.

Schlüsselwörter: Hüftsonographie, Screening von Hüften Neugeborener, Sonographiegeräte.

Einleitung

Nach dem Besuch eines Ausbildungskurses für Sonographie am Landessonderkrankenhaus Stolzalpe bei Graf haben wir uns entschlossen, die Hüftsonographie nicht nur als Erweiterung der Kleinkinderuntersuchung, sondern auch als Screening an allen im LKH Feldkirch geborenen Kindern innerhalb der ersten 5 Lebenstage durchzuführen. Auslösend dafür war die Tatsache, daß in mehreren Arbeiten darauf hingewiesen wurde, daß mittels der Hüftsonographie klinisch nicht faßbare Hüftdysplasien und Luxationen unmittelbar nach der Geburt erkannt werden können. Durch die somit sofortige Behandlungsmöglichkeit wird die Behandlung schneller erfolgen können und somit insgesamt auch weniger Zeit in Anspruch nehmen, als wenn erst Monate später begonnen wird.

Material und Methode

Da uns aufgrund der hohen Anschaffungskosten vorerst kein eigenes Ultraschallgerät zur Verfügung stand, haben wir den an der geburtshilflichen Abteilung bereits vorhandenen Linear-Scanner Hitachi EUB 26 verwendet. Nach Ankauf eines zusätzlichen, einfach umschaltbaren 5-MHz-Schallkopfes konnten die Kinder schnell von dem unmittelbar benachbarten Neugeborenenzimmer zur Untersuchung gebracht werden. Die Untersuchungszeit wurde einerseits wegen der starken Benützungsfrequenz des Gerätes durch die Gynäkologen, andererseits wegen des an dieser Abteilung praktizierten „rooming in" auf den späteren Nachmittag verlegt. Auf besonderen Wunsch kann die Mutter an der Untersuchung teilnehmen. Als Hilfspersonen haben sich ein Kollege und eine Schwester zur Betreuung des Säuglings bewährt.

Zur Dokumentation haben wir zu Beginn mit einer Kleinbildkamera den Bildschirm fotografiert und parallel dazu mit einem Videoprinter Mitsubishi PS 50 das Bild dokumentiert. Das ursprünglich verwendete Printerpapier, das relativ rasch verbleicht und keinen sehr guten Kontrast ergibt, wurde inzwischen durch die ebenfalls verwendbare Kunststoffolie KS 60 ersetzt. Damit gewinnen die Bilder deutlich an Qualität und Lebensdauer. Von jedem Hüftgelenk werden zwei Aufnahmen rückwärts auf das Dokumentationsblatt nach Graf aufgeklebt. Diese Dokumentationsbögen werden alphabetisch abgelegt. Zusätzlich wurde jede Ultraschalluntersuchung fortlaufend numeriert und in ein Verzeichnis eingetragen, so daß der Überblick einfach ist.

Ergebnisse

Nach dem Bau eines Untersuchungswagens, der aus Platzgründen leider immer zum Gerät transportiert werden muß, wurde das Screening im Herbst 1985 offiziell begonnen. Auf dem Untersuchungswagen wurde die Haltevorrichtung plaziert, im Fach darunter Bedienungselemente und Windeln. Die Höhe wurde so gewählt, daß der Untersucher bequem davor stehen kann. Die Untersuchungseinrichtung an sich funktionierte von Anfang an gut. Es gab allerdings zeitliche Probleme, da der Untersuchungsraum zu den von uns gewünschten Zeiten nicht immer zur Verfügung stand. Somit mußte das Screening von Neugeborenen oft außerhalb der Dienstzeit, manchmal am Abend oder am Wochenende, erfolgen. Bis Ende 1986 hatten wir 1.020 Neugeborene innerhalb der ersten 5 Lebenstage untersucht, so daß 2.040 Hüftgelenke dokumentiert und ausgewertet werden konnten (Abb. 1). Von Januar bis Mai 1987 wurden weitere 423 Neugeborene (846 Hüftgelenke) untersucht (Abb. 2).

Von den im Jahre 1986 untersuchten Hüftgelenken waren 4 % klinisch auffällig. Die Verteilung zeigt Abb. 3. In diesem Zeitraum fanden sich immerhin 19 Hüftgelenke Typ I, die klinisch auffällig waren (Faltenasymmetrie, lockere Hüften, Knacksen oder ähnliches). Bei allen Gelenken normalisierte sich dieser auffällige Befund in den folgenden Monaten, ohne daß sich der sonographische Typ verschlechterte. Fast alle Typ-II- und Typ-III-Hüftgelenke wurden behan-

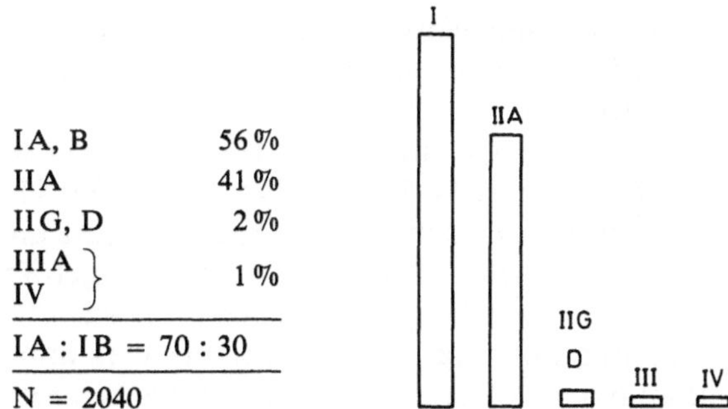

IA, B	56 %
IIA	41 %
IIG, D	2 %
IIIA IV	1 %

IA : IB = 70 : 30

N = 2040

Abb. 1. Aufgliederung der untersuchten Hüftgelenke 1986

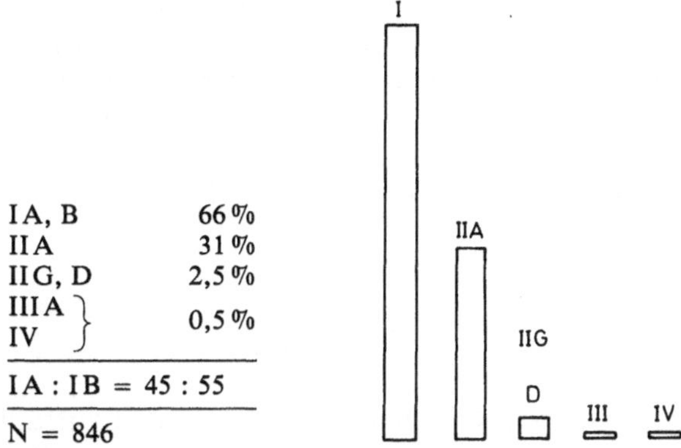

IA, B	66 %
IIA	31 %
IIG, D	2,5 %
IIIA IV	0,5 %

IA : IB = 45 : 55

N = 846

Abb. 2. Aufgliederung der untersuchten Hüftgelenke von Januar bis Mai 1987

Typ I	19	~ 1 % nur Kontrolle
Typ IIA	30	
Typ IIG, D	11	~ 3 % behandlungsbedürftig
Typ IIIA	6	
Typ IV	4	
75	~ 4 %	

Abb. 3. Klinisch auffällige Hüftgelenke 1986, N = 2040

delt und bis zur Normalisierung sonographisch kontrolliert, solange dies möglich war.

Anfänglich waren zwei bis drei, später vier Untersucher mit der Hüftsonographie befaßt. Aus zeitlichen und personellen Gründen konnten vor allem am Anfang nicht alle Hüftgelenke vom Typ IIA kontrolliert werden. Später konnte durch Empfehlung einer Kontrolle bei einem auswärtigen Untersucher und durch Vermehrung der Kontrollen bei uns dieser Mangel weitgehend behoben werden. Wie aus den Abb. 1 und 2 zu entnehmen ist, wurden in der ersten Zeit wesentlich mehr Typ-IIA-Hüftgelenke diagnostiziert als im darauffolgenden Jahr. Durch Unsicherheit der Untersucher dürften anfänglich die Winkel doch zu pessimistisch ausgemessen worden sein. Auch das Verhältnis Typ I A zu Typ I B wurde am Anfang sicher nicht ganz korrekt klassifiziert, da in diesem Fall oft nur nach der Blickdiagnose bewertet wurde. Im zweiten Jahr der Ultraschalluntersuchungen ist die Anzahl der Typ-II A-Hüftgelenke deutlich zurückgegangen, wobei sich auch das Verhältnis Typ I A zu Typ I B geändert hat.

Die erhobenen Befunde werden auf das Krankenblatt und bei der Entlassung aus dem Wochenbett auch im Mutter-Kind-Paß eingetragen, so daß nötige Kontrollen auch durch niedergelassene Kollegen ohne Rückfrage durchgeführt werden können. Während des stationären Aufenthaltes untersuchen Pädiater die Kinder unabhängig vom Orthopäden, so daß eine gewisse Kontrolle bei pathologischen Befunden klinischer Natur gegeben ist. Unter den untersuchten Hüftgelenken fanden sich dann auch tatsächlich klinisch auffällige Fälle bei normalem, altersgemäßem Sonogramm, wie oben erwähnt wurde. Röntgenuntersuchungen wurden zum Abschluß der Behandlung und bei den Kindern durchgeführt, die eine Extension und geschlossene Reposition der Hüftgelenke erhielten. Hier wurde gleichzeitig sonographisch untersucht. Offene Repositionen waren im angegebenen Zeitraum nicht nötig. Ein gewisser Engpaß in den Nachkontrollen konnte beseitigt werden, nachdem mehrere Orthopäden Sonographie in der Praxis begannen.

Diskussion

Von zwei niedergelassenen Kollegen wurden uns auch auffällige Sonographiebefunde mitgeteilt, die Kinder betrafen, die in unserem Screening miterfaßt worden waren. Es handelte sich um drei Hüftgelenke, die mit Typ I B eingestuft wurden. Zweimal wurde im Alter zwischen 3 und 5 Monaten Typ II B, einmal Typ III A diagnostiziert. Wir konnten in Anbetracht schlechter Bilder nicht 100 % ausschließen, daß es sich primär um einen Meßfehler gehandelt hat. Es ergibt sich aber die Frage, ob sich grenzwertige Typ-I-Hüftgelenke verschlechtern können. Um diese Hüftgelenke in Zukunft mitzuerfassen, werden auch grenzwertige Typ-I-Hüftgelenke mit ca. 2 Monaten kontrolliert. Bei normalen Hüftgelenken stellen wir es dem Nachbehandler frei, nochmals eine Sonographie durchzuführen. Hier sollte man sich nach Empfehlung von Graf an den Zeitraum 3 – 4 Monate halten.

Die aufgetretenen Probleme und anfänglichen Unsicherheiten konnten größtenteils überwunden werden (Tabelle 1). Da nun die Anschaffung eines eigenen Ultraschallgerätes mit guter Dokumentationsmöglichkeit bevorsteht, hoffen wir, das Screening noch einfacher, schneller, aber auch genauer durchführen zu können. Alle mit dem Screening befaßten Ärzte, aber auch Pädiater und Geburtshelfer sind nach den bisherigen Erfahrungen der Meinung, daß trotz der anfänglichen Schwierigkeiten das Screening weiter durchgeführt werden muß. Durch interdisziplinäre Zusammenarbeit und Ausnützung der technischen, bereits vorhandenen Möglichkeiten kann auch im peripheren Krankenhaus, wo oft wenig Geldmittel zur Verfügung stehen, die Sonographie der kindlichen Hüftgelenke Fuß fassen. Allerdings ist anfänglich größerer persönlicher Einsatz der damit befaßten Ärzte nötig.

Tabelle 1. Anfängliche Probleme der Hüftsonographie

Problem:	*Verbesserungsmöglichkeit:*
Zu lange Untersuchungszeit	Zwei Hilfspersonen für Dokumentation und Betreuung des Kindes
Zuwenig Platz im Untersuchungsraum	„Fahrbarer Sonographiewagen"
Information der weiterbehandelnden Ärzte	Stempel auf KG und MUKI-Paß
Schlechte Bilder des Videoprinters PS 50	Kunststoffolie statt Papier (KS 60), Kleinbildkamera
Übersichtliche Dokumentation	Alphabetische Dokumentationsablage, Verzeichnis nach fortlaufender Nummer und Untersuchungstag
Kein geeignetes Ultraschallgerät im Haus	Adaptation eines Linear-Scanners (meist auf Frauenabteilung) mit 5-MHz-Schallkopf

Literatur

Graf R (1986) Die Sonographie der Säuglingshüfte, 2. Aufl. Enke, Stuttgart

Graf R (1986) Kann die Hüftsonographie die an sie gestellten Anforderungen erfüllen? Ultraschall Klin Prax 1: 62–68

Graf R, Tschauner Ch, Schuler P (1986) Ist die Hüftsonographie notwendig, und unter welchen Voraussetzungen kann sie eingesetzt werden? Pädiat Prax 34: 129–139

Dorn U, Hattwich M (1987) Erste Erfahrungen mit der routinemäßig durchgeführten Hüftsonographie bei Neugeborenen. Wien Klin Wochenschr 99: 92–95

Korrespondenz: Dr. W. Oberthaler, Orthopädische Abteilung, Landeskrankenhaus, Carinagasse 47–49, A-6807 Feldkirch.

Diskrepanzen zwischen klinischem und sonographischem Befund der Säuglingshüftdiagnostik in Tirol

F. Schwaberger, A. Lechner und *M. Krismer*

Orthopädische Universitätsklinik, Innsbruck (Vorstand: Prof. Dr. R. Bauer)

Zusammenfassung

Die in den Jahren 1985 und 1986 an der Orthopädischen Universitätsklinik Innsbruck durchgeführten Hüftsonographien werden im Hinblick auf ihre Übereinstimmung mit den Zuweisungsdiagnosen und dem klinisch erhobenen Befund gegenübergestellt und einer Analyse unterzogen. Die Rahmenbedingungen dieser Studie werden aufgezeigt, und aus der Tatsache, daß knapp 12 % der untersuchten Kinder (10 % der Geburten in Tirol) sonographisch Dysplasien aufweisen, wird gefolgert, daß auch in Tirol ein Neugeborenen-Screening etabliert werden sollte. Weiters wird die Erfahrung anderer Untersucher bestätigt, daß Dysplasien leichteren Grades auch bei noch so subtiler Untersuchungstechnik nicht sicher diagnostiziert werden können.

Schlüsselwörter: Säuglingshüftsonographie in Tirol, Diskrepanz, Klinik, Sonographie, Zuweisungsgrund, Frühestdiagnostik.

Einleitung

Jeder Untersucher, der mit der Säuglingshüftsonographie befaßt ist, wird im Laufe seiner Tätigkeit bemerkt haben, daß sein klinisch erhobener Befund nicht immer mit dem im Ultraschall gewonnenen Bild übereinstimmt. Diese Beobachtung haben auch wir gemacht und darüber hinaus bei Betrachtung der Zuweisungsdiagnosen zum Teil größere Diskrepanzen feststellen müssen. Die Ursachen dafür sollen erörtert werden:

Vorbemerkungen

An der Orthopädischen Universitätsklinik in Innsbruck werden seit dem Herbst 1984 Säuglingshüft-Ultraschalluntersuchungen durchgeführt. Seit Januar 1985 gibt es eine mehr oder weniger lückenlose schriftliche Dokumen-

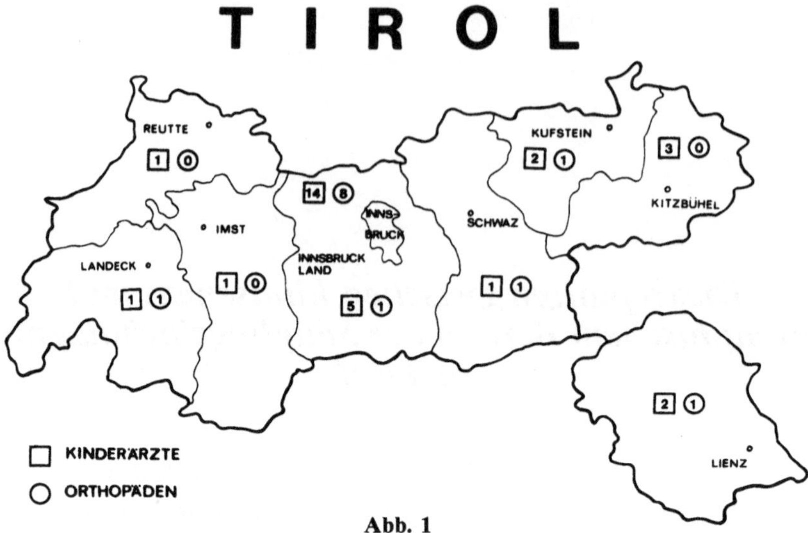

Abb. 1

tation mit entsprechendem Bildmaterial. Der Beobachtungszeitraum dieser Studie umfaßt die Jahre 1985 und 1986. Innerhalb dieser Zeit untersuchten wir 1.531 Kinder. Da bis zum zweiten Halbjahr 1986 von den niedergelassenen orthopädischen Kollegen oder der Universitäts-Kinderklinik nur in sehr geringem Ausmaß Hüftsonogramme angefertigt wurden, lassen sich, bezogen auf Gesamt-Tirol, relativ genaue Zahlenangaben machen.

Anhand der in Abb. 1 ersichtlichen Graphik soll die orthopädische und pädiatrische Versorgung in Tirol, unterteilt nach politischen Bezirken, aufgezeigt werden. Daraus geht hervor, daß derzeit noch drei Regionen ohne orthopädische fachärztliche Betreuung sind und auch bei den Kinderärzten örtlich noch eine Unterversorgung besteht. Diese Tatsache ist deshalb erwähnenswert, weil wir bei unseren Untersuchungen feststellen mußten, daß gerade aus jenen Gebieten die Kinder relativ spät oder überhaupt erst jenseits jeder konservativen Behandlungsmöglichkeit zugewiesen werden, wo eine fachärztliche Minderversorgung herrscht.

In der Tabelle 1 sind, wieder bezirksweise aufgegliedert, die Geburtenzahlen für Tirol angegeben.

Es wird daraus nochmals die orthopädische Unterversorgung ersichtlich, entfallen doch bei ca. 8.000 Geburten in Tirol grob gerechnet 800 Kinder auf einen Orthopäden.

Der jeweilige Prozentsatz hüftsonographisch erfaßter Kinder wird in der Abb. 2 dargestellt. Daraus kann abgelesen werden, daß im Großraum Innsbruck schon ein relativ hoher Anteil zur sonographischen Untersuchung gekommen ist, während aus, bezogen auf Innsbruck, entlegeneren Bezirken wenige oder eben nur jene Kinder zugewiesen wurden, die durch eine Hüfteinstellung behandelt werden mußten. Insofern besteht einem Schwerpunkt Krankenhaus entsprechend doch eine gewisse negative Auslese.

Osttirol wurde aufgrund der zu großen Entfernung zum Untersuchungsort in diese Statistik nicht mit einbezogen.

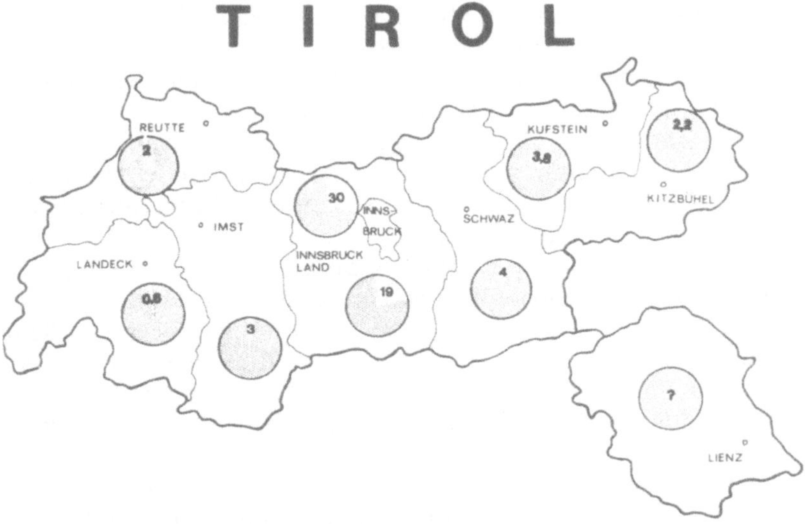

Abb. 2. Prozentsatz sonographisch untersuchter Hüften

Tabelle 1. Geburtenzahl von Tirol 1985 und 1986

BEZIRKE		1985	1986
INNSBRUCK		1.146	1.066
INNSBRUCK	LAND	1.792	1.743
IMST		694	690
LANDECK		626	628
REUTTE		381	352
SCHWAZ		938	913
KUFSTEIN		1.096	1.100
KITZBÜHEL		676	682
OSTTIROL		639	656
TOTAL		7.988	7.787

Bei der Analyse der zuweisenden Ärzte stellte sich heraus, daß 50 % Kinderärzte, 30 % praktische Ärzte und nur vereinzelt Orthopäden Kinder an die Klinik verwiesen, letztere auch nur dann, wenn ältere Luxationen vorgelegen haben. Außerhalb Innsbrucks gibt es derzeit ja nur einen operativ tätigen Orthopäden.

Bei der Betrachtung der Zuweisungsgründe fiel auf, daß 212mal (13,8 %) die positive Familienanamnese, 117mal (7,6 %) eine belastende Schwangerschafts- oder Geburtsanamnese angegeben wurde. In 64 Fällen war der Zuweisungsgrund eine Faltenasymmetrie oder eine Abspreizhemmung, und 1.138mal (74,3 %) fehlten nähere Angaben.

Wir haben nun die Fälle mit positiven Familienanamnesen herausgegriffen und die sonographischen Befunde gegenübergestellt. Dabei zeigte sich, daß zwar 70% dem sonographischen Hüft-Typ I zuzurechnen waren, aber immerhin 30% in eine schlechtere Kategorie fielen.

Bei Betrachtung der ohne Zuweisungsgrund untersuchten Säuglinge wiesen immerhin 17% ein pathologisches Hüftsonogramm auf.

Wir haben dann noch 61 Kinder mit radiologisch dysplastischem Hüftbefund unserem Sonogramm gegenübergestellt und in fast der Hälfte der Fälle Typ-I-Hüften diagnostiziert. Eine fallweise laufende Behandlung konnte bei diesen Kindern also beendet werden.

Schließlich waren von den 10 Kindern, die wegen schwerer Dysplasie oder wegen eines Luxationsverdachtes zu uns gebracht wurden, 4 sonographisch normal. Die ausdrücklich mit der Diagnose „Luxatio" zugewiesenen Säuglinge waren allesamt radiologisch voruntersucht. Hier gab es eine volle Übereinstimmung mit dem Sonogramm. Aufmerksamkeit verdient der Umstand, daß gerade diese Kinder zum Teil erst nach dem 6. Lebensmonat zur Erstuntersuchung kamen.

Bei der Gegenüberstellung eigener erhobener klinischer Untersuchungsbefunde mit dem entsprechenden Sonogramm mußten wir in 16% eine mehr oder weniger große Diskrepanz feststellen. Bei genauerer Betrachtung der Ursachen fanden wir folgende Erklärungen:

Trotz vielfacher theoretischer Beschreibung ist die Einschätzung einer Abspreizhemmung in Relation zum Alter des Kindes doch sehr unterschiedlich und von der Erfahrung und dem Ausbildungsstand des untersuchenden Kollegen abhängig. Auch wurde etwa den sogenannten Faltenasymmetrien zu viel Gewicht beigemessen. In Einzelfällen wurden aber auch unspezifische Hüftknackgeräusche mit dem Aus-/Einrenkphänomen verwechselt.

Tabelle 2 unterstreicht die auch andernorts gemachte Erfahrung, daß bei den *Behandlungsfällen* in fast 45% keine Korrelation zwischen sonographischem und klinischem Befund hergestellt werden konnte. Gerade diese Beobachtung läßt mehrere Maßnahmen als dringlich erscheinen.

Tabelle 2. Korrelation Klinik – sonographische Typisierung bei Behandlungsfällen (Orthopädische Universitätsklinik, Innsbruck)

Korrelation	55,1%
Keine Korrelation	44,9%

Schlußfolgerungen

Im Bewußtsein, daß zwar die Diagnosemöglichkeit mit fortschreitendem Säuglingsalter zunimmt, die Heilungschance sich aber gegenläufig verhält, erscheinen uns folgende Konsequenzen angezeigt:

1. Unter der Voraussetzung, daß die sonographische Untersuchungstechnik beherrscht wird und die Bilddokumentation einen ausreichenden Qualitätsstandard aufweist, sollte die Erstuntersuchung bei belastender Familienanamnese frühestmöglich vorgenommen werden.

2. Oben genannte Forderungen wären am sichersten auch in Tirol in einem umfassenden Neugeborenen-Screening zu verwirklichen. Nur auf diesem Wege kann es gelingen, insgesamt fast 12% pathologischer Hüftsonogramme mit immerhin knapp 2% Dauerschäden zahlenmäßig zu senken.
3. Die klinische Untersuchungstechnik sollte von allen Säuglingshüftdiagnostikern noch genauer erlernt werden.
4. Trotz noch so subtiler Untersuchungstechnik und Erfahrung ist es nach heutigem Wissensstand nicht möglich, Dysplasien leichteren Grades zu erkennen.
5. Auch wenn man annehmen darf, daß früh erfaßte, leichte Dysplasien spontan ausheilen, wäre es dem Trend zur Vorsorgemedizin entsprechend sinnvoll, die hüftsonographische Untersuchung im Mutter-Kind-Paß innerhalb der ersten 6 Lebenswochen vorzuschreiben.

Korrespondenz: Dr. F. Schwaberger, Universitätsklinik für Orthopädie, Anichstraße 35, A-6020 Innsbruck.

Sonographische Hüftbefunde bei Neugeborenen aus Beckenendlage

U. Dorn[1], M. Hattwich[1] und A. Staudach[2]

[1] Orthopädische Abteilung (Vorstand: Prim. Prof. Dr. H. Hofer)
und [2] Landes-Frauenklinik (Vorstand: Prim. Doz. Dr. A. Staudach)
der Landeskrankenanstalten, Salzburg

Zusammenfassung

Die Beckenendlage ist ein bedeutender exogener Risikofaktor für die Ausbildung eines dysplastischen Hüftgelenkes. Die Entwicklung der Hüftgelenke wird besonders bei reiner Steißlage ungünstig beeinflußt. Im Jahre 1986 wurden an der Salzburger Landesfrauenklinik 5,4 % der Neugeborenen aus Beckenendlage entbunden. Das routinemäßig durchgeführte klinische Neugeborenen-Screening ergab bei den Neugeborenen aus Beckenendlage in 10 % der Fälle auffällige Befunde (lockere Hüfte, subluxierbare Hüfte). Die routinemäßig durchgeführte sonographische Untersuchung der Neugeborenen aus Beckenendlage ergab in 50 % der Hüftgelenke Hüfttyp I a und b, in 40 % Hüfttyp II a, 10 % der Hüften wiesen einen Hüfttyp II g oder D auf. Gegenüber einem Kollektiv von Neugeborenen, die aus Schädellage entbunden wurden, konnte somit ein deutlich höherer Prozentsatz an unreifen Hüften sowie sonographisch pathologischen Hüften gefunden werden.

Schlüsselwörter: Hüftsonographie, Neugeborenen-Screening, Beckenendlage.

Aus Beckenendlage entbundene Neugeborene leiden häufiger an einer Hüftdysplasie bzw. -luxation als Neugeborene, die aus anderen Lagen entbunden werden. Bei reiner Steißlage ist das Luxationsleiden 9mal häufiger zu erwarten als bei anderen Lagen (Fettweis, 1973).

Die Beckenendlage ist somit ein bedeutender exogener Risikofaktor für die Ausbildung eines dysplastischen Hüftgelenkes. Durchschnittlich 3 – 6 % aller Neugeborenen werden aus Beckenendlage entbunden und sind daher a priori als Risikogruppe anzusehen (Gitsch und Janisch, 1985). Nach der Haltung der unteren Extremitäten und ihrer Lagebeziehung zum Rumpf unterscheidet man verschiedene Formen der Beckenendlage.

Am häufigsten wird die sogenannte reine Steißlage beobachtet, dabei sind die Hüftgelenke extrem gebeugt und die Kniegelenke gestreckt, so daß die Beine an der Bauchseite des Kindes nach oben geschlagen sind. Beckenendlagen, bei

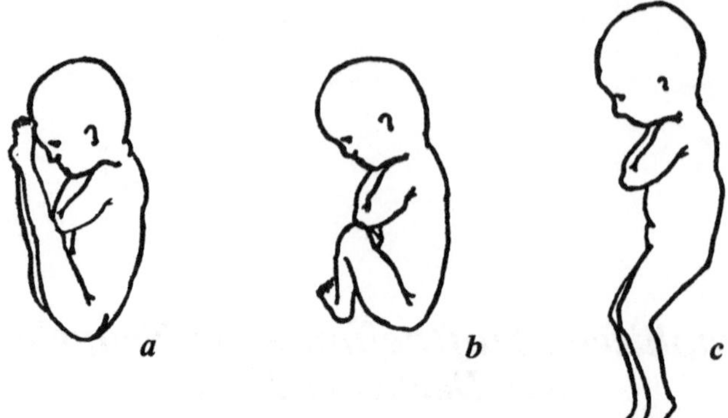

Abb. 1. a reine Steißlage, **b** Steiß-Fuß-Lage, **c** Fußlage

denen sowohl die Hüftgelenke als auch die Kniegelenke gebeugt sind, werden als Steiß-Fuß-Lagen bezeichnet. Die seltener vorkommende Fußlage ist durch das Vorangehen eines oder beider Füße bei gestreckten Hüft- und Kniegelenken charakterisiert (Abb. 1).

Das gehäufte Auftreten von Hüftgelenksanomalien bei Neugeborenen, die aus reiner Steißlage entbunden werden, ist biomechanisch einleuchtend, wobei mehrere Faktoren die Entwicklung und Stabilität des Hüftgelenkes negativ beeinflussen können.

Offenbar ist weniger die unphysiologische Beanspruchung der Hüftgelenke beim Durchtritt durch den Geburtskanal für die höhere Rate an instabilen Hüftgelenken verantwortlich als die gestörte intrauterine Entwicklungsmöglichkeit der Hüften in der pränatalen Periode (Lüterkort et al., 1986).

Bei reiner Steißlage wird durch die extreme Beugestellung der Hüftgelenke der Femurkopf über längere Zeit gegen den dorso-kranialen Pfannenrand gepreßt. Die verstärkte Spannung der ischiokruralen Muskulatur bei Beugung der Hüftgelenke und Streckung der Kniegelenke ist vermutlich das entscheidende pathogenetische Agens (Fettweis, 1973). Des weiteren ist die Verminderung der spontanen Motorik des Fötus der intrauterinen Entwicklung des Hüftgelenkes durch den Mangel an Bewegungsreizen abträglich. Weiters wird ein abnormales Reflexverhalten bezüglich des Fußsohlenreflexes berichtet (Prechtl und Knol, 1958).

Diese pathogenetisch wirksamen Mechanismen können zu einer Überdehnung der dorsalen Gelenkskapsel und zu einer elliptischen Verformung der knorpelig präformierten Pfanne führen sowie zu einem Ossifikationsrückstand der knorpelig präformierten Pfanne. Damit kann die höhere Rate klinisch auffälliger Neugeborenenbefunde bei Entbindung aus Beckenendlage erklärt werden.

Im vorliegenden Bericht werden die klinischen und sonographischen Befunde der im Jahr 1986 an der Salzburger Landesfrauenklinik aus Beckenendlage entbundenen Neugeborenen analysiert, die wir im Rahmen unseres routinemäßigen Neugeborenen-Screenings in der ersten Lebenswoche erfassen konnten.

Neugeborene, die aus pädiatrischen Gründen aus dem Kreißsaal in das Kinderspital transferiert werden mußten, konnten meist erst im Laufe der

Tabelle 1. Klinisch auffällige Befunde bei 80 BEL-Neugeborenen
in den ersten Lebenstagen (insges. n = 160 Hüften)

Lockere Hüften n = 11 (ca. 6,8 %)							
I a	I b	II a	II g	D	III a	III b	IV
2	3	3	3	–	–	–	–

Subluxierbare Hüften n = 2 (ca. 1,25 %)							
–	–	–	2	–	–	–	–

Luxierbare Hüften n = 3 (ca. 1,87 %)							
–	2	–	–	1	–	–	–

Insgesamt 10 % klinisch auffällige Hüften

Tabelle 2. Sonographische Befunde bei 80 BEL-Neugeborenen 1986

Typ nach Graf	I a	I b	II a	II g	D	III a	III b	IV
Zahl der Hüften	30	50	64	12	1	3	–	–

$$\downarrow \quad \downarrow \quad \downarrow \quad \downarrow \quad \downarrow \quad \downarrow$$
80 (= 50 %) 40 % 7,5 % 4 (2,5 %)

folgenden Wochen erfaßt werden und sind daher in dieser Analyse nicht enthalten.

1986 wurden an der Salzburger Landesfrauenklinik von insgesamt 2.048 Neugeborenen 116 (= 5,4 %) aus Beckenendlage entbunden. Der prozentuelle Anteil der Beckenendlagen schwankte an der Salzburger Landesfrauenklinik in den letzten 10 Jahren zwischen 2,4 und 5 %. Von den 52 Knaben und 64 Mädchen wurde der überwiegende Teil (= 102) aus reiner Steißlage entbunden, 8 Neugeborene wurden aus Steiß-Fuß-Lage und 6 aus reiner Fußlage entbunden. 49 der 116 Säuglinge (= 42,4 %) wurden durch Kaiserschnitt entwickelt. Von den insgesamt 116 aus Beckenendlage entbundenen Neugeborenen konnten 80 in der ersten Lebenswoche im Rahmen des routinemäßig durchgeführten Neugeborenen-Screenings klinisch und sonographisch untersucht werden.

Die klinischen Untersuchungen, die jeweils in den ersten 3 Lebenstagen erfolgten, ergaben folgende auffällige Hüftbefunde (Tabelle 1). Insgesamt waren also 16 Hüftgelenke (= 10 %) klinisch auffällig. Die sonographische Untersuchung, die im Laufe der ersten Lebenswoche erfolgte, ergab bei 80 Neugeborenen folgende Typenverteilung, entsprechend der Klassifikation nach Graf (Tabelle 2).

Bei jenen Hüften, die einen sonographisch eindeutig pathologischen Befund aufwiesen, wurden folgende klinische Befunde erhoben (Tabelle 3).

Die geringe Zahl der routinemäßig sonographierten und klinisch untersuchten Neugeborenen aus Beckenendlage läßt eine statistisch stichhältige Aussage

                    U. Dorn, M. Hattwich und A. Staudach

Tabelle 3. Klinische Befunde der 16 sonographisch-pathologischen Hüften
(= IIg, D, IIIa)

	Unauffällig	Locker	Subluxierbar	Luxierbar
IIg	7	3	2	–
D	–	–	–	1
IIIa	3	–	–	–

Tabelle 4. Verteilungsmuster sonographischer Hüfttypen
bei routinemäßigem Neugeborenen-Screening

X/1984–VI/1986	3.047 Neugeborene
Typ Ia, Ib	74,4 %
Typ IIa	24,13 %
Typ IIg	1,29 %
Typ IIIa	0,14 %

nicht zu. Vergleicht man die erhobenen Befunde mit denen eines in gleicher
Weise von uns untersuchten Kollektivs von 3.047 Neugeborenen, die vom
Oktober 1984 bis Juni 1986 untersucht worden waren (dieses Kollektiv enthält
allerdings auch aus Beckenendlage entbundene Neugeborene), so fanden wir
eine höhere Rate von klinisch auffälligen Hüftbefunden bei Beckenendlagekindern (10 % gegenüber 5,3 % des großen Kollektivs), die prozentuelle Verteilung der sonographischen Hüfttypen nach Graf ergab einen deutlich höheren
Anteil der IIa-Hüften bei den Beckenendlagekindern (40 % gegenüber
24,13 %) und einen wesentlich höheren Anteil der sonographisch pathologischen Hüften (Typ IIg, D und IIIa) mit insgesamt 10 % bei Beckenendlagekindern gegenüber ca. 1,5 % des Gesamtkollektivs.

Bei den 16 sonographisch eindeutig pathologischen Hüften des Typs IIg,
D sowie IIIa wurde in 10 Fällen ein unauffälliger klinischer Befund festgestellt. Die sonographische Untersuchung eines Kindes, bei dem klinisch eine
luxierbare Hüfte beidseits festgestellt worden war, ergab bemerkenswerter-
weise beidseits einen Hüfttyp Ib.

Die Analyse unseres seit 1984 routinemäßig durchgeführten Neugeborenen-Screenings zeigte, daß durch die Kombination einer klinischen und sonographischen Neugeborenenuntersuchung der Hüftgelenke sowohl die klinisch
stummen Dysplasiehüften frühzeitig erfaßbar sind, und klinisch unsichere
Verdachtszeichen durch die Sonographie objektiviert werden können (Dorn
und Hattwich, 1987). Selbstverständlich ist derzeit aus organisatorischen und
finanziellen Problemen ein routinemäßiges sonographisches Neugeborenen-
Screening nicht flächendeckend installierbar.

Um so mehr sollte nach unseren Erfahrungen die Risikogruppe der Becken-
endlagekinder in den ersten Tagen durch eine klinische Hüftuntersuchung
erfaßt werden und möglichst innerhalb der ersten beiden Lebenswochen einer
sonographischen Untersuchung der Hüftgelenke zugeführt werden.

Literatur

Fettweis E (1973) Das Hüftluxationsleiden bei in Beckenendlage geborenen Kindern. Z Orthop 111: 168 – 178

Gitsch E, Janisch H (1985) Geburtshilfe. Maudrich, Wien München Bern

Luterkort M, et al (1986) Hip joint instability in breech pregnancy. Acta Paediatr Scand 75: 860 – 863

Prechtl H F R, Knol A R (1958) Der Einfluß der Beckenendlage auf die Fußsohlenreflexe beim neugeborenen Kind. Arch Psychiatr Nervenkr 196: 542 – 553

Dorn U, Hattwich M (1987) Sonographisches Hüftscreening bei Neugeborenen. Ultraschall Klin Prax 2: 159 – 164

Korrespondenz: Dr. U. Dorn, Orthopädische Abteilung der Landeskrankenanstalten Salzburg, Müllner Hauptstraße 48, A-5020 Salzburg.

Die „unreife" Hüfte des Neugeborenen – sonographische Verlaufsbeobachtungen und therapeutische Konsequenzen

Th. Sellier und *B. Mutschler*

Orthopädische Universitätsklinik und Poliklinik (Direktor: Prof. Dr. H. Mittelmeier), Homburg/Saar, Bundesrepublik Deutschland

Zusammenfassung

Bei der systematischen sonographischen Hüftuntersuchung von Neugeborenen in der 1. Lebenswoche findet man bei ca. 41 % der Säuglinge „unreife" Hüftgelenke. Unter diesen Gelenken verbergen sich neben gesunden auch einige Dysplasie-Hüften. Diese Differenzierung ist jedoch erst im Rahmen einer in der 6. Lebenswoche durchgeführten Kontrolluntersuchung möglich. Das untersuchungstaktische Vorgehen und der sich ergebende Therapieansatz werden dargestellt.

Schlüsselwörter: Hüftsonographie, Neugeborenenscreening, unreife Hüfte (II a).

Einleitung und Fragestellung

Im Rahmen des in Homburg durchgeführten systematischen Neugeborenen-Hüftscreenings wurden vom 5. September 1985 bis zum 4. September 1986 555 Neugeborene hüftsonographiert. Bei der Auswertung der sonographischen Befunde interessierten uns natürlich vor allen Dingen die sogenannten „unreifen" Hüftgelenke, da das weitere Geschick dieser Gelenke (nach Graf) zu diesem Zeitpunkt noch recht ungewiß ist.

Bei der Beobachtung der Typ-II a-Hüften sollten insbesondere folgende Fragen geklärt werden:
1. Kann bereits zum Zeitpunkt der Geburt vorhergesagt werden, ob eine spontane Befundnormalisierung oder eine Verschlechterung zu erwarten ist („physiologische" oder „pathologische" Unreife)?
2. Zu welchem Zeitpunkt sollten Kontrolluntersuchungen der primär unreifen Hüftgelenke stattfinden?
3. Welches Behandlungskonzept ist bei „unreifen" Neugeborenen-Hüftgelenken anzulegen?

Material, Methode und Ergebnisse

Bei der kritischen Auswertung der 1.088 Hüftsonographien fanden wir 320 Typ-II a-Hüften (Tabelle 1). Mädchen haben fast doppelt so häufig wie Jungen unreife Hüftgelenke.

Wir haben grundsätzlich Neugeborene mit Typ-II a-Hüftbefunden nicht primär behandelt. Allerdings haben wir den Eltern empfohlen, das Kind breit zu wickeln und unbedingt im Alter von 6 Wochen eine Kontrollsonographie der Hüftgelenke durchführen zu lassen.

Von den 320 primär festgestellten unreifen Hüftgelenken konnten so 215 Typ-II a-Hüften in ihrer weiteren Entwicklung beobachtet werden (Tabelle 2).

Tabelle 1. Hüftscreening, Typendifferenzierung

Typ	♂	♀	Summe
I	434	306	740 (68,1 %)
II a	112	208	**320 (29,4 %)**
II g/D	10	18	28 (2,5 %)
Gesamt			1.088 (100 %)

Tabelle 2. Typ II a –, Verlaufsbeobachtungen N = 215 (100 %)

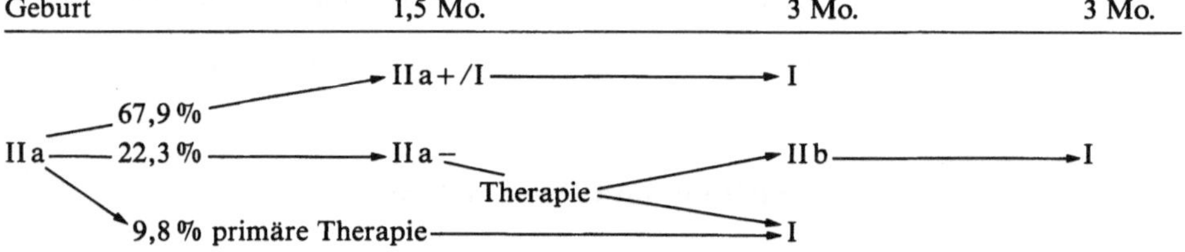

Ergebnisse und Verlaufsbeobachtungen

In der 6. Lebenswoche zeigten 48 Typ-II a-Hüften (22,3 %) immer noch beträchtliche Unreifen (Typ II a –), die eine spontane Nachreifung und Befundnormalisierung zum Typ I bis zum Ende des 3. Lebensmonats nicht erwarten ließen (Abb. 2). Es wurde daher zu diesem Zeitpunkt eine Abspreizbehandlung mit der Aktivspreizhose begonnen.

Die übrigen „unreifen" Hüftgelenke wiesen zum Zeitpunkt der ersten Kontrolle bereits eine deutliche Normalisierungstendenz auf (Typ II a +) oder hatten bereits den Normaltyp (Typ I) erreicht (Abb. 1). Die weitere Befundnormalisierung konnte dann spätestens mit Abschluß des 3. Monats nachgewiesen werden. Eine Behandlung war nicht notwendig. Es handelte sich hierbei also

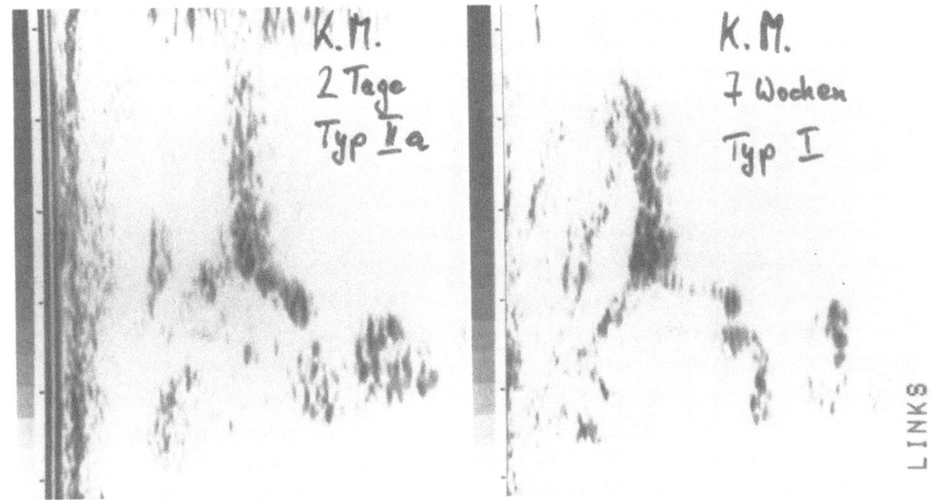

Abb. 1. Typ II a, spontane Befundnormalisierung

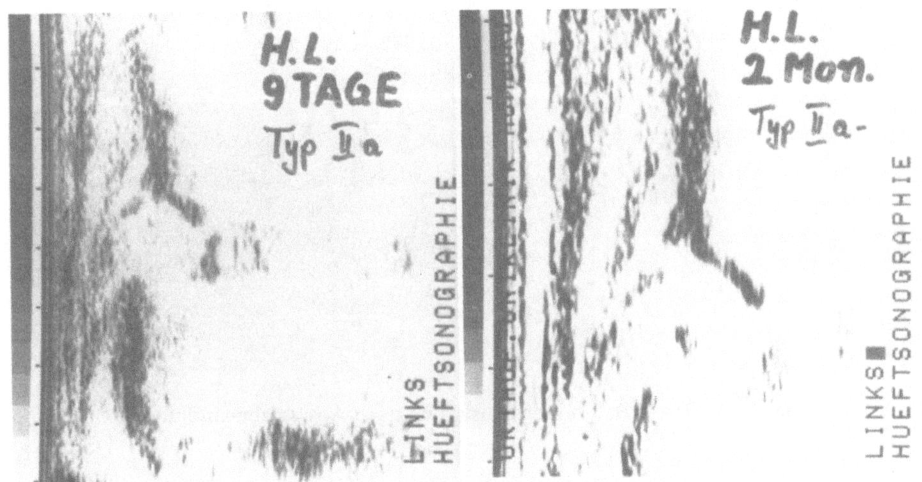

Abb. 2. Typ II a, spontane Befundverschlechterung (II a−)

um die tatsächlich „physiologisch unreifen" Hüftgelenke. Wir konnten 21 primär unreife Hüftgelenke beobachten, die bereits ab Geburt mit einer Spreizhose behandelt worden sind, da auf der kontralateralen Seite ein pathologischer Hüftbefund erhoben wurde oder da bei der Screening-Untersuchung ein Hüfttyp II g (D) angenommen worden ist. Diese Hüftgelenke haben sich unter der Behandlung allesamt bis zum Abschluß des 3. Monats normalisiert.

Die Typ-II a-Hüften, welche in der 6. Lebenswoche ein beträchtliches Reifungsdefizit (Typ II a−) aufwiesen, wurden mit einer Aktivspreizhose versorgt. Weitere sonographische Kontrollen bei 36 dieser Hüftgelenke zeigten nun, daß 50 % bis zum Abschluß des 3. Lebensmonats bereits zum Typ I nach-

Tabelle 3. Typ II a –, Behandlungsverlauf
(Behandlungsbeginn: 6. Lebenswoche)

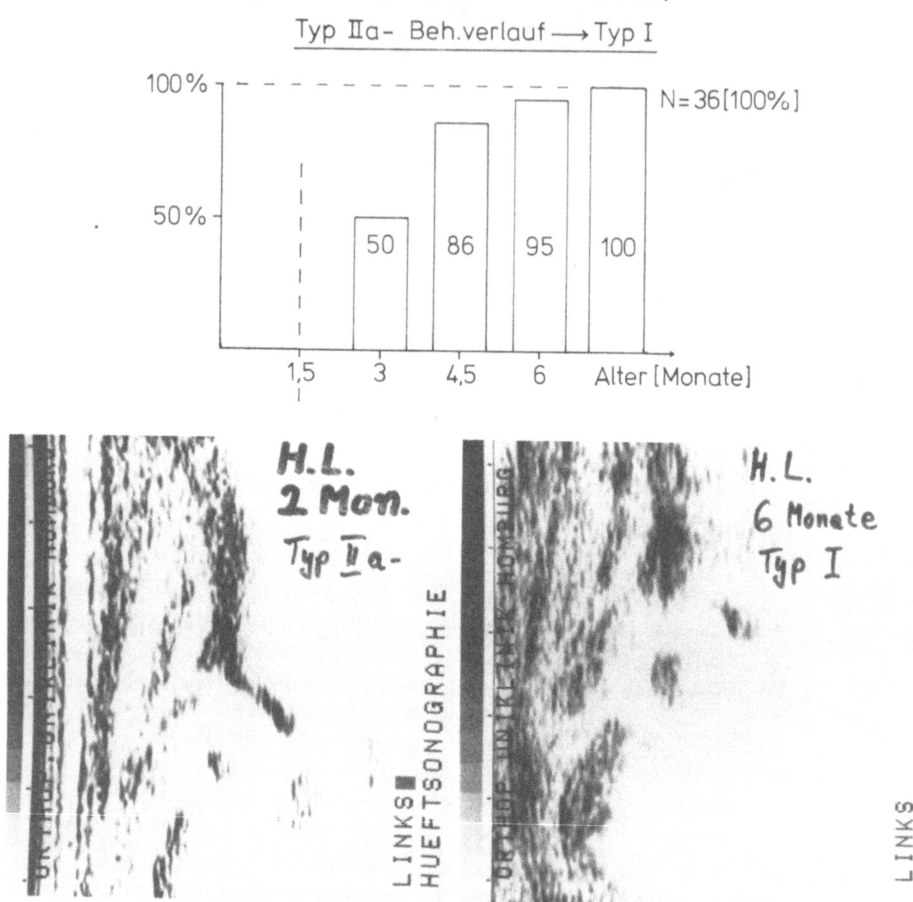

Abb. 3. Typ II a –, Befundnormalisierung nach Abspreizbehandlung

gereift waren (Tabelle 3, Abb. 2 und 3). Die übrigen 50 % brauchten jedoch zum
Teil beträchtlich länger, in einem Fall fanden wir den Normaltyp I erst im
8. Lebensmonat. Allerdings handelte es sich hierbei um ein Gelenk, das sehr
verspätet ab dem 3. Lebensmonat behandelt worden war. Die durchschnittliche
Behandlungszeit betrug 2,9 Monate.

Interessant ist in diesem Zusammenhang der Vergleich der Befundnormali-
sierungszeiten der sekundär behandlungsbedürftigen II a-Hüften und der primär pathologischen und daher von Geburt an behandelten II g- und D-Hüften
(Tabellen 3 und 4).

Hier ist es nun tatsächlich so, daß offensichtlich aufgrund des wesentlich
frühzeitigeren Behandlungsbeginnes (1. Lebenswoche) die zum Zeitpunkt der
Geburt gefährdeten Hüftgelenke (II g und D) in 95 % bis zum Abschluß des
3. Monats bereits Typ I erreicht haben, hingegen die in der Regel erst ab der

Tabelle 4. Typ II g/D, Behandlungsverlauf
(Behandlungsbeginn: Geburt)

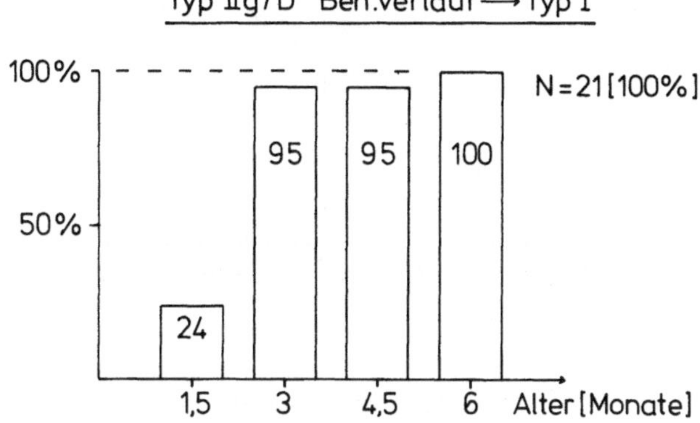

Tabelle 5. Typ II a, spontane Normalisierungstendenz –
Häufigkeit der Alpha-Winkel

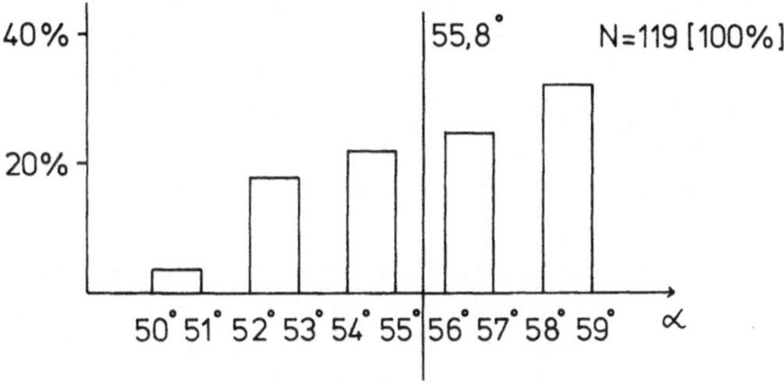

6. Lebenswoche behandelten primär lediglich unreifen Hüftgelenke (II a) doch in 50% der Fälle wesentlich länger brauchen, um Typ I zu erreichen.

Diese Beobachtung belegt unserer Meinung nach die extreme Wichtigkeit der Frühestbehandlung, die offensichtlich in den ersten 6 Lebenswochen durchzuführen ist und am raschesten zur Befundnormalisierung führt.

Um einer Differenzierung der unreifen Hüftgelenke bereits zum Zeitpunkt der Geburt näher zu kommen, vor allen Dingen, um die voraussichtlich niemals behandlungsbedürftigen Typ-II a-Hüften auszufiltern, haben wir die verschiedenen Gelenke nach ihrem Alpha-Winkel sortiert (Tabellen 5 und 6).

Es zeigt sich hierbei, daß das Kollektiv der primär unreifen Hüftgelenke, das sich spontan normalisiert, und das Vergleichskollektiv der unreifen Hüftgelenke, das sich erst durch eine sekundäre Behandlung normalisiert, keine wesentlichen Unterschiede hinsichtlich der Größe des Alpha-Winkels aufweisen. Eine Differenzierung des Hüfttyps II a zum Zeitpunkt der Geburt hinsichtlich seiner Verlaufstendenz ist also vom sonographischen Befund her offensichtlich nicht möglich.

Tabelle 6. Typ IIa, sekundäre Behandlungsbedürftigkeit –
Häufigkeit der Alpha-Winkel

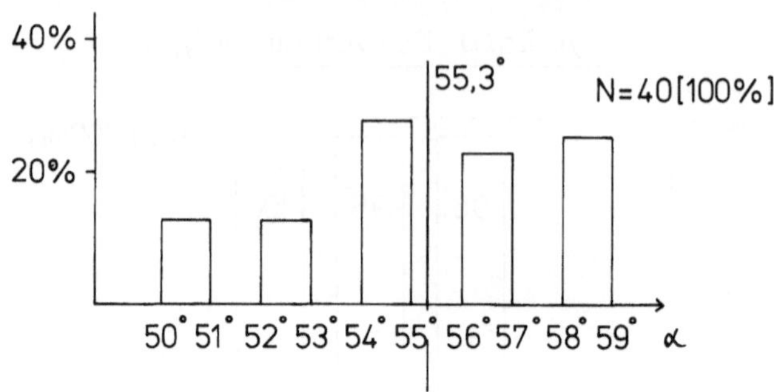

Schlußfolgerungen

1. Zum Zeitpunkt der Geburt ist bei 41,0 % der Kinder mit unreifen Hüftgelenken (IIa) zu rechnen.
2. Nur etwa 75 % dieser Hüften sind tatsächlich „physiologisch" unreif und bedürfen keiner Behandlung. Die übrigen Befunde erweisen sich bei der Kontrolluntersuchung in der 6. Lebenswoche weiterhin als (nicht mehr altersentsprechend) unreif und müssen deshalb sekundär behandelt werden.
3. Eine Unterscheidung der tatsächlich „physiologisch" unreifen Hüfte und der späterhin behandlungsbedürftigen unreifen Hüfte ist zum Zeitpunkt der Geburt nicht möglich, die beiden Kollektive sind zumindest sonographisch nicht weiter zu differenzieren.
4. Eine frühzeitige Kontrolluntersuchung des IIa-Pools ist daher unumgänglich (spätestens 6. Lebenswoche). Hierbei können die behandlungsbedürftigen Kinder mit Typ-IIa-Hüften sicher herausgefiltert werden.
5. Die Normalisierungstendenz der frühbehandelten Typ-IIa-Gelenke ist gut, die rasante Besserungstendenz der von Geburt an behandelten ursprünglich pathologischen Hüftbefunde (IIg und D) wird jedoch nicht mehr erreicht.

Literatur

Graf R (1985) Die Sonographie der Säuglingshüfte (unter Mitarbeit von Schuler P). Enke (Bücherei des Orthopäden, Bd 43)

Korrespondenz: Dr. Th. Sellier, Orthopädische Universitätsklinik und Poliklinik, Klinikum der Johannes-Gutenberg-Universität, Langenbeckstraße 1, D-6500 Mainz, Bundesrepublik Deutschland.

Nachuntersuchungsergebnisse und Verlauf des sogenannten physiologisch unreifen Hüftgelenkes (Typ IIa nach Graf)

R. Graf, Ch. Tschauner und M. Steindl

Landessonderkrankenhaus Stolzalpe (Ärztlicher Direktor: Doz. Dr. R. Graf)

Zusammenfassung

In der vorliegenden Arbeit wurde in Form einer randomisierten retrospektiven Studie der Verlauf der sonographisch als Typ II a klassifizierten Hüftgelenke verfolgt. Es zeigt sich, daß eine alleinige Klassifizierung „Typ II a" ungenügend ist. Es ist doch notwendig, die sogenannten physiologisch unreifen Hüften in Hüftgelenke, die zwar noch unreif, aber altersgemäß sind (Typ II a [+]), und Hüftgelenke, die ein Reifungsdefizit über ein tolerables Maß hinaus haben (Typ II a [−]), zu unterteilen. Die Verlaufskontrollen ergeben eindeutig, daß Hüftgelenke, die als II a (−) klassifiziert und bereits vor der 6. Lebenswoche behandelt wurden, ein eindeutig besseres Ausheilungsergebnis als Hüftgelenke, die erst nach der 6. Lebenswoche behandelt wurden, haben. Dies macht es notwendig, eine möglichst frühe Hüftgelenkssonographie durchzuführen, will man optimale Ausheilungsergebnisse und möglichst wenig behandlungsbedürftige Dysplasien nach dem 3. Lebensmonat erzielen.

Schlüsselwörter: Hüftsonographie, Hüftgelenksscreening, Hüftgelenksdysplasie, Neugeborenenhüftgelenk, Hüftgelenksvorsorgeuntersuchung.

Material und Methode

Es wurden in dieser Studie nur Hüftgelenke unter dem 3. Lebensmonat aufgenommen. Die Kinder stammen aus einer Routineambulanz vom Juni 1985 bis Juni 1986, wobei der Zeitraum willkürlich ausgewählt wurde. In die Hüftsonographieambulanz kommen Säuglinge, die einerseits anamnestisch oder klinische Risiko- bzw. Verdachtsfälle sind, andererseits auch Kinder, die routinemäßig zu einem Screening zugewiesen wurden. Die Ultraschalluntersuchungen wurden von bis zu 4 verschiedenen Untersuchern durchgeführt, welche mit den Auswertern dieser Studie nicht identisch sind. Die Gesamtzahl der nachuntersuchten Hüftgelenke beträgt 1.066 = 100 %. Von diesem Patientengut wurden im Sinne einer Längsschnittuntersuchung alle verfügbaren Kontrollen doku-

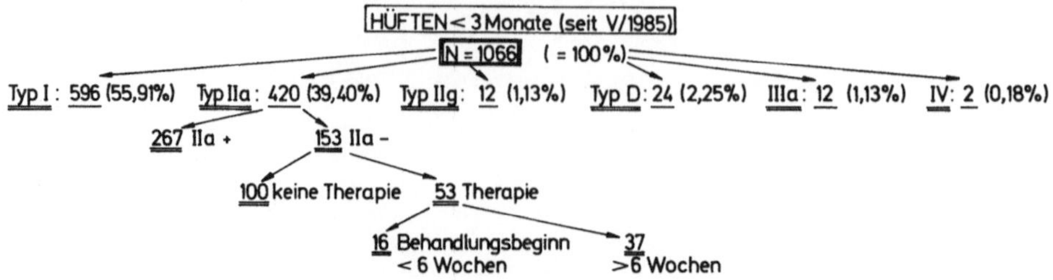

Abb. 1. Prozentuelle Verteilung der Hüftgelenke unter dem 3. Lebensmonat, N = 1.066

mentiert und ausgewertet. Die Typenverteilung ist aus Abb. 1 ersichtlich. Verglichen wurden Typ-IIa(+)-Hüftgelenke mit Typ-IIa(−)-Hüftgelenken. Von den IIa(−)-Gelenken wurden die behandelten mit den unbehandelten verglichen. Behandelt heißt: Versorgung mit Abspreizschiene oder Spreizhose. Von den behandelten IIa(−)-Hüftgelenken wurde das Kollektiv, welches vor der 6. Lebenswoche behandelt wurde, mit jenem, welches nach der 6. Lebenswoche einer Behandlung unterzogen wurde, verglichen. Zur Auswertung und besseren Vergleichbarkeit wurden in den Gruppen Mittelwertkurven gebildet und die Werte in ein Koordinatensystem eingetragen, wobei die Abszisse das Lebensalter in Wochen beinhaltet und auf der Ordinate die Alphawinkelwerte eingetragen wurden. Unter der X-Achse sind die einzelnen Kontrollen mit dem durchschnittlichen Alter der Patienten zu diesem Zeitpunkt angegeben. Auf der Ordinate können die Streuwerte der einzelnen Alphawerte abgelesen werden.

Ergebnisse

Typ-IIa-Gelenke

Die Typ-IIa-Mittelwertkurve beginnt bei einem Alphawert von knapp 56 Grad und steigt bogenförmig gegen Ende immer mehr abflachend zum Endwert von 65 Grad an. Die Analyse dieser Kurve zeigt, daß bei der zweiten Kontrolle vereinzelt Hüftgelenke ganz knapp in den IIG-Bereich mit einem minimalen Alphawert von 48 Grad absinken, sich dann aber wieder erholen, so daß es beim 3. Kontrolltermin keine IIG-Gelenke mehr gibt. Das noch undifferenzierte Gesamtkollektiv der IIa-Gelenke zeigt allerdings trotz des relativ hohen − mit dem Typ-I-Mittelwert vergleichbaren − Endwertes von Alpha 65 Grad eine starke Streubreite desselben (von 53 Grad bis 78 Grad) bei der letzten Kontrolle.

Typ IIa(+)-Gelenke (Abb. 2)

Der Kurvenverlauf der IIa(+)-Gelenke (= physiologisch unreif, aber altersentsprechend) zeigt erwartungsgemäß einen etwas höheren Ausgangswert von Alpha 57 Grad, eine weitgehende, dem IIa-Gesamtkollektiv parallele, geringfügig steilere Kurve zu einem Endwert von 65,36 Grad Alpha. Bemerkenswert zu den später zu besprechenden IIa(−)-Gelenken ist, daß bei IIa(+)-Hüft-

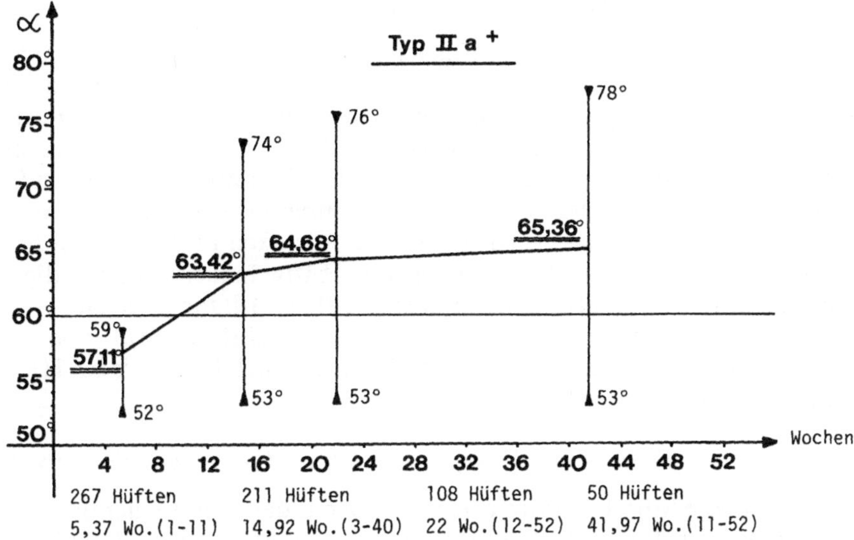

Abb. 2. Mittelwertkurve von II a(+)-Gelenken mit 4 Kontrollen und Streubereichen. Gelenksanzahl und durchschnittlicher Kontrollzeitpunkt sind unter der Abszisse angeordnet

gelenken bei der Zweitkontrolle kein Hüftgelenk in den Gefährdungsbereich abgesunken ist. Die Streuwerte der II a(+)-Hüften entsprechen bei der Letztkontrolle allerdings wieder dem II a-Gesamtkollektiv.

1,12 % aller II a(+)-Gelenke entwickelten eine „Restdysplasie" und wurden II b-Gelenke.

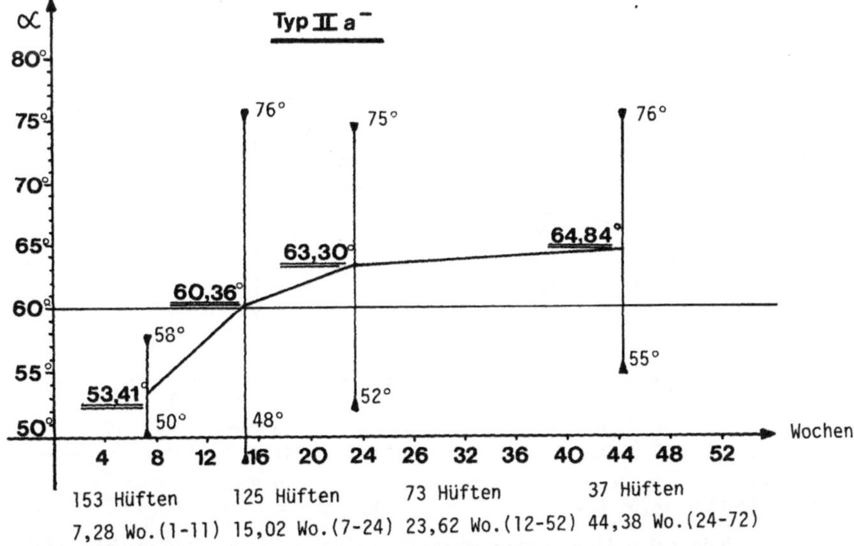

Abb. 3. Mittelwertkurve der II a(−)-Gelenke ohne Berücksichtigung von behandelten und unbehandelten Fällen. Fallzahl und Durchschnittsalter bei der Kontrolle sind unter der Abszisse angeordnet

Typ-IIa(−)-Hüftgelenke (Abb. 3)

Die Mittelwertkurve der IIa(−)-Hüftgelenke, das heißt der Gelenke, die nicht
nur physiologisch unreif, sondern zusätzlich bereits ein Reifungsdefizit aufweisen, beginnt erwartungsgemäß bei einem geringeren Ausgangswert von Alpha
53,4 Grad als die der IIa(+)-Hüftgelenke (Alpha 57 Grad). Die Kurve steigt
dann auch insgesamt etwas langsamer als die IIa-Gesamtkurve zu einem Endwert von 64,84 Grad. An der Streubreite der Alphawerte bei der zweiten Kontrolle ist zu ersehen, daß das vorübergehende Absinken in den Gefährdungsbereich (Typ IIG = Typ IIc) bei denjenigen Hüftgelenken auftritt, die von
vornherein ein Reifungsdefizit hatten, also im IIa(−)-Bereich lagen.

Die Restdysplasierate (= übriggebliebene IIb-Hüftgelenke) von allen
IIa(−)-Gelenken beträgt 3,27 %. Sie liegt damit deutlich höher als bei IIa(+)-
Gelenken (1,12 %!).

Vergleich der Typ-IIa(−)-Gelenke, behandelt und unbehandelt (Abb. 4)

Vergleicht man die Mittelwertkurve der nicht behandelten mit jener der behandelten Gelenke vom Typ IIa(−), muß man überrascht feststellen, daß die unbehandelten IIa(−)-Gelenke trotz eines etwas schlechteren Ausgangswertes
durchwegs rascher ansteigen und auch um einen 1 Grad besseren Endmittelwert
erreichen. Die Streuung bei der zweiten Kontrolle beträgt bei den nicht behandelten Gelenken 48 bis 73 Grad, bei den behandelten nahezu identisch 49 bis
76 Grad. Ein Unterschied bezüglich dieses vorübergehenden Abfalles in den
Gefährdungsbereich zwischen behandelten und nicht behandelten Gelenken ist

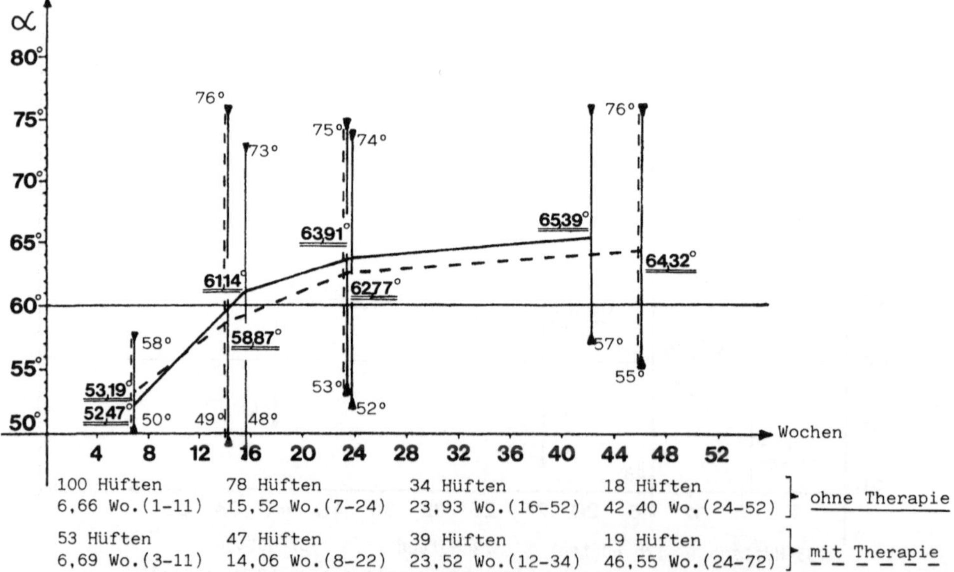

Abb. 4. Vergleich der behandelten und unbehandelten IIa(−)-Gelenke. Ausgezogene Linie ohne,
strichlierte Linie mit Therapie. Mittelwertkurven mit Streubereichen der Alphawerte. Unter der
Abszisse ist die Anzahl der Gelenke mit durchschnittlichem Nachuntersuchungszeitraum bei
4 Kontrollterminen angeführt

nicht erkennbar. Vergleicht man die übrigbleibenden II b-Gelenke (= Restdysplasie), so stellt man erstaunt fest, daß bei den nicht behandelten II a(−)-Gelenken paradoxerweise 5,6 % Restdysplasien, das heißt II b-Gelenke zu finden waren. Es bleibt also bezüglich beider untersuchter Parameter (Mittelwertkurven und Restdysplasien) vorläufig das Paradoxon bestehen, daß die behandelten Typ-II a(−)-Hüftgelenke in der Gesamttendenz etwas schlechter abschnitten, als die unbehandelten II a(−)-Gelenke!

Vergleich der Typ-II a(−)-Hüftgelenke mit Behandlungsbeginn vor und nach der 6. Lebenswoche (Abb. 5)

Für das vorgenannte Paradoxon gibt der Kurvenvergleich zwischen der vor und nach der 6. Woche therapierten II a(−)-Hüfte eine Erklärung.

a) Die vor der 6. Lebenswoche behandelten II a(−)-Hüftgelenke zeigen trotz des schlechtesten Ausgangsmittelwertes von 52,06 Grad eine auffallend rasche und steile Erholung und erreichen den von allen Mittelwerten absolut höchsten Endwert von 68,3 Grad. Sie sind echte „Senkrechtstarter". Allerdings liegt der durchschnittliche Behandlungsbeginn bereits in der 4. Lebenswoche. Auch der Streubereich der Alphawerte bei der letzten Kontrolle ist aufschlußreich:

Bei den vor der 6. Lebenswoche behandelten II a(−)-Gelenken gibt es trotz des schlechtesten Ausgangswertes keine einzige Restdysplasie! Natürlich ist eine gewisse Vorsicht in der Verallgemeinerung dieser Befunde durch den geringen quantitativen Umfang dieses Teilkollektivs notwendig. Die Generaltendenz ist aber eindeutig!

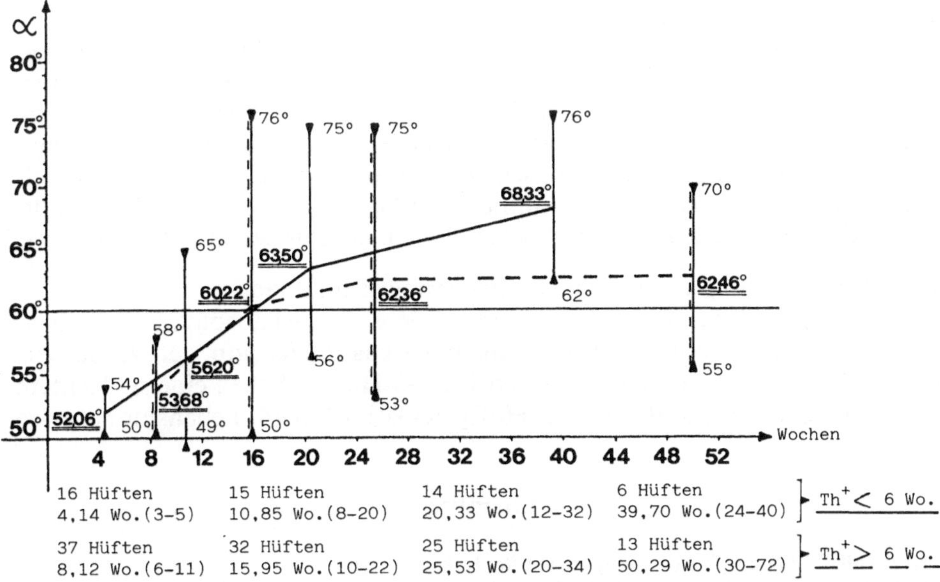

Abb. 5. Vergleich der vor der 6. Lebenswoche (ausgezogene Linie) mit jenen nach der 6. Lebenswoche behandelten Fälle (strichlierte Linie). Mittelwertkurven mit Streubereich bei den Kontrollen. Interpretation im Text

b) Das andere Extrem bietet die Mittelwertkurve der IIa(−)-Gelenke, die erst nach der 6. Lebenswoche behandelt wurden. Diese zeigt nicht nur den langsamsten Anstieg, sondern auch den schlechtesten Endwert aller Alphawerte und damit auch parallel laufend mit 8,11 % IIb-Hüftgelenken die höchste Rate an Restdysplasien.

c) Die Kurve der vor der 6. Woche behandelten IIa(−)-Gelenke, die sehr gute Ausheilungsergebnisse zeigt, wird durch die Kurve der nach der 6. Woche behandelten IIa(−)-Gelenke mit ihren schlechten Ergebnissen nivelliert. So ist es erklärbar, daß bei nicht differenziertem Pool die unbehandelten IIa(−)-Gelenke etwas besser abschneiden als die behandelten.

Diskussion und Schlußfolgerungen

Zurückkommend auf das eingangs geschilderte Anliegen aus der durch die Hüftsonographie möglichen genauen Differenzierung einer Reifungsstörung, entsprechend differenzierte und rationelle therapeutische Richtlinien abzuleiten, möchten wir aus der Analyse der Ergebnisse folgende Schlußfolgerungen ziehen:

1. Typ-IIa-Gelenke reifen im großen und ganzen bis zur durchschnittlich 15. Woche tatsächlich annähernd linear aus. Sobald sie den Typ-I-Bereich erreicht haben, bleiben sie in ihren Alphawerten annähernd konstant.
2. Typ-IIa(+)-Gelenke sollten in 3 Monaten kontrolliert werden, um gegebenenfalls eine Verschlechterungstendenz rechtzeitig zu erkennen und zu therapieren. Die Restdysplasierate mit 1,12 % ist zwar gering, zeigt aber, daß ein Ausreifen einer IIa(+)-Hüfte zwar wahrscheinlich, aber nicht automatisch gegeben ist; daher die notwendige Kontrolle.
3. Typ-IIa(−)-Gelenke sollten möglichst früh erfaßt und noch vor der 6. Lebenswoche behandelt werden. Unter diesen Umständen haben sie eine ausgezeichnete Prognose mit einer Restdysplasierate von 0 %. Werden sie erst nach der 6. Woche erfaßt, so erreichen sie auch mit Therapie nur langsam und im Durchschnitt insgesamt schlechtere Alphawerte. Aus spät behandelten IIa(−)-Gelenken werden immerhin 8 % Typ-IIb-Gelenke. Das heißt, daß die Restdysplasierate die höchste von allen untersuchten Gruppen ist.

Die **Schlußfolgerung** aus diesen Untersuchungen muß lauten:
Die Frühdiagnose durch ein Neugeborenen-Screening ist absolut anzustreben. Realisiert werden kann diese Frühdiagnose spätestens von der 4. bis zur 6. Lebenswoche. Alle danach erfaßten IIa(−)-Hüften haben eine schlechtere Prognose. Eine Zweitkontrolle aller Hüftgelenke im 3. bis 4. Lebensmonat wäre sinnvoll.

Literatur

Graf R (1985) Sonographie der Säuglingshüfte. Enke, Stuttgart
Graf R, Tschauner Ch, Schuler P (1986/87) Ist die Hüftsonographie notwendig, und unter welchen Voraussetzungen kann sie eingesetzt werden? pädiatr prax 34: 129−139

Korrespondenz: Doz. Dr. R. Graf, Landessonderkrankenhaus Stolzalpe, A-8852 Stolzalpe.

Welchen Einfluß kann die Sonographie auf die Therapie von Hüftreifungsstörungen haben?

P. Schuler, E. Feltes und *P. Dörner*

Zentrum für Operative Medizin II, Klinik für Orthopädie (Leiter: Prof. Dr. P. Griss)
der Philipps-Universität Marburg, Bundesrepublik Deutschland

Zusammenfassung

Der Vergleich zweier Kollektive mit einem Therapiebeginn vor bzw. nach dem 3. Lebensmonat zeigt, daß Therapiedauer und Therapieart abhängig sind sowohl vom Ausmaß der Hüftreifungsstörung als auch vom Alter des Patienten bei Therapiebeginn. Mit der Hüftsonographie können die Diagnose und der Therapiebeginn in die ersten Lebenswochen gelegt werden. Durch die Früherfassung von Hüftreifungsstörungen hat somit die Sonographie einen nicht unwesentlichen Einfluß auch auf die Therapie.

Schlüsselwörter: Hüftsonographie, Hüftscreening, Therapieart, Therapiedauer.

Einleitung

Mit der Sonographie als neuer bildgebender Methode zur Diagnose von Hüftreifungsstörungen ist es möglich geworden, eine sichere Aussage hinsichtlich Form und Struktur von nicht ossifizierten Anteilen der Hüftüberdachung sowie der tragenden knöchernen Anteile der Hüfte zu machen. Durch die sicher zu beurteilenden knorpeligen Anteile, welche mit der Röntgendiagnostik bisher nur invasiv darzustellen waren, kann jetzt bereits nach dem ersten postpartalen Tag eine Aussage zum Schweregrad und zur Prognose von Hüftreifungsstörungen gemacht werden (Graf, 1986; Graf und Schuler, 1986). Im folgenden soll an einem Kollektiv von 1.264 Hüften bei 632 Patienten, welches in einem sechsmonatigen Zeitraum von März 1985 bis Oktober 1985 untersucht wurde, dargestellt werden, inwieweit die Sonographie, insbesondere die Anwendung vor dem 3. Lebensmonat, einen Einfluß auf die Therapie und die Prognose von Hüftreifungsstörungen haben kann.

                P. Schuler, E. Feltes und P. Dörner

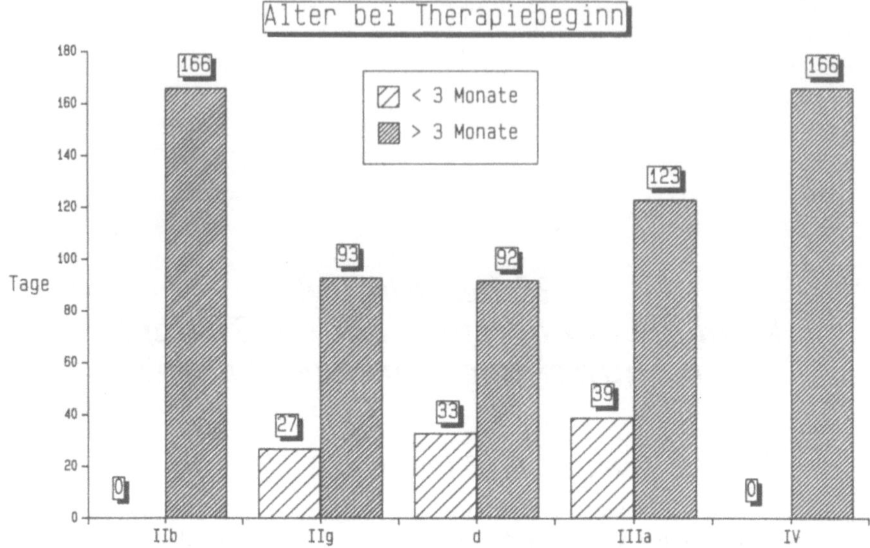

Abb. 1. Durchschnittlicher Therapiebeginn, aufgegliedert in eine Gruppe mit Therapiebeginn vor dem 3. Lebensmonat sowie in eine Gruppe mit Therapiebeginn nach dem 3. Lebensmonat

Material und Ergebnisse

Bei 632 Patienten wurde in 87 Fällen ein therapiebedürftiger Befund diagnostiziert und therapiert, dies entspricht 14 % des Gesamtkollektivs. Beim untersuchten Kollektiv ist davon auszugehen, daß es sich um ein bereits durch niedergelassene Pädiater, Orthopäden und Hausärzte sowie die Geburtshilfliche Abteilung der Universitäts-Frauenklinik Marburg vorselektioniertes Krankengut handelt und deshalb die Therapiehäufigkeit nicht mit der in der Literatur angegebenen Dysplasierate übereinstimmt.

Die behandelten Kinder waren in 23 % Jungen und in 77 % Mädchen. Dies entspricht einem Verhältnis von 1:3,5 bei einem Verhältnis von 1:1,5 im Gesamtkollektiv. Die Altersverteilung lag bei den Therapierten mit 61 % unter dem 3. Lebensmonat und bei 39 % über dem 3. Lebensmonat. Das Durchschnittsalter bei Therapiebeginn betrug 92 Tage. Das durchschnittliche Alter der einzelnen sonographischen Typen beim Therapiebeginn ist aus Abb. 1 zu entnehmen.

Von insgesamt 216 Patienten unter dem 3. Lebensmonat wurden 25 % therapiert, von 416 Patienten über dem 3. Lebensmonat 8 %. Die durchschnittliche Therapiedauer betrug 103 Tage. Betrachtet man die Therapiedauer in Abhängigkeit vom Therapiebeginn vor dem 3. Lebensmonat und nach dem 3. Lebensmonat, zeigt sich, daß eine jeweils um ca. 4 Wochen kürzere Therapiedauer resultiert bei einem Therapiebeginn vor dem 3. Lebensmonat gegenüber einem Therapiebeginn nach dem 3. Lebensmonat (Abb. 2).

An Ersttherapiemitteln kamen zum Einsatz in 81 % Spreizhosen, in 16 % Extensionen, in 2 % HD-Schienen und in 1 % ein Beckenbeingips. Die Behand-

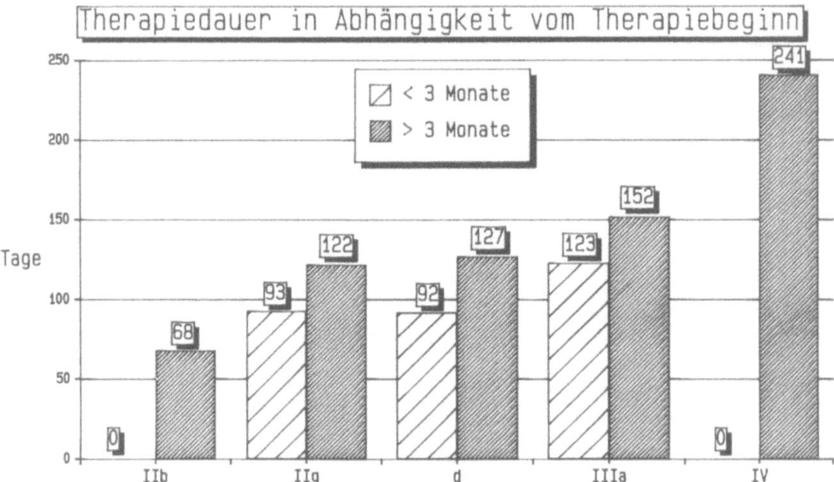

Abb. 2. Therapiedauer in Abhängigkeit vom Therapiebeginn, aufgegliedert nach verschiedenen Hüfttypen

lungen mit Spreizhosen nehmen mit zunehmendem pathologischem Hüfttyp ab, während die Behandlungen mittels Extensionen mit zunehmendem pathologischem Hüfttyp zunehmen. Behandlungen vor dem 3. Lebensmonat wurden in 93% mit einer Spreizhose durchgeführt, nach dem 3. Lebensmonat lag der Anteil der Spreizhosentherapie nur noch bei 62%. Umgekehrte Verhältnisse finden sich bei den Extensionsbehandlungen. Hier wurde vor dem 3. Lebensmonat in 4% mit Extensionen behandelt und nach dem 3. Lebensmonat in 35%. Die Zunahme der Extensionstherapie bei Therapiebeginn nach dem 3. Lebensmonat bzw. die Abnahme der Behandlungen mittels Spreizhose bei Therapiebeginn nach dem 3. Lebensmonat liegt in der zunehmenden Häufigkeit der Abspreizbehinderung bei pathologischen Hüfttypen in höherem Alter begründet.

Von den 632 untersuchten Patienten waren 128, das entspricht 20%, bereits einem Neugeborenen-Screening unterworfen worden. Bei unauffälligem Screening-Befund wurden die Kinder zu einer Kontrolluntersuchung in der 12. Lebenswoche einbestellt. Bei auffälligem Befund wurde eine kurzfristige Kontrolle nach 3 bis 6 Wochen angeraten. Eindeutig pathologische Befunde wurden sofort therapiert. 40 pathologische Hüften, die dem Kollektiv der gescreenten Kinder angehören, entsprechen 30% aller pathologischen Hüften im Gesamtkollektiv.

Der Anteil gescreenter pathologischer Hüften unter dem 3. Lebensmonat betrug 58%, bei nicht durch Screening erfaßten pathologischen Befunden lediglich 42%. Umgekehrte Verhältnisse finden sich nach dem 3. Lebensmonat. Hier ist nur in 6% der pathologischen Hüften vorher ein Screening durchgeführt worden, in 94% jedoch nicht (Abb. 3).

Dies bedeutet, daß der Therapiebeginn bei den bereits postpartal gescreenten Säuglingen, bei Vorliegen eines pathologischen Befundes, in 90% vor dem 3. Lebensmonat gelegt werden konnte (Abb. 4). Demgegenüber liegt bei patho-

                    P. Schuler, E. Feltes und P. Dörner

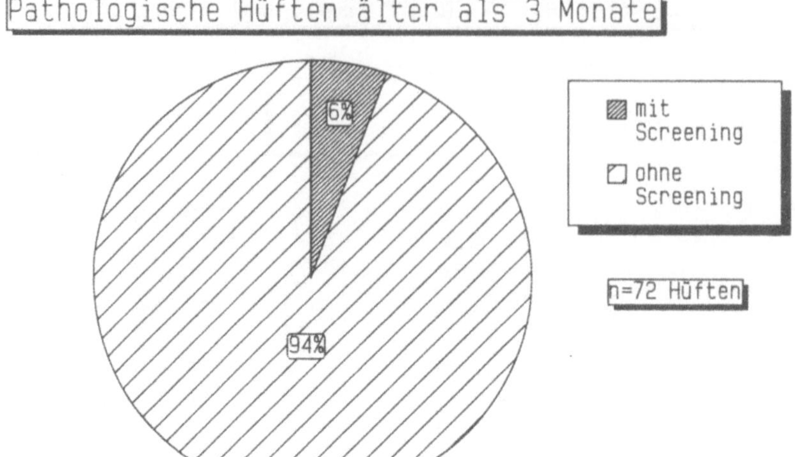

Abb. 3. Prozentuale Verteilung therapierter Hüften mit einem Therapiebeginn nach dem 3. Lebensmonat in Abhängigkeit davon, ob ein sonographisches Screening durchgeführt wurde oder nicht

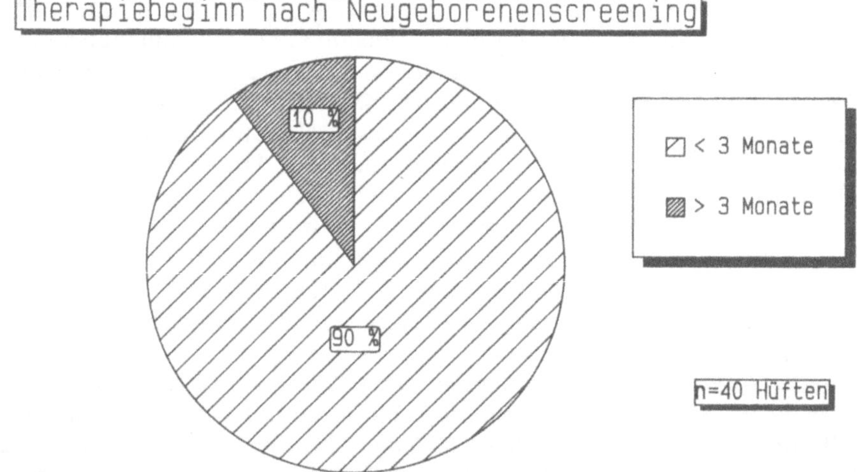

Abb. 4. Therapiebeginn von Hüften, bei denen ein Neugeborenen-Screening durchgeführt wurde. Dabei ist zu entnehmen, daß bei 90 % die Therapie innerhalb der ersten 12 Lebenswochen eingeleitet wurde

logischen Hüftbefunden, die nicht durch ein Neugeborenen-Screening erfaßt worden waren, der Therapiebeginn nur in 32 % in der Zeit vor dem 3. Lebensmonat (Abb. 5).

Schlußbemerkung

Mit der Sonographie ist eine Frühdiagnose und somit eine Frühtherapie von Hüftreifungsstörungen möglich geworden. In dem vorgelegten Patientengut

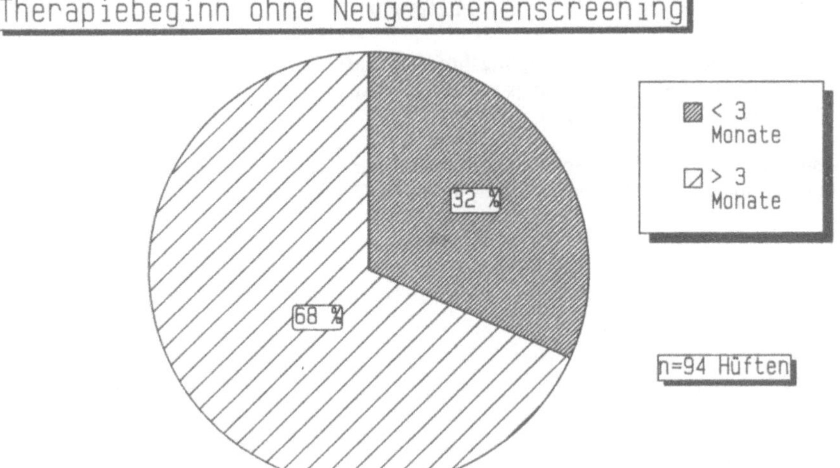

Abb. 5. Therapiebeginn von Hüften, die nicht im Rahmen eines Neugeborenen-Screenings untersucht wurden. Innerhalb der ersten 12 Lebenswochen wurde nur in 32 % mit der Therapie begonnen

waren 30 % aller pathologischen Hüften bereits unmittelbar postpartal durch ein Neugeborenen-Screening erfaßt worden, und bei diesen begann die Therapie in 90 % vor dem 3. Lebensmonat. Die verbleibenden 10 %, darunter keine dezentrierte Hüfte, wurden nach der 12-Wochen-Kontrolle erfaßt und der Therapie zugeführt. Bei den nicht postpartal sonographierten Hüften konnte lediglich in 32 % mit der Therapie vor dem 3. Lebensmonat begonnen werden und in 68 %, darunter stark dezentrierte Gelenke vom Typ III und IV, nach dem 3. Lebensmonat. Diese Tatsache hat einen nicht unwesentlichen Einfluß auf die Therapiedauer und die Therapieform. Die Therapiedauer war bei einem Therapiebeginn vor dem 3. Lebensmonat durchschnittlich um 4 Wochen kürzer als bei einem Therapiebeginn nach dem 3. Lebensmonat. Ferner konnte bei einem Therapiebeginn vor dem 3. Lebensmonat mit 93 % Spreizhosen und nur 4 % Extensionen eine mildere Therapieform gewählt werden als bei Therapiebeginn nach dem 3. Lebensmonat mit 62 % Spreizhosen und 35 % Extensionen.

Da 89 % der II g- und D-Typen durch ein Neugeborenen-Screening gefunden wurden, bedeutet dies, daß dadurch verhindert werden konnte, daß sich diese Hüften zu noch schlimmeren Hüftreifungsstörungen entwickeln konnten. So ist die Behandlungsdauer bei diesen Kindern durch das Neugeborenen-Screening und die Frühtherapie nicht nur um ca. 4 Wochen, sondern um etwa das Doppelte verkürzt worden. Zudem ist davon auszugehen, daß durch die spätere Erfassung dieser Patienten in vermehrtem Ausmaß eine Abspreizbehinderung gefunden worden wäre und somit die Spreizhose als mildere Therapieform in vielen Fällen wohl nicht mehr in Betracht gekommen wäre.

Es kann festgehalten werden, daß die Sonographie über den Weg der Früherfassung einen nicht unwesentlichen Einfluß auf die Therapiedauer und die Therapieform hat.

Literatur

Graf R (1986) Sonographie der Säuglingshüfte, 2. Aufl. Enke, Stuttgart
Graf R, Schuler P (1986) Die Säuglingshüfte im Ultraschallbild: Ein Atlas. Edition Medizin VCH-
    Verlagsgesellschaft, Weinheim

Korrespondenz: Doz. Dr. P. Schuler, Zentrum Operative Medizin II, Klinik für Orthopädie,
Baldingerstraße, D-3550 Marburg, Bundesrepublik Deutschland.

Indikation zur Hüftsonographie —
Wertigkeit der Risikofaktoren

P. Schuler, E. Feltes und P. Dörner

Zentrum für Operative Medizin II, Klinik für Orthopädie (Ärztlicher Leiter: Prof. Dr. P. Griss)
der Philipps-Universität Marburg, Bundesrepublik Deutschland

Zusammenfassung

Zur Klärung der Frage, ob die Hüftsonographie bei allen Säuglingen oder nur bei anamnestischen
oder klinischen Hinweiszeichen erfolgen soll, wurde eine prospektive Studie bei 632 Patienten
durchgeführt. Dabei zeigte sich, daß nur jeder 5. Säugling mit sogenannten klinischen oder anamnestischen Risikofaktoren einen behandlungswürdigen Hüftschaden aufwies. In der Gruppe der
Therapierten konnte bei 17 % die Hüftreifungsstörung bei klinisch unauffälligem Befund nur
durch die sonographische Untersuchung erfaßt werden.

Schlüsselwörter: Hüftsonographie, Hüftscreening, Risikofaktoren.

Einleitung

Hüftreifungsstörungen stellen ein diagnostisches Problem für Orthopäden,
Pädiater, Radiologen und praktische Ärzte gleichermaßen dar. Bisher war die
röntgenologische Diagnostik neben den anamnestischen und klinischen Befunden die ausschlaggebende objektivierende Methode der Wahl. Die Beurteilung
der Säuglingshüfte, vor allem vor dem 3. Lebensmonat, kann jedoch mit den
bisher zur Verfügung stehenden Mitteln nicht als sicher betrachtet werden.

Eine Aufgabe der Versorgeuntersuchung ist es, Hüftreifungsstörungen
möglichst früh zu erkennen, da weitgehend Übereinstimmung besteht hinsichtlich der besseren Therapierbarkeit und Prognose von früh erkannten Hüftreifungsstörungen. Mit der Sonographie der Säuglingshüfte (Graf, 1986; Graf und
Schuler, 1986) läßt sich vielleicht eine Antwort finden auf die schon lange bestehende und noch aktuelle Frage nach Möglichkeiten und Grenzen der Vorsorge-
diagnostik bei Hüftreifungsstörungen.

Wir sind daher der Frage nachgegangen, inwieweit die Sonographie als
neues Diagnostikum zum Einsatz kommt und aufgrund welcher Verdachts-

momente der einzelne Arzt sie einsetzt und wie die Sonographie die vermuteten Hüftreifungsstörungen bestätigt oder ausschließt. Zu diesem Zweck wurde in der Orthopädischen Klinik der Universität Marburg in einer prospektiven Untersuchung ein sechsmonatiger Zeitraum von März 1985 bis Oktober 1985 hinsichtlich Risikofaktoren bei Kindern mit Verdacht auf Hüftreifungsstörungen untersucht. Die Befunde der anamnestischen und klinischen Untersuchung, wie familiäre Dysplasiebelastung, Geburt aus Beckenendlage, Abspreizbehinderung, Faltenasymmetrie sowie Fuß- und Wirbelsäulenveränderungen, wurden dem sonographischen Befund gegenübergestellt.

Material und Ergebnisse

In dem oben genannten Zeitraum wurden annähernd 2.000 sonographische Hüftuntersuchungen bei 650 Säuglingen durchgeführt. Wegen der strengen Bewertungskriterien hinsichtlich Qualität und Auswertbarkeit der einzelnen Sonogramme sowie der Dokumentation wurden 2,8 % der untersuchten Kinder nicht in die Studie miteinbezogen, sodaß die Ergebnisse sich auf die Erstuntersuchung von 1.264 Hüften bei 632 Patienten stützen.

Das Durchschnittsalter betrug bei weiblichen Patienten 216 Tage, bei männlichen 236 Tage, gesamt 224 Tage. Jünger als 3 Monate waren 34 % der Kinder, 66 % der Kinder waren älter als 3 Monate. Das Gesamtkollektiv setzt sich aus 40 % Jungen und 60 % Mädchen zusammen. Dies entspricht einem Verhältnis von Jungen zu Mädchen von $1:1,5$. Bei Untersuchung der Übereinstimmung des Hüfttyps der linken Seite mit der rechten Seite zeigte sich eine Übereinstimmung bei pathologischen Hüften in ca. 30 %. Die Meßergebnisse des Winkels α als Parameter für die knöcherne Überdachung und des Winkels β als Maß für die knorpelige Überdachung ergaben die bekannten Ergebnisse. Insbesondere zeigt sich auch bei unserer Untersuchung, daß die Typ-I-Hüfte mit 65° deutlich über der Mindestanforderung von 60° liegt, sodaß eine Hüfte mit $\alpha = 60°$ nur das absolute Minimum der von ihr geforderten Reife erreicht hat.

Das Gesamtkollektiv von 1.264 Hüften setzt sich aus 89 % gesunden und 11 % pathologischen Hüfttypen zusammen. Die hohe Rate an pathologischen Hüften ist dadurch zu erklären, daß es sich teilweise um ein vorselektioniertes Krankengut handelte. In der Altersverteilung befinden sich die pathologischen Hüften in 46 % unter und in 54 % über dem 3. Lebensmonat. Die Aufschlüsselung der Geschlechtsverteilung bei den pathologischen Hüfttypen ergibt hier ein eindeutiges Verhältnis zu Lasten der Mädchen von $1:3,5$. Eine Seitenbevorzugung wurde bei einer Verteilung der pathologischen Hüfttypen in 53 % links und 47 % rechts nicht gesehen.

Die untersuchten Patienten wurden in 44 % der Fälle vom Pädiater, in 26 % vom Hausarzt, in 20 % von der Neugeborenenabteilung der Universitäts-Frauenklinik Marburg, in 6 % von anderen Krankenhäusern und in 4 % von Orthopäden zur Hüftsonographie überwiesen. 0,4 % kamen direkt zur Untersuchung. Die verschiedenen Indikationsstellungen, die zur Sonographie führten, sind in Abb. 1 wiedergegeben.

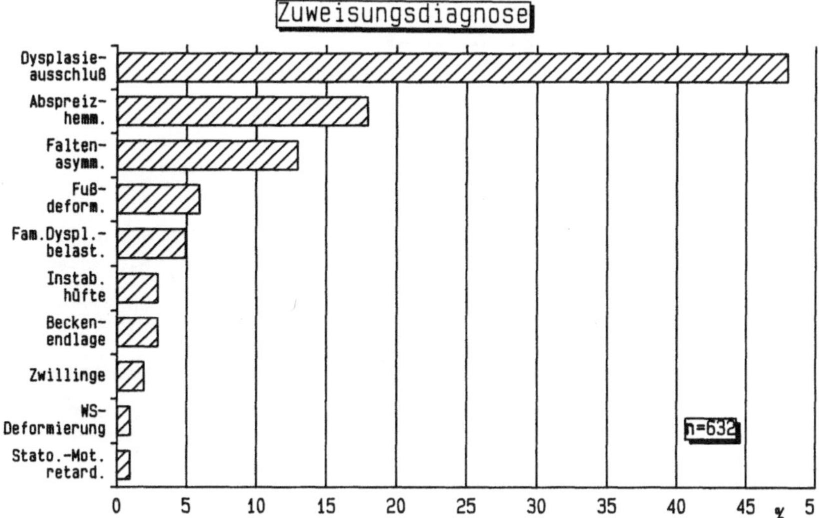

Abb. 1. Prozentuale Darstellung der Zuweisungsdiagnose zur Hüftsonographie

Eine Übereinstimmung von Zuweisungsdiagnosen und bei uns erhobenem klinischen Befund zeigte sich bei der Abspreizhemmung in 58 %. Hier kommt die unterschiedliche Interpretation der Adduktionskontraktur, abhängig vom jeweiligen Alter des Kindes, zum Tragen. Bei der Faltenasymmetrie ergab sich eine Übereinstimmung in 42 %. Auch hier ist sicher eine extrem differente Betrachtung und Beurteilung des Hautfaltenreliefs anzunehmen. Die Übereinstimmung bei Fuß- und Wirbelsäulenveränderungen sowie bei instabilen Hüften lag unter 40 %, wobei die instabile Hüfte als positives Ortolani-Phänomen beim Erstuntersucher durchaus positiv sein kann, wohingegen wir das Zeichen zu einem späteren Zeitpunkt nicht mehr nachweisen konnten.

Insgesamt zeigt sich hier deutlich die Problematik in der Diagnostik mit den sogenannten Risikozeichen bei der Hüftreifungsstörung im Säuglingsalter. Dies kommt ferner zum Tragen durch die Tatsache, daß in fast 50 % der Zuweisungen die Indikation zur Sonographie – Dysplasieausschluß – ohne weitere Angabe von anamnestischen und klinischen Befunden gestellt wurde. Hier schlägt sich die Unsicherheit der einzelnen klinischen Zeichen in einer pauschalen Annahme des Verdachtes auf Hüftreifungsstörungen nieder. Der niedergelassene Arzt sucht die sichere und objektivierende risikolos einsetzbare Methode zum Nachweis oder Ausschluß der Hüftdysplasie und stellt somit die Indikation zur Sonographie bei fehlenden, fraglichen und relativ sicheren Zeichen gleichermaßen.

Im Gesamtkollektiv der untersuchten Kinder waren bei 42 % keine, bei 58 % Risikofaktoren vorhanden (Abb. 2). Die Häufigkeit der Risikofaktoren zeigt Abb. 3. Die einzelnen Risikofaktoren kamen in Kombination annähernd gleich häufig vor wie bei isoliertem Vorliegen.

Von den Patienten, bei denen Risikofaktoren gefunden wurden, hatten nur 20 % einen therapiebedürftigen Hüftbefund. Bei 80 % konnten sonographisch,

                    P. Schuler, E. Feltes und P. Dörner

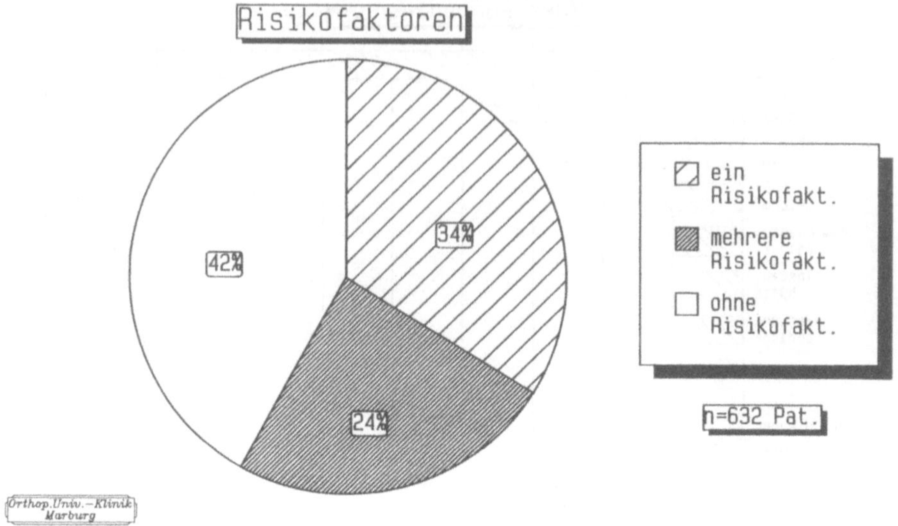

Abb. 2. Graphische Darstellung der Anzahl der Patienten mit und ohne Risikofaktoren

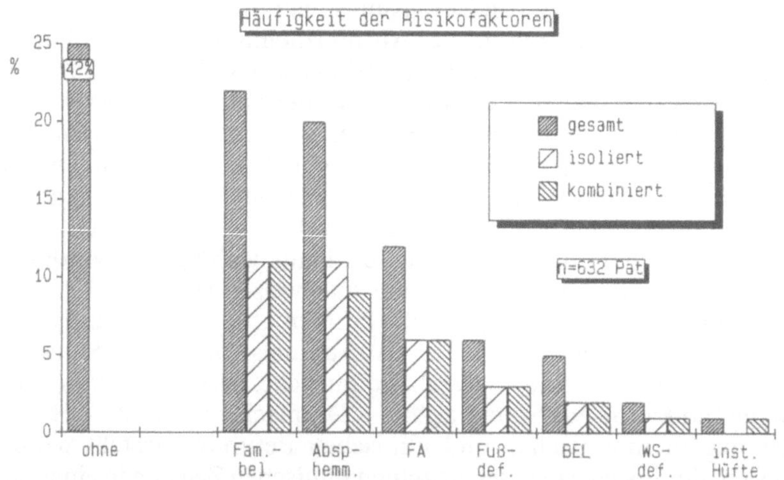

Abb. 3. Prozentuale Darstellung der in Kombination oder isoliert vorgefundenen Risikofaktoren
bei 632 Patienten

trotz Risikofaktoren, völlig altersentsprechende, physiologische Hüfttypen klassifiziert werden.

Patienten, bei denen kein Risikofaktor vorlag, mußten in 6 % einer Therapie zugeführt werden. Beim Vorliegen von einem isolierten Risikofaktor wurde in 18 % therapiert, bei mehreren Risikofaktoren in 22 %. Da jedoch die Wertigkeit des einzelnen Risikofaktors bei gleichzeitigem Vorliegen von weiteren, anderen Risikofaktoren nicht eindeutig beurteilt werden kann, muß man die Therapiehäufigkeit bei den isoliert vorkommenden Risikofaktoren zur Bewertungs-

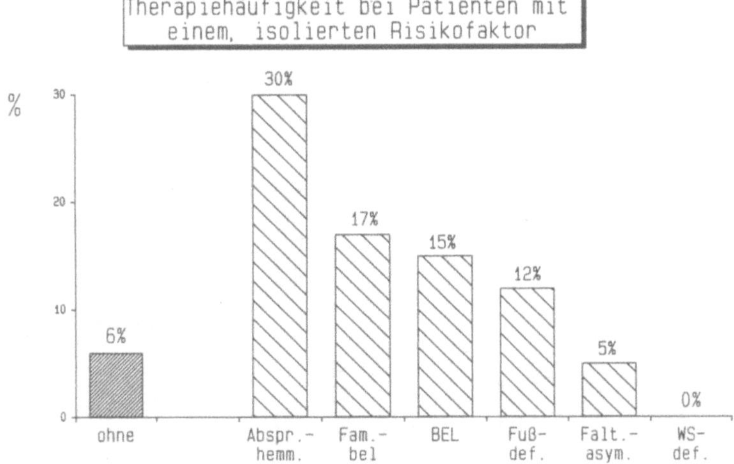

Abb. 4. Graphische Darstellung der Therapiehäufigkeit bei isoliert vorkommenden Risikofaktoren. Hier ist besonders darauf aufmerksam zu machen, daß aus der Gruppe derjenigen Patienten, die keine Risikofaktoren aufwiesen, 6 % therapiert werden mußten

grundlage machen. Die Therapiehäufigkeit bei den einzelnen Risikofaktoren ist in Abb. 4 dargestellt.

Betrachtet man nun die Häufigkeit der einzelnen Risikofaktoren im Kollektiv der therapierten Patienten, ergibt sich folgendes Bild: In 17 % der therapierten Fälle lagen keine Risikofaktoren vor. Bei 45 % der Therapierten wurde ein isolierter Risikofaktor gefunden, und in 38 % der behandelten Kinder lagen mehrere Risikofaktoren in Kombination vor. Die Häufigkeitsverteilung der einzelnen Risikofaktoren bei kombiniertem und isoliertem Vorliegen zeigt Abb. 5.

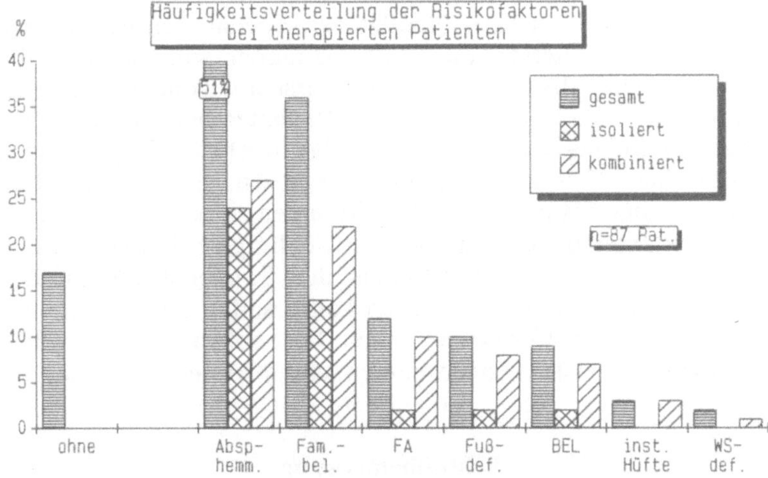

Abb. 5. Häufigkeitsverteilung der isoliert oder in Kombination auftretenden Risikofaktoren bei therapierten Patienten. Von besonderer Bedeutung ist, daß aus der Gruppe aller therapierten Patienten 17 % keine Risikofaktoren aufwiesen

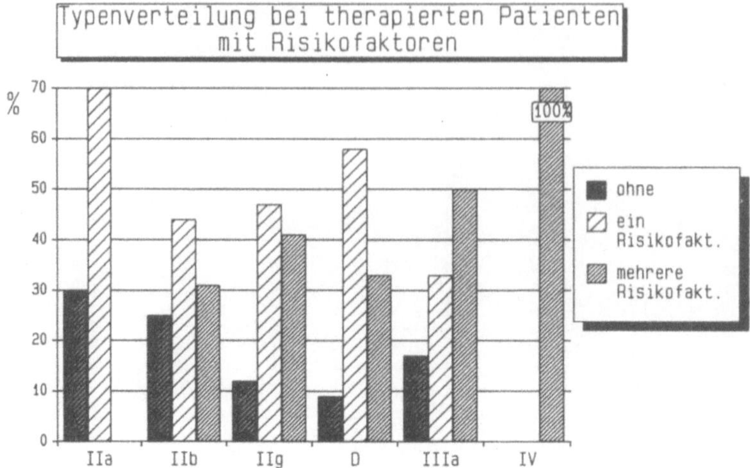

Abb. 6. Graphische Darstellung der Risikofaktoren bei therapierten Patienten, aufgeschlüsselt nach den verschiedenen Hüfttypen

Von Bedeutung ist auch die Aufschlüsselung der Typenverteilung bei den therapierten Patienten mit Risikofaktoren, wie sie in Abb. 6 wiedergegeben wird. Hier ist besonders hervorzuheben, daß 15 von 87 Kindern mit behandlungsbedürftigen Hüftbefunden keinerlei anamnestische oder klinische Hinweiszeichen auf eine Hüftreifungsstörung zeigten und nur mittels der Sonographie einer adäquaten, rechtzeitigen Therapie zugeführt werden konnten. Ferner ist darauf aufmerksam zu machen, daß 17 % der IIIa-Patienten, also Kinder mit hochpathologischen, dezentrierten Hüften, ohne sonographische Untersuchung nicht zu erfassen waren, da ohne jegliche klinische Befunde auch keine Indikation zur Röntgenuntersuchung bestand.

Ein Grund für die unsichere Qualität der sogenannten Risikofaktoren ist ihre zum Teil relative Altersabhängigkeit. So fanden wir, wie in der Literatur beschrieben, daß die Abspreizbehinderung erst mit zunehmendem Alter an Häufigkeit gewinnt. Da 63 % unserer IIIa-Patienten bei der Diagnose jünger als 3 Monate waren, das Durchschnittsalter lag hier bei 75 Tagen, war in vielen Fällen keine sichere Abspreizhemmung zu erwarten und die relativ hohe Zahl unserer klinisch unauffälligen Typ-IIIa-Patienten zu erklären.

Eine weitere Untersuchung galt der Entwicklung der Hüftkopfkerne. Hierbei zeigte sich in unserem Kollektiv, daß ab dem 7. Lebensmonat in über 90 % der Fälle ein Kopfkern erwartet werden kann, sodaß eine weitere Kontrolle wegen noch fehlender Kopfkerne, nach der obligaten Kontrolle in der 12. Lebenswoche, frühestens nach weiteren 3 bis 4 Monaten indiziert erscheint (Abb. 7).

Schlußbemerkung

Als Resümee bleibt festzuhalten, daß nur jeder 5. Säugling mit sogenannten Risikofaktoren einen behandlungswürdigen Hüftschaden aufwies, wobei der

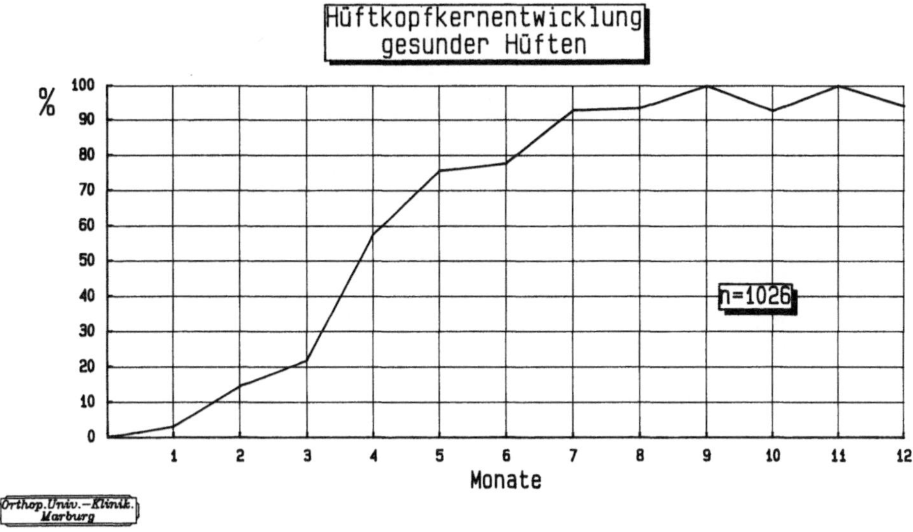

Abb. 7. Graphische Darstellung der Hüftkopfkernentwicklung bei gesunden Hüften in Abhängigkeit vom Lebensalter

familiären Dysplasiebelastung und der Abspreizhemmung sicherlich die wichtigste Bedeutung zukommt. Noch bedeutsamer ist jedoch die Tatsache, daß bei 6 % von 632 untersuchten Kindern, dies entspricht 17 % aller Therapierten, therapiebedürftige Hüftbefunde, insbesondere auch schwere Hüftreifungsstörungen mit Dezentrierung, gefunden wurden, die nur durch die sonographische Untersuchung zu erfassen waren. Diese Tatsache allein rechtfertigt eine sonographische Hüftuntersuchung aller Säuglinge. Betrachtet man die Möglichkeit, daß durch die Frühdiagnose und die Frühtherapie eine anatomische Ausheilung des Hüftreifungsschadens schneller und einfacher zu erreichen ist, so ist der Weg für ein generelles Neugeborenen-Screening vorgezeichnet.

Literatur

Graf R (1986) Sonographie der Säuglingshüfte, 2. Aufl. Enke, Stuttgart
Graf R, Schuler P (1986) Die Säuglingshüfte im Ultraschallbild: Ein Atlas. Edition Medizin VCH-Verlagsgesellschaft, Weinheim

Korrespondenz: Doz. Dr. P. Schuler, Zentrum Operative Medizin II, Klinik für Orthopädie, Baldingerstraße, D-3550 Marburg, Bundesrepublik Deutschland.

Ultraschall, Röntgen, Arthrographie –
Die drei gängigsten hüftdiagnostischen Verfahren nebeneinander betrachtet*

J. Altenhuber, F. Grill und M. Vitek

Abteilung für Kinderorthopädie (Leiter: Prim. Dr. F. Grill),
Orthopädisches Spital Wien-Speising (Ärztlicher Direktor: Doz. Dr. H. R. Schönbauer)

Zusammenfassung

Der Ultraschall hat sicherlich in der Routinediagnostik der Säuglingshüfte seinen festen Platz. Bei den nicht reponiblen Hüftgelenksluxationen, bei denen es nicht nur um die Diagnose, sondern auch um die Therapieplanung geht, sind dem Ultraschall Grenzen gesetzt. Ein sicherer Nachweis eines Weichteilinterponates gelingt mit dem Ultraschall derzeit noch nicht. Es bleibt für eine exakte Therapieplanung bei den nicht reponiblen Hüftgelenksluxationen die Arthrographie derzeit das einzige sichere Verfahren.

Schlüsselwörter: Ultraschall, Röntgen, Weichteilinterponat, Arthrographie.

Einleitung

Die Frühdiagnostik der Hüftluxation und Hüftdysplasie stellt nach wie vor ein zentrales Problem in der Orthopädie dar. Es hat sich gezeigt, daß die klinische Untersuchung im Rahmen des Neugeborenen-Screenings international etwa 50% der Hüftgelenksluxationen erfaßt, gleichgültig, ob sie vom Pädiater, Orthopäden oder beiden gemeinsam durchgeführt wird (Barlow, 1962; Bialik et al., 1986; Bjerkheim und Arseth, 1978; Grill, 1984b, 1984c, 1985a; Klisic et al., 1984; Mitchell, 1972; Moore, 1984; Ortolani, 1937; von Rosen, 1959).

Der Wert der Röntgenaufnahme ist in den ersten 6 Lebenswochen wegen der noch weitgehend knorpelig präformierten Gelenksteile umstritten. Die Säuglingshüfte kann erst ab etwa der 10. Lebenswoche röntgenologisch aussage-

* Diese Arbeit wurde durch Mittel aus dem Medizinisch-wissenschaftlichen Fonds des Bürgermeisters der Stadt Wien unterstützt.

    J. Altenhuber, F. Grill und M. Vitek

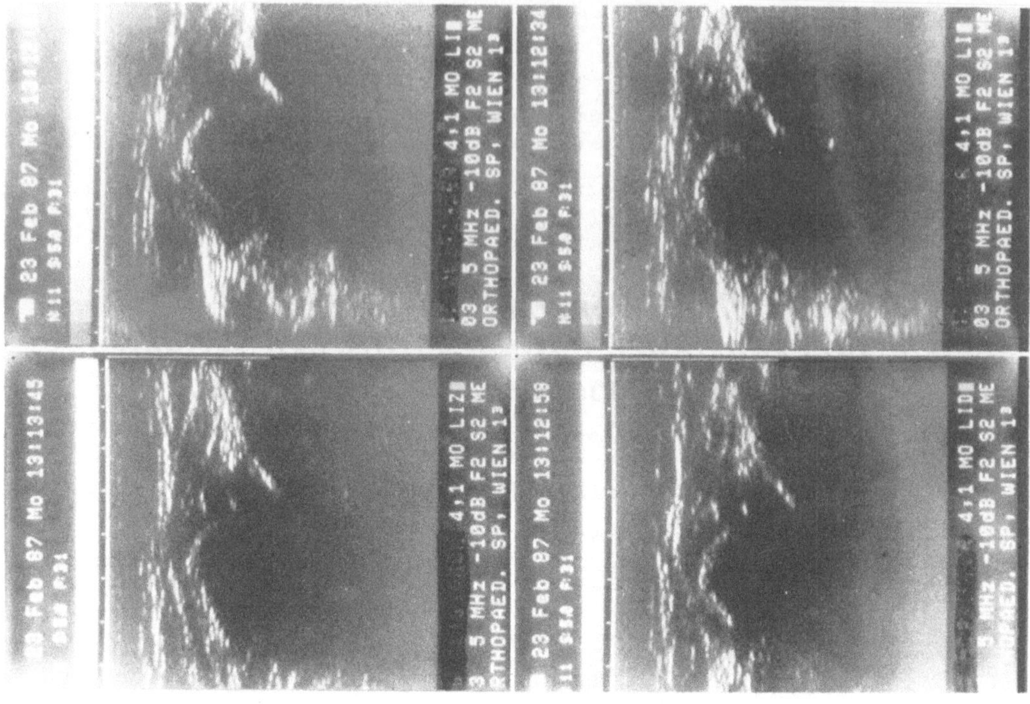

a

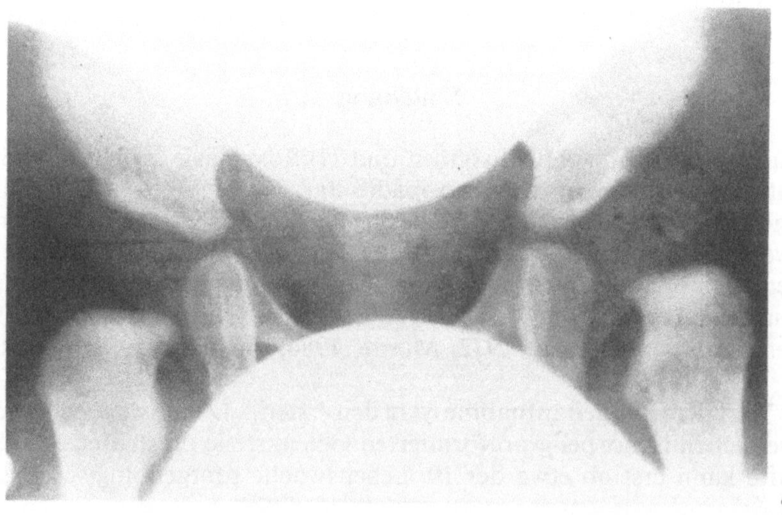

b

Abb. 1. **a** US Typ IIIa nach Graf li.; **b** Rö: Luxationsgrad II nach Tönnis

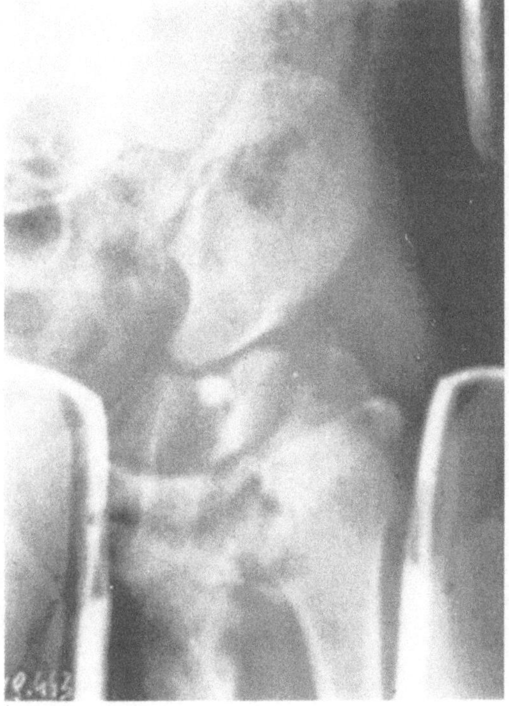

c

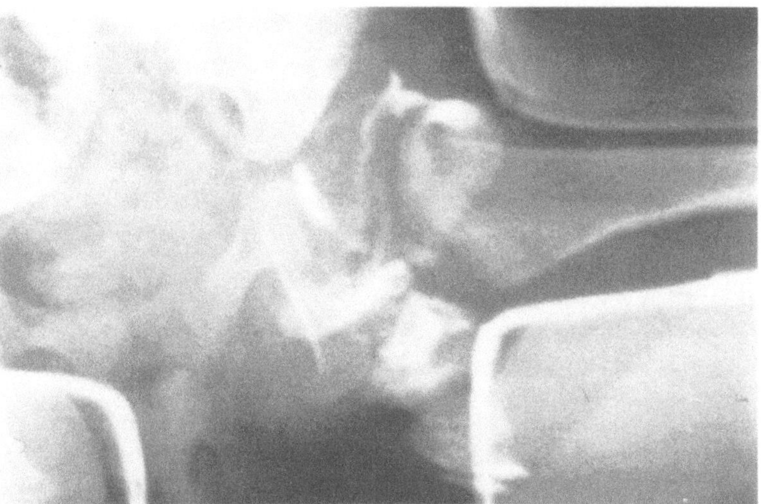

d

Abb. 1. c Arthrographie: Kontrastmittel im Pfannengrund, kein deformierter Limbus; d Repositionsgrad I nach Tönnis; konservative Therapie möglich

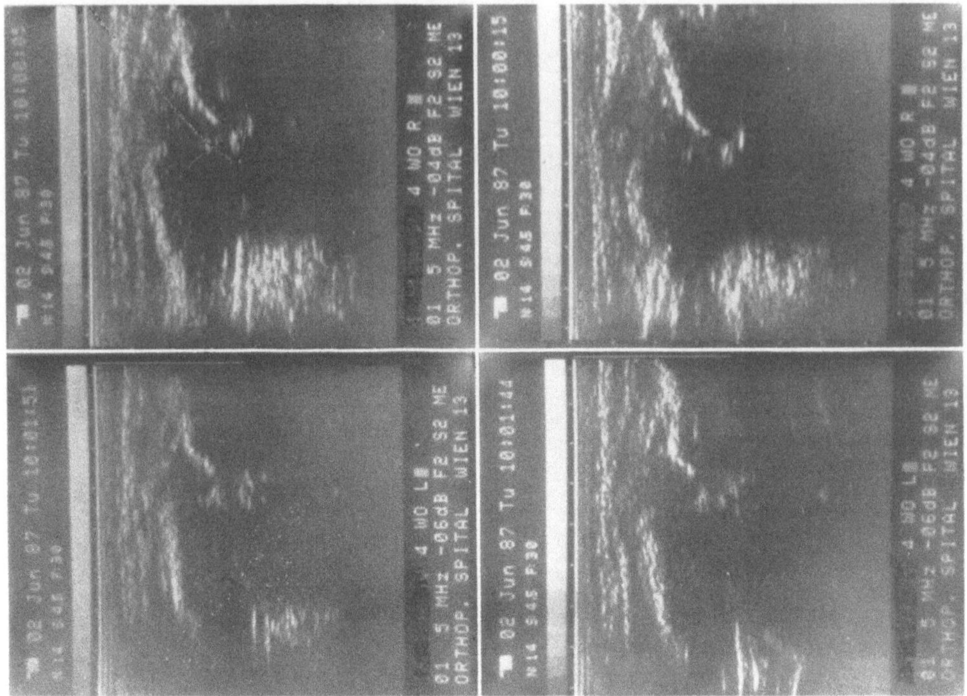

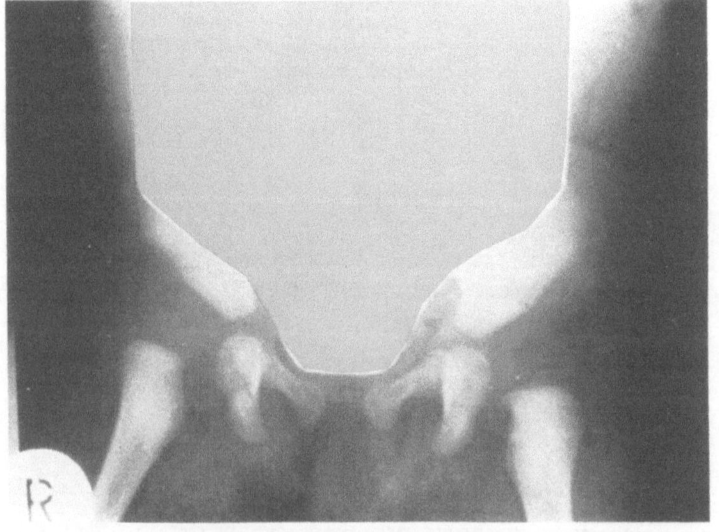

Abb. 2. a US Typ III a re.; **b** Rö: Luxationsgrad II nach Tönnis

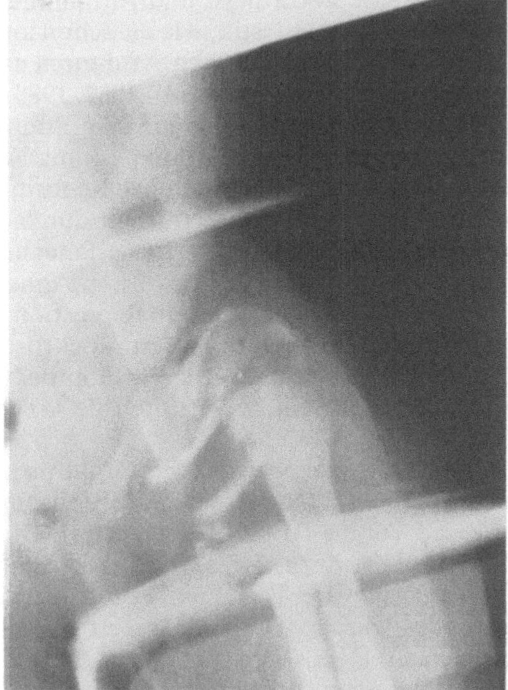

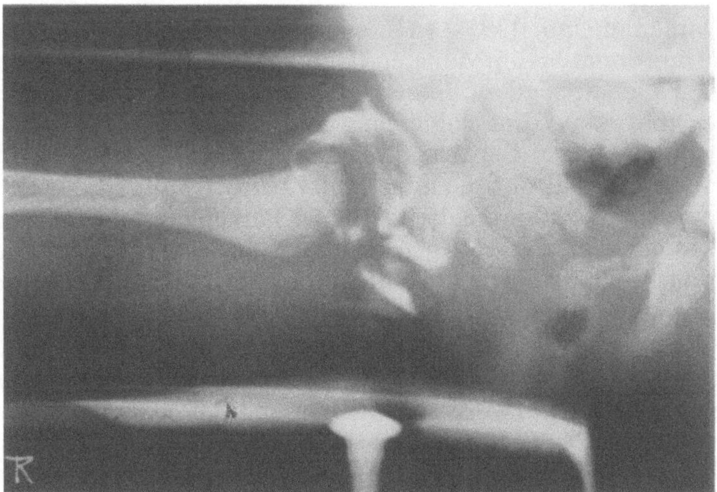

Abb. 2. **c** Arthrographie: Kontrastmittel im Pfannengrund, kein deformierter Limbus; **d** Repositionsgrad I nach Tönnis; konservative Therapie möglich

kräftig beurteilt werden, exakte Lagerungs- und Aufnahmetechnik vorausge-
setzt. Die Nachteile der Röntgendiagnostik, wie die schon angeführte fehlende
Beurteilungsmöglichkeit der nicht ossifizierten Strukturen und die Strahlenbelastung, ließen diese Methode durch die von Graf (1982, 1983, 1986) entwickelte
und standardisierte Ultraschalluntersuchung aus dem Routine-Screening verdrängen. Bei den Luxationsgraden Tönnis III und Tönnis IV ist es vor Beginn
einer Therapie wichtig, Aufschlüsse über eventuelle Repositionshindernisse zu
erhalten. Bisher konnte ein Repositionshindernis nur durch die Arthrographie
sicher nachgewiesen werden. Für Tönnis (1984) ist sie daher unbedingt erforderlich und Voraussetzung für die schonende Reposition. Anhand des arthrographischen Befundes kann die Indikation zu jenem Repositionsverfahren gestellt
werden, das bei minimalstem Risiko einer Hüftkopfnekrose die Entwicklung
eines normalen Hüftgelenkes ermöglicht. Die Hüftkopfnekroserate steigt mit
dem Ausmaß der Luxation, sie wird zusätzlich durch die Art der Reposition und
die Retention entscheidend beeinflußt.

Im Zuge der jede neue Methode begleitenden Euphorie in der Anwendung
wurde auch die Sonographie zur Analyse von Repositionshindernissen bei
Hüftluxationen vom Grad Tönnis III und IV eingesetzt. Die Publikation von
Suzuki et al. (1987) veranlaßt dazu, anhand einer Nachuntersuchung von
eigenen Patienten, bei denen alle drei Verfahren, also Ultraschall, Röntgen und
Arthrographie angewendet wurden, die Aussage zu überprüfen, ob mittels
Sonographie tatsächlich ein Interpositum nachgewiesen werden und damit auf
die invasive Arthrographie zunehmend verzichtet werden kann. Anhand dieser
Untersuchung stellen wir diese drei gängigen hüftdiagnostischen Verfahren und
ihren Einsatzbereich einander gegenüber (Abb. 1, 2).

Material und Methode

Insgesamt wurden im Jahr 1985 34 Patienten (30 weibliche, 4 männliche) im
Alter von einem Monat bis 15 Monaten (Durchschnittsalter 5,7 Monate) ausgewertet. Alle Fälle waren gut dokumentiert, in allen Fällen wurden die Ultraschalluntersuchung, das Röntgenbild und die Arthrographie innerhalb von
48 Stunden durchgeführt. Bei den 34 Patienten fanden sich insgesamt 36
luxierbare Hüften, 28mal war die linke Hüfte betroffen, 4mal die rechte, bei
2 Patienten war die Luxation beidseits. Bei 20 Patienten in der Altersgruppe
von 1 bis 3 Monaten lag eine Hüftgelenksinstabilität vor, die arthrographisch
kein Repositionshindernis zeigte und daher mit einer Pavlikbandage problemlos ausgeheilt werden konnte. In 14 Fällen, es waren ausschließlich Mädchen,
fand sich ein Repositionshindernis. In keinem dieser Fälle war es sonographisch
möglich, dieses Repositionshindernis darzustellen; weder der Deformierungsgrad des Erkers noch das eingezogene Ligamentum transversum, noch die Enge
der Pfanneneingangsebene und der Zustand des Pfannengrundes konnten
durch die Ultraschalluntersuchung erfaßt werden. Auch eine Untersuchung mit
dem Schallkopf von inguinal her konnte keine genaueren Aufschlüsse geben. In
allen Fällen erwies sich die Arthrographie im Hinblick auf Repositionshindernisse als das überlegene diagnostische Verfahren.

Diskussion

Bei der modernen „real time"-Technik ist es möglich, mit dem Ultraschall besonders Weichteilstrukturen und knorpelige Anteile gut darzustellen und damit eine ausgezeichnete Erkerdiagnostik zu betreiben. Das gilt aber nur, solange keine Hüfte Typ Tönnis III oder IV vorliegt. In diesen Fällen ist der deformierte Limbus nicht mehr sicher identifizierbar, er wird durch das koxale Femurende meist abgedeckt. Somit besteht zwar der dringende Verdacht, daß durch den hochgetretenen Femurkopf ein deformierter Knorpel vorhanden ist, ob er aber tatsächlich ein Repositionshindernis darstellt, ist nicht mit Sicherheit nachzuweisen.

Bei der zunehmenden Dezentrierung der Typ-III-Hüfte nach Graf, die sich in einer Vergrößerung des Betawinkels ausdrückt, wird das knorpelige Pfannendach nach kranial mitgenommen und deformiert. Das Ultraschallbild liefert hier einen verbreiterten knorpeligen Erker als Ausdruck einer mangelhaften Verknöcherung und eines hochgepreßten knorpeligen Pfannendaches. Es läßt keine Aussage über den Deformierungsgrad des Erkers zu und ermöglicht es nicht, festzustellen, wie weit die Pfannenlichtung durch den deformierten Knorpel eingeengt ist. Ein weiterer wichtiger Orientierungspunkt bei der dezentrierten Hüfte − nämlich der Pfannengrund mit dem Ligamentum transversum − kann mittels Ultraschall ebenfalls nicht eingesehen werden. Es besteht daher die Gefahr, daß bei stark dezentrierter Typ-III-Hüfte nach Graf − also jener mit einem Betawinkel über 90 Grad − ein bestehendes Repositionshindernis durch ausschließliche Ultraschalluntersuchung nicht erfaßt wird. Wir sind daher der Ansicht, daß Typ-III-Hüften nach Graf, die sich auch radiologisch dezentriert zeigen, zur weiteren Abklärung und Therapiewahl arthrographiert werden sollen.

Es ist unbestritten, daß die Ultraschalluntersuchung im Rahmen eines Screeningprogramms der Neugeborenen- und Säuglingshüften die Methode der Wahl darstellt. Röntgenaufnahmen sollten trotzdem in Zweifels- und Problemfällen durchgeführt werden. Bei nicht reponiblen Hüften ist unserer Meinung nach die Arthrographie unbedingt ein Diagnoseverfahren der Wahl, um eine exakte Darstellung der Repositionshindernisse zu erzielen.

Literatur

Barlow TG (1962) Early diagnosis and treatment of congenital dislocation of the hip. J Bone Joint Surg 44: 292−301

Bialik V, et al (1986) Clinical assessment of hip instability in the newborn by an orthopedic surgeon and a pediatrician. J Ped Orthop 6: 703−705

Bjerkheim I, Arseth Ph (1978) Congenital dislocation of the hip in Norway. Late diagnosis in the years 1970−1974. Arch Pediatr Scand 67: 329−332

Clarke NMP (1986) Sonographic clarification of the problems of neonatal hip instability. J Ped Orthop 6: 527−532

Graf R (1982) Ultraschalldiagnostik bei Säuglingshüften. Orthop Praxis 18/8: 583−624

Graf R (1983) Die sonographische Beurteilung der Hüftdysplasie mit Hilfe der Erkerdiagnostik. Z Orthop 121: 693−702

Graf R (1986) Sonographie der Säuglingshüfte, 2. Aufl. Enke, Stuttgart (Bücherei der Orthopäden, Bd 43)

Grill F, Altenhuber J (1984a) Die sonographische Untersuchung der Säuglingshüfte. Päd Pädol 19: 414

Grill F (1984b) Treatment of hip dislocation after walking age. Arch Orthop Trauma Surg 102: 148–153

Grill F (1984c) Zur Frühdiagnose der Hüftdysplasie. Päd Pädol 19: 385–392

Grill F (1985a) Zur konservativen und operativen Therapie der dysplastischen Luxationshüfte. Päd Pädol 20: 39–47

Grill F (1985b) Ätiologie, Pathogenese und Pathologie der dysplastischen Luxationshüfte. Päd Pädol 20: 127–134

Klisic P, Rakic D, Pajic O (1984) Triple prevention of congenital dislocation of the hip. J Ped Orthop 4: 759–761

Mitchell GP (1972) Problems in the early diagnosis and management of congenital dislocation of the hip. J Bone Joint Surg 54: 4–12

Moore FH (1984) The examination of the infant's hip. J Ped Orthop 4: 138–139

Ortolani M (1937) Un segno poco noto nella sua importanza per la diagnosi precoce di prelussatione congenitale dell' anca. Pediatria (Napoli) 45: 129–136

Von Rosen S (1959) Early diagnosis and treatment of congenital dislocation of the hip joint. Acta Orthop Scand: 136–155

Suzuki S, et al (1987) Clinical orthopedics: diagnosis by ultrasound of congenital dislocation of the hip joint. Lippincott, Philadelphia

Tönnis D (1984) Die angeborene Hüftdysplasie und Hüftluxation. Springer, Berlin Heidelberg New York

Korrespondenz: Dr. J. Altenhuber, Abteilung für Kinderorthopädie, Orthopädisches Spital Wien-Speising, Speisinger Straße 109, A-1134 Wien.

Hat die radiologische Untersuchung in der Diagnostik der Hüftdysplasie trotz Sonographie einen Sinn?

H. Gluch und *W. Skripitz*

Orthopädische Abteilung (Chefarzt: Dr. W. Skripitz) des Brüderkrankenhauses St. Josef, Koblenz, Bundesrepublik Deutschland

Zusammenfassung

Aus den 4.500 untersuchten Hüftgelenken wurden 204 ausgewählt, die gleichzeitig klinisch, radiologisch und sonographisch untersucht worden sind. Insgesamt wurde eine Übereinstimmung der sonographischen und radiologischen Befunde in 95,7 % festgestellt. Aus diesem Grunde stellt sich die Sonographie in der Diagnostik der Hüftdysplasie als sichere Maßnahme.

Schlüsselwörter: Ultraschalluntersuchung, radiologische Untersuchung, Diskrepanzen zwischen der radiologischen und sonographischen Untersuchung.

Es besteht die Meinung, daß sich sonographische und radiologische Untersuchungen nicht vergleichen lassen. Obwohl sich hier bis jetzt die sonographische Untersuchung in der Diagnostik der Hüftdysplasie gut eingesetzt hat, ist die Frage nach dem Zusammenhang der beiden immer noch offen. Frühere Untersuchungen von Dorn und Hattwich aus Salzburg haben gezeigt, daß die Übereinstimmung zwischen den klinischen und sonographischen Befunden in verschiedenen zusammengestellten Kombinationen von 2 bis 70 % variiert (Dorn und Hattwich, 1986). Um eine Verselbständlichung der Sonographiemethode zu vermeiden, haben wir uns bemüht, den Zusammenhang zwischen den sonographischen und radiologischen Befunden aufzuzeigen.

Es liegen Erfahrungen über ca. 4.500 untersuchte Hüftgelenke von Neugeborenen bis zu einem Jahr alten Kindern vor. Aus diesem Kollektiv wurden Hüften ausgewählt, die gleichzeitig klinisch, sonographisch und radiologisch untersucht worden sind. Bei jeder Untersuchung wurde das standardisierte Röntgenbild doppelt geprüft (der Symphysen-Sitzbein-Winkel soll von 105 bis 130° variieren, der Obdurator-Distanz-Index von 0,8 bis 1,2), sodaß die Aussage des Röntgenbildes glaubwürdig ist.

Bei der Ultraschalluntersuchung wurde nur das Bild beurteilt, wo die Grundlinie einen geraden Verlauf hatte, Labrum acetabulare und Os ilium klar dargestellt waren, um eine Vermessung und Beurteilung nach Graf zu ermöglichen (Graf, 1985).

Die gleichzeitig sonographisch und radiologisch untersuchten Hüften wurden nach der Einteilung nach Graf und nach dem Alter zur Zeit der Untersuchung eingeordnet und danach überprüft:

1. nach dem Zusammenhang zwischen den Hüft-Typen nach Graf und radiologischen Befunden,
2. nach der Übereinstimmung der erhobenen radiologischen und sonographischen Diagnosen,
3. nach dem Zusammenhang zwischen festgestellten Diskrepanzen und der Typisierung der sonographischen Befunde nach Graf und dem Alter der Säuglinge.

Ergebnisse

Nach Überprüfung von 204 gleichzeitig sonographisch und radiologisch untersuchten Hüften wurden 186 Hüften von 84 Kindern zu dieser Studie herangezogen. In diesem Kollektiv waren 61 Kinder, die sich in der Behandlung wegen einer Hüftdysplasie oder Hüftluxation befanden. Die anderen 23 Kinder wurden nur einmal wegen des Verdachtes auf Hüftdysplasie in unserer Ambulanz untersucht.

Bei der ersten Untersuchung wurden folgende Auffälligkeiten festgestellt:

familiäre Belastung	3 Kinder
Beckenendlage	3 Kinder
Abspreizhemmung	16 Hüften
Instabilitätszeichen	10 Hüften
Hüftluxation	6 Hüften

Vollkommen unauffällig waren bei der ersten Untersuchung 130 Hüften. Es ist ein besonderes Patientengut, das überdurchschnittlich mit Pathologie überlagert ist.

Tabelle 1

ALTER	3-5 Monate			6-7 Monate			8-9 Monate			10-12 Monate			Ø		
nach Graf	Anzahl	AC-Winkel	Diskrepanzen	Anzahl	AC-Winkel	Diskrepanzen	Anzahl	AC-Winkel	Diskrepanzen	Anzahl	AC-Winkel	Diskrepanzen	Anzahl	α Winkel	AC-Winkel
Ia	15	⌀21.5° 13°-30°	/	19	⌀19.0° 15°-25°	/	19	⌀18.0° 14°-25°	/	15	⌀19.5° 16°-29°	1	57	65.5°	19.5°
Ib	14	⌀24.0° 18°-35°	3	36	⌀22.5° 13°-32°	2	27	⌀19.0° 12°-25°	/	21	⌀19.0° 14°-24°	/	98	60.8°	21.0°
IIb	10	⌀31.5° 20°-36°	1	5	⌀31.0° 23°-36°	1	2	⌀28.5° 27°-30°	/	4	⌀30.5° 29°-32°	/	21	56.0°	30.0°
IIg	1	44°	/	1	38°	/	1	40°	/	/	/	/	3	41.0°	41.0°
IIIa	1	40°	/	/	/	/	/	/	/	/	/	/	1	40.0°	40.0°
Luxation	5	/	/	1	/	/	/	/	/	/	/	/	6	/	/

Es wurden 57 Hüften Typ I a nach Graf diagnostiziert. Die entsprechenden Röntgenbilder in 56 Fällen zeigen einen normalen Befund. Der durchschnittliche AC-Winkel betrug 19,5° (Tabelle 1).

Die Hüfte I b nach Graf wurde 98mal diagnostiziert. Die entsprechenden Röntgenaufnahmen in 93 Fällen zeigen einen normalen Befund. Es wurde eine Diskrepanz in 5 Fällen festgestellt. Diese traten in den ersten 5 Monaten auf. Der durchschnittliche AC-Winkel betrug in dieser Gruppe 21° (Tabelle 1).

Es wurden 21 Hüften II b diagnostiziert. Die sonographischen Befunde stimmen mit den 19 radiologischen Befunden überein, der durchschnittliche AC-Winkel betrug 30° (Tabelle 1).

Es wurden nur 3 Hüften II g radiologisch gleichzeitig überprüft. In jedem Fall stimmen die beiden Diagnosen überein. Ähnliche Situation betrifft die einzige III a-Hüfte und die 6 luxierten Hüften (Tabelle 1).

Insgesamt wurde in unserem Krankengut eine Übereinstimmung der sonographischen und radiologischen Befunde in 95,7 % festgestellt. Unserer Meinung nach besteht ein Zusammenhang zwischen den Hüft-Typen nach Graf und dem radiologischen AC-Winkel (Tabelle 1).

Diskussion

Sämtliche klinischen Zeichen der Dysplasie wecken nur den Verdacht auf eine Hüftdysplasie. Die Diagnose konnte bisher nur mit einem Röntgenbild gesichert werden. In der letzten Zeit beobachten wir, daß die Röntgenuntersuchung wegen der Strahlenbelastung kontrovers geworden ist und immer mehr durch die Ärzte und Eltern abgelehnt wird. Obwohl die Hüftarthrographie zur Diagnose der Luxation immer noch unersetzbar erscheint, nimmt die Bedeutung des Beckenübersichtsbildes bei der Screeninguntersuchung der Hüfte ab. Für diese eignet sich die Sonographie durch genaue Darstellung der knöchernen Teile und der Weichteile im Gelenkbereich. Die Ultraschalluntersuchung der Säuglingshüfte ist in seiner Aussage bei der Diagnose der Dysplasie nur mit dem Röntgenbild zu vergleichen. Immer noch fraglich blieb die Sicherheit des Befundes. Diese kann durch einen Vergleich mit der Röntgendiagnostik der Säuglingshüfte gewonnen werden. Eine Übereinstimmung der beiden Befunde von 95,7 % stellt nach unserer Studie die Sonographie in der Diagnostik der Hüftdysplasie als sichere Maßnahme dar.

Aufgefallen ist uns aber, daß die Diskrepanzen öfter

1. in den Hüften I b und II b,
2. im ersten halben Lebensjahr auftreten.

Die aufgetretenen Unterschiede zwischen dem sonographischen und radiologischen Befund führen wir darauf zurück, daß

1. wir uns in den Gruppen von I b- und II b-Hüften nach Graf am meisten in der im Bild gegebenen Form der Hüfte sowie auch in den gemessenen Winkel-Werten mit den sogenannten grenzwertigen Befunden konfrontieren,
2. das Röntgenbild des Kleinkindes die beginnende Verknöcherung des Pfannenerkers noch wegen zu geringer Ossifikation nicht darzustellen vermag.

Das Ultraschallbild aber aufgrund höherer Dichtigkeit des eingeleiteten Ossifikationsprozesses das Pfannendach gut schallreflektierend darstellt (Gluch und Skripitz, 1986).

In den übrigen Gruppen fanden wir keinerlei Unterschiede.

Schlußwort

Unserer Meinung nach ist die sonographische Untersuchung eine sichere Maßnahme in der Diagnose der Säuglingshüfte. Die radiologische Untersuchung in der Diagnostik der Hüftdysplasie hat deshalb noch einen Sinn, und zwar:

1. als Beckenübersichtsbild, um zusätzlich das koxale Femurende, die Beckenform und die Wachstumsfugen der Becken-Hüft-Region beurteilen zu können,
2. als Hüftarthrographie bei der weiteren Diagnostik der Hüftluxation,
3. als zusätzliche Sicherheitsmaßnahme nach dem Behandlungsabschluß einer Hüftdysplasie,
4. auch bei klinisch nicht behandlungsbedürftigen Kindern, die aber sonographisch grenzwertige Befunde aufweisen. Diese werden von uns radiologisch kontrolliert, wenn familiäre Belastung, Steißlage, Haltungs- und Lageschäden vorliegen.

Literatur

Dorn U, Hattwich M (1986) Sonographischer Hüftscreening bei Neugeborenen. Vortrag, 10. Tagung der deutschsprachigen Gesellschaften für Ultraschall in der Medizin, Bonn, Oktober 1986
Gluch H, Skripitz W (1986) Gibt es Differenzen zwischen den radiologischen und sonographischen Befunden der Säuglingshüfte? Vortrag, 10. Tagung der deutschsprachigen Gesellschaften für Ultraschall in der Medizin, Bonn, Oktober 1986
Graf R (1985) Sonographie der Säuglingshüfte. Enke, Stuttgart

Korrespondenz: Dr. H. Gluch, Orthopädische Abteilung, Brüderkrankenhaus St. Josef, D-5400 Koblenz, Bundesrepublik Deutschland.

Veränderte Indikationsstellung zur Röntgenuntersuchung der Säuglingshüfte nach Einführung der Sonographie

F. Löer, H. R. Casser und A. Straub

Abteilung Orthopädie (Vorstand: Prof. Dr. J. Ohnsorge)
der Medizinischen Fakultät der RWTH Aachen, Bundesrepublik Deutschland

Zusammenfassung

Die sonographische und radiologische Untersuchung der Säuglingshüfte zeigt eine weitgehende Übereinstimmung (84 %). Differenzen ergeben sich einmal aufgrund der mangelhaften röntgenologischen Darstellbarkeit der Neugeborenenhüfte, andererseits infolge mangelhaften sonographischen Durchmusterns des Pfannenrandes bei älteren Kindern mit Übersehen der radiologisch zumeist sichtbaren „Dysplasierinne". Säuglinge unter dem 3. Lebensmonat sollten ausschließlich sonographisch untersucht werden; Kinder älter als 1 Jahr sowie Säuglinge mit dezentrierten oder luxierten Hüften im Alter von 3 Monaten oder älter sollten hinsichtlich therapeutischer Fragestellung zusätzlich röntgenologisch untersucht werden.

Schlüsselwörter: Hüftdysplasie, Säuglingshüfte, Ultraschalldiagnostik, Röntgendiagnostik, Fehlinterpretation.

Einleitung

Die sonographische Untersuchung der Säuglingshüfte stellt heute ein etabliertes Verfahren zur Frühdiagnostik der kongenitalen Hüftdysplasie dar (Graf, 1986) und verdrängt damit zunehmend die Röntgendiagnostik als bisher führendes bildgebendes Verfahren. Im Ultraschallbild sind im Gegensatz zur Röntgenaufnahme knorpelige und bindegewebige Strukturen schon in den ersten Lebenstagen sichtbar (Graf, 1986) und verhelfen damit der Sonographie zu einer höheren Aussagekraft als eine vergleichsweise durchgeführte Röntgenaufnahme (Graf, 1986). Sonographische Untersuchungen sind aufgrund fehlender Strahlenbelastung und einfacher Handhabung unkompliziert und können unbedenklich jederzeit zur Verlaufskontrolle eingesetzt werden (Casser und Forst, 1985; Graf, 1986).

In dieser Studie gingen wir der Frage nach, wie sich sonographischer und röntgenologischer Befund der Säuglingshüfte zueinander verhalten, ob ggf. Differenzen festzustellen sind und inwieweit überhaupt noch Indikationen zur Röntgenuntersuchung der Säuglingshüfte bestehen.

    F. Löer, H. R. Casser und A. Straub

Methodik

Zu diesem Zweck wurden aus einem Gesamtkollektiv von 1.500 klinischen und sonographischen Erstuntersuchungen von Säuglingshüften in einem Zeitraum von 1 Jahr 185 Hüften ausgewählt, die *gleichzeitig sonographisch und radiologisch untersucht* worden waren. Das Alter der Kinder erstreckte sich vom 1. Lebenstag bis zu 1½ Jahren. 82 % der ausgewählten Säuglingshüften wiesen einen pathologischen, 18 % einen altersentsprechenden Hüftbefund auf. Zur Klassifizierung der sonographischen Befunde wurden die qualitativen und quantitativen Kriterien der *Typeneinteilung nach Graf* (1986) verwandt. Ihnen wurden die zugehörigen Röntgen-Beckenübersichtsaufnahmen gegenübergestellt unter Berücksichtigung qualitativer und quantitativer Eigenschaften *(Pfannendachform, Pfannendachwinkel [Tönnis, 1981 a], Instabilitätsindex nach Smith et al. [1968]).* In dieser Studie wurden nur Säuglingshüften berücksichtigt, deren Sonogramme der Standardebene nach Graf (1986) entsprachen und deren Röntgen-Beckenübersichtsaufnahmen die von Tönnis (1981 b) und Ball und Kommenda (1968) angegebenen Indizes für Beckendrehung und -aufrichtung nicht überschritten.

Ergebnisse

Bei der Gegenüberstellung der im Röntgenbild festgestellten Luxationsgrade nach Tönnis (1984) und den im Sonogramm ermittelten Typen nach Graf (1986) entsprach der Luxationsgrad 1 den Typen I und IIa, b, g; der Luxationsgrad 2

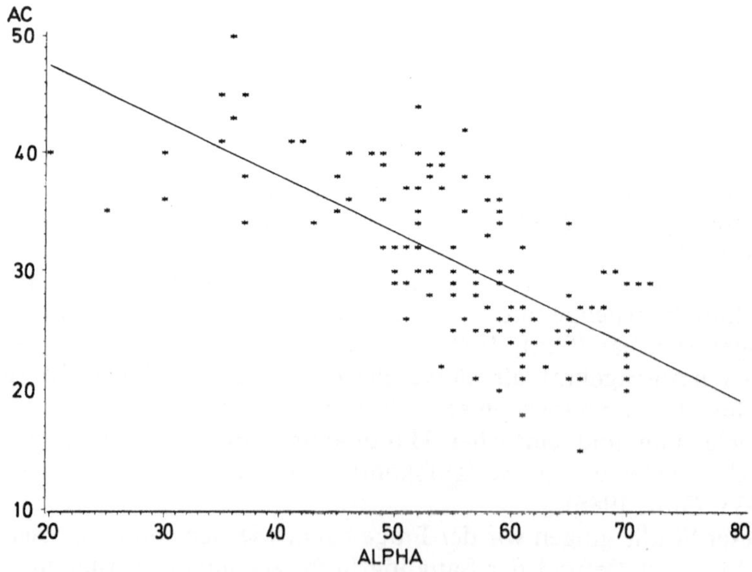

Abb. 1. Korrelation von Pfannendachwinkel (AC-Winkel) im Röntgenbild zu Knochenwinkel α im Sonogramm

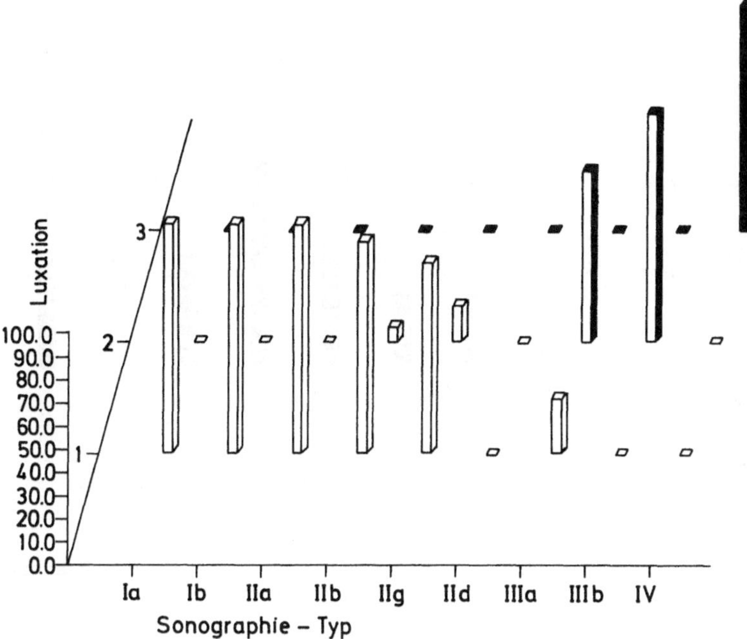

Abb. 2. Verteilung der einzelnen sonographischen Typen auf die Luxationsgrade 1–3 des Arbeits-
kreises Hüftdysplasie

dem Typ III und der Luxationsgrad 3 dem Typ IV im Sonogramm. Ein Vergleich des radiologischen Pfannendachwinkels (AC-Winkel) mit dem Knochenwinkel α im Ultraschallbild zeigte eine eindeutige Korrelation: Unter Berücksichtigung der Standardabweichung (s-Bereiche nach Tönnis und Brunken
[1981 a]) befanden sich im 1 s-Bereich überwiegend die Typen I a, b und II a, im
1 s- bis 2 s-Bereich die Typen II a–g und im Bereich oberhalb 2 s die Typen
II g–IV. Im pathologischen Bereich des Lateralisationsindex nach Smith et al.
(1968) befanden sich Sonogramme vom Typ II a, III a, b und IV. Ein röntgenologisch nicht sichtbarer Kopfkern war in 11,4 % der Fälle im Sonogramm erkennbar, umgekehrt stellte sich in 3,3 % der Fälle ein röntgenologisch erkennbarer
Kopfkern im Sonogramm nicht dar. Insgesamt wiesen *Sonogramm und Röntgenaufnahme in 84,9 % der Fälle einen übereinstimmenden Befund* auf. In
12,4 % der Fälle war das Röntgenbild im Gegensatz zum Sonogramm unauffällig. In 2,7 % fanden sich verdächtige Röntgenbefunde bei unauffälligem Sonogramm.

Diskussion

Die Ergebnisse zeigen, daß mit Hilfe der Ultraschalldiagnostik gerade bei *Neugeborenen eine differenziertere Diagnostik der Säuglingshüfte* möglich ist als
mit dem Röntgenbild (Graf, 1986). Der Luxationsgrad 1 nach Tönnis (1984)
erlaubt sonographisch eine Unterteilung in 4 *sonographische* Typen vom
Normalbefund bis hin zur Dezentrierungsgefährdung. Auch die Alter und

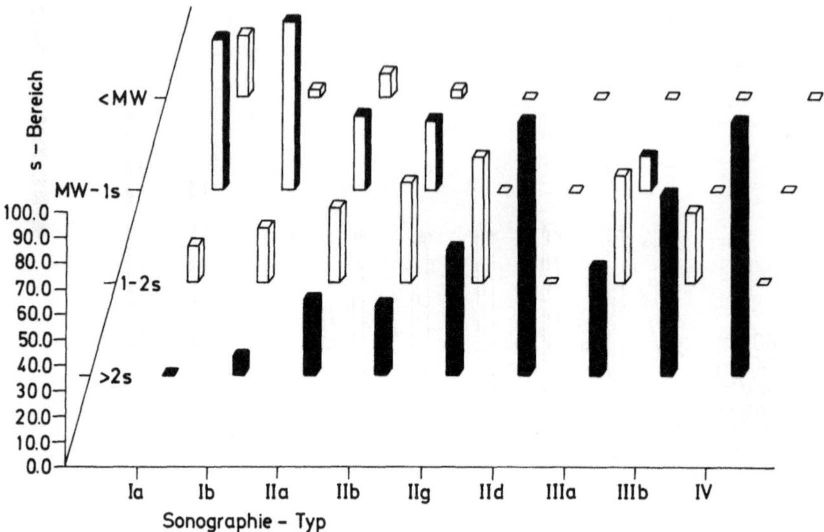

Abb. 3. Verteilung der einzelnen sonographischen Typen auf die Standardbereiche: MW-1s/1-2s/s2s nach Tönnis und Brunken (1981 a)

Prognose berücksichtigende Einteilung der radiologischen Pfannendachwinkel in s-Bereiche nach Tönnis läßt die Spannbreite der röntgenologischen Befunde gegenüber den Sonogrammen erkennen (s. Abb. 3). Auffällig ist das Auftreten von ⅓ der II a-Hüften im pathologischen Bereich des Lateralisationsindex, in dem sich erwartungsgemäß Sonogramme vom Typ III und IV befanden. Die Hälfte dieser röntgenologisch auffälligen II a-Hüften gehörten dem Typ II a – an und waren somit auch sonographisch als therapiebedürftig angesehen worden. Sämtliche Hüften vom Typ II a + und II a – zeigten bei der Kontrolluntersuchung im 3. Lebensmonat ausgereifte Hüftverhältnisse.

Das *frühere Auftreten des Kopfkerns im Sonogramm* gegenüber der röntgenologischen Darstellung im Röntgenbild ist bekannt (Graf, 1986), und auf die Strukturinhomogenitäten am Ort der Hüftkopfanlage vor Einlagerung der röntgenologisch sichtbaren Kalksalze zurückzuführen (Graf, 1986). Unter den wenigen Fällen eines röntgenologisch nachgewiesenen, aber im Sonogramm nicht eindeutig erkennbaren Kopfkerns fanden sich 2 Fälle einer Coxa vara congenita und eine Hüftkopfnekrose.

Eine eingehende Untersuchung der nicht übereinstimmenden Befunde zwischen Röntgenbild und Sonogramm (15,1 %) zeigte, daß hiervon in erster Linie Hüften von *Kindern unter dem 3. Lebensmonat* betroffen waren, die radiologisch fehlinterpretiert worden waren. Ältere Kinder zeigten vereinzelt unauffällige Sonogramme (Typ Ia oder b), die aber radiologisch leichte *Erkerdefekte* aufwiesen und somit nicht als völlig intakt angesehen werden konnten. Zusätzliche Untersuchungen zeigten, daß bei sorgfältigem sonographischen Durchmustern der Hüfte derartige Fehlinterpretationen vermeidbar sind.

Aufgrund unserer Ergebnisse ergeben sich folgende Empfehlungen für den Einsatz bildgebender Verfahren in der Frühdiagnostik der kongenitalen Hüftdysplasie:

1. Bei *Neugeborenen unter dem 3. Lebensmonat* kommt als bildgebendes Verfahren nur die *Sonographie* in Frage, da die Röntgenuntersuchung aufgrund des überwiegend knorpeligen Aufbaus der Neugeborenenhüfte nur eine mangelhafte Aussagekraft besitzt.
   Ausnahmeindikation für eine Röntgenuntersuchung stellt der Verdacht auf eine Becken- oder Femurmißbildung dar.

2. Bei Säuglingen, die *älter als 3 Monate* sind, ist im Falle einer *Dezentrierung oder Luxation im Sonogramm auch eine röntgenologische Abklärung* anzustreben, insbesondere hinsichtlich therapeutischer Maßnahmen.

3. Stellt sich im Sonogramm ein „verbreiterter knorpeliger Erker" bei ansonsten ausreichender knöcherner Formgebung dar, ist eine röntgenologische Darstellung empfehlenswert, um eine *„Restdysplasie"* zu erfassen und Ausgangsbefunde zur weiteren Verlaufsbeobachtung zu besitzen. Bei normal entwickelten Kindern gewinnt die röntgenologische Untersuchung des Hüftkopfes ab dem 1. Lebensjahr zunehmend an Bedeutung und sollte zur Abklärung unklarer Hüftbefunde eingesetzt werden.

4. Stellt sich bei einem Kind im Alter von 8 Monaten oder älter sonographisch *kein Kopfkern* dar, ist eine röntgenologische Überprüfung empfehlenswert, insbesondere bei einseitigem Fehlen, um Hüftkopfnekrosen, enchondrale Dysostosen oder Fehlformen des proximalen Femurs nicht zu übersehen.

Literatur

Ball F, Kommenda K (1968) Sources of error in the roentgen-evaluation of the hip in infancy. Ann Radiol 11: 1–2

Casser HR, Forst R (1985) Realtime – Sonographie des kindlichen Hüftgelenkes zur Frühdiagnostik der kongenitalen Hüftdysplasie. Klin Pädiat 197: 398–408

Casser HR, Straub A, Forst R (1987) Behandlungsmaßnahmen in Abhängigkeit vom sonographischen Befund. In: Stuhler Th, Feige A (Hrsg) Ultraschalldiagnostik des Bewegungsapparates. Springer, Berlin Heidelberg New York Tokyo

Graf R (1986) Sonographie der Säuglingshüfte. Enke, Stuttgart

Smith S, Badgley CE, Orwig JB, Harper JM (1968) Correlation of postreduction roentgenograms and thirty one-year follow up in congenital dislocation of the hip. J Bone Joint Surg 50A: 1081–1098

Tönnis D (1981 a) Eine Abgrenzung normaler pathologischer Hüftpfannendachwinkel zur Diagnose der Hüftdysplasie. Arch Orthop Trauma Surg 64: 197

Tönnis D (1981 b) Probleme der Abgrenzung normaler und dysplastischer Hüften. In: Fries G, Tönnis D (Hrsg) Hüftluxation und Hüftdysplasie im Kindesalter. Med Lit Verlagsanstalt, Uelzen, S 17–19

Tönnis D (1984) Die angeborene Hüftdysplasie und Hüftluxation im Kindes- und Erwachsenenalter. Springer, Berlin Heidelberg New York

Korrespondenz: Prof. Dr. F. Löer, Abteilung Orthopädie, Medizinische Fakultät, RWTH Aachen, Pauwelsstraße 1, D-5100 Aachen, Bundesrepublik Deutschland.

Ergebnisse der computergestützten Aufarbeitung von Hüftsonographiebefunden

N. M. Hien, H. Bruckmayer, R. Klemm und C. J. Wirth

Orthopädische Klinik und Poliklinik (Vorstand: Prof. Dr. H. J. Refior)
der Ludwig-Maximilians-Universität München im Klinikum Großhadern,
Bundesrepublik Deutschland

Zusammenfassung

Mit Hilfe des vorgestellten Computerprogramms wurden die mit unserem Befundbogen dokumentierten Hüftsonographiebefunde vom 1. April 1985 bis 31. März 1986 ausgewertet. Die wichtigsten Ergebnisse werden dargestellt und diskutiert.

Schlüsselwörter: Ultraschall, Säuglingshüfte, Dokumentation, EDV.

An der Orthopädischen Klinik der Universität München im Klinikum Großhadern wurden zwischen dem 1. April 1985 und dem 31. März 1986 2.986 Hüftgelenke von 846 Kindern bei 1.488 Untersuchungen dokumentiert. Es handelte sich um 480 Mädchen und 388 Buben sowie zwei verschiedene Untersucher. Die meisten Kinder wurden von auswärts ambulant zum Ausschluß einer Dysplasie zugewiesen. Drei Monate lang wurde außerdem ein Neugeborenen-Screening auf der Entbindungsabteilung der Frauenklinik des Klinikums durchgeführt.

Die Anzahl der pro Kind durchgeführten Untersuchungen zeigt Tabelle 1. Über 80 % der Kinder wurden lediglich ein- oder zweimal sonographisch kontrolliert, 9 % dreimal, und bei den häufiger kontrollierten Kindern handelte es sich ausnahmslos um therapierte Kinder. 94 % der Untersuchungen erfolgten in der Methode nach Graf (Graf und Schuler, 1985), 0,7 % zum Nachweis der Reposition bei luxierten Hüften, z. T. im gefensterten Gips. Hierzu wurde mit einem 5-MHz-Sektorschallkopf geprüft, ob der Femurkopf dem Unterrand des Os ilium anliegt. 3,6 % der Untersuchungen dienten der Kontrolle der Femurkopfüberdachung bei älteren Kindern in der Methode, wie von Hien et al. 1986 angegeben (Hien et al., 1987). 1,3 % der Untersuchungen entfielen auf die alleinige Antetorsionsbestimmung, den Nachweis eines Hüftgelenkergusses u. ä.

Tabelle 1. Ergebnisse Untersuchungshäufigkeit (Erläuterung siehe Text)

1x	463	Kinder	54,7 %
2x	244	Kinder	28,8 %
3x	76	Kinder	9,0 %
4x	34	Kinder	4,0 %
5x	14	Kinder	1,7 %
6x	8	Kinder	0,9 %
7x	2	Kinder	0,2 %
8x	4	Kinder	0,5 %
9x	1	Kind	0,1 %
Summe	846	Kinder	99,9 %

Tabelle 2. Häufigkeit der Hüfttypen (Erläuterung siehe Text)

	gesamt 793 Kinder	Screening 317 Kinder
Ia	10,7 %	1,0 %
Ib	62,9 %	55,8 %
IIa	19,3 %	40,7 %
IIb	4,5 %	0,1 %
IIc	0,6 %	0,6 %
IId	1,1 %	1,4 %
IIIa	0,5 %	0,5 %
IIIb	0,1 %	0,0 %
IV	0,1 %	0,0 %
gesamt	100,0 %	100,0 %
n =	2783	868

unter „Sonstiges". Vier Untersuchungen (0,3 %) nach Hüfteingriffen bei älteren Kindern waren nicht auswertbar.

Tabelle 2 gibt eine Übersicht über die Häufigkeitsverteilung der einzelnen Hüfttypen bei der Gesamtgruppe der 2.783 Untersuchungen nach Graf und der Untergruppe der 868 Untersuchungen bei Screeningkindern. Der Typ Ib wurde jeweils am häufigsten beobachtet, bei der Screeninggruppe unmittelbar gefolgt vom Typ IIa. Der Typ Ia erreichte nur 10,7 % in der Gesamt- und 1,0 % in der Screeninggruppe. Bei den Angaben zur Häufigkeit der pathologischen Hüfttypen ist zu berücksichtigen, daß in dieser Aufstellung Mehrfachzählungen der einzelnen Luxationshüften im Behandlungsverlauf beinhaltet sind.

Auffällig ist der geringe Prozentsatz von 2,6 % pathologischer Hüfttypen in der Screeninggruppe, wobei hier die therapierten IIa-minus-Hüften nicht berücksichtigt sind. Liegt neonatal eine Hüfte vom Typ Ib vor, so schließt

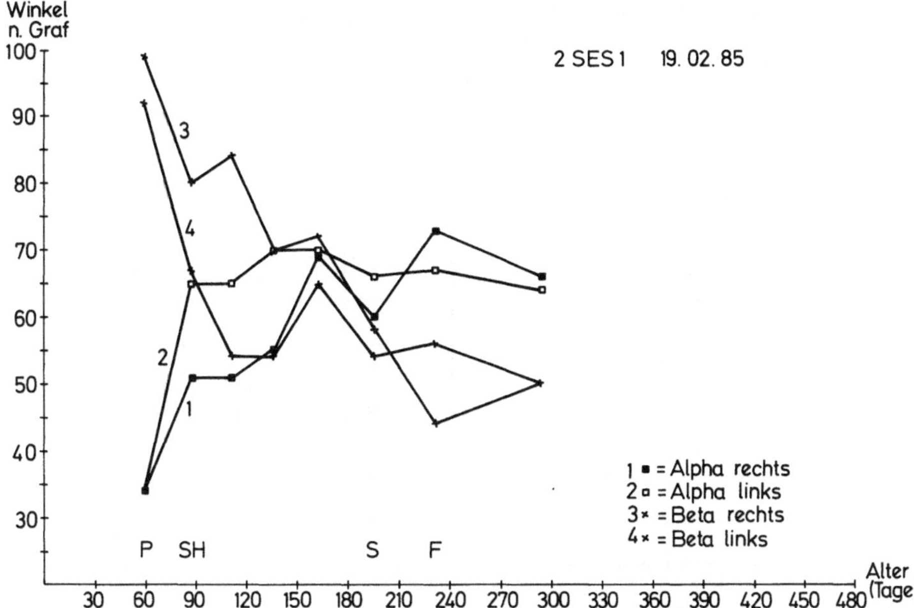

Abb. 1. Graphische Darstellung des Entwicklungsverlaufes der sonographischen Hüftwinkel Alpha und Beta nach Graf bei einem Mädchen mit Ausgangsbefund Hüfttyp III a beidseits. *P* Pavlikbandage, *SH* Spreizhose, *S* HD-Schiene, *F* Therapieende

dies nach unseren Beobachtungen nicht mit Sicherheit die Entwicklung einer Dysplasiehüfte aus. Die Verschlechterung einer Hüfte vom Typ I nach der 12. Lebenswoche ohne motorische Dysbalance wurde nicht beobachtet.

Das Auswertungsprogramm läßt Entwicklungsverläufe einzelner Kinder graphisch darstellen. Abb. 1 zeigt den Verlauf der Winkel Alpha und Beta bei einem Mädchen, bei dem am Ende des zweiten Lebensmonats eine dezentrierte Hüfte Typ III a beidseits festgestellt wurde. Unter Pavlikbandage Zentrierung der Hüften innerhalb von 4 Wochen, wobei zunächst die rechte Hüfte gegenüber der linken einen Reifungsrückstand aufwies. Die Weiterbehandlung mit Aktivspreizhose führte innerhalb von 3,5 Monaten zu einer weiteren Nachreifung beider Hüften. Mit 6,5 Monaten wurde wegen eines geringen knöchernen Erkerdefektes noch für 6 Wochen bis zur vollständigen Ausreifung eine HD-Schiene getragen.

15 % von insgesamt 846 Kindern waren behandlungsbedürftig, davon 79 % Mädchen und 21 % Buben. Lediglich 10 % wurden sofort behandelt, 5 % erst später im Beobachtungsverlauf. Dagegen wurden von den 317 Kindern der Screeninggruppe, zur Hälfte Mädchen und Buben, 8 % als behandlungsbedürftig eingestuft und nur 2 % sofort behandelt. Bei 6 % ergab sich die Behandlungsbedürftigkeit erst im weiteren Verlauf der Beobachtung. Auch in der Screeninggruppe waren weitaus mehr Mädchen behandlungsbedürftig als Buben.

Tabelle 3. Korrelationstabelle Röntgen-/Sonographiebefund von 252 Hüften
(Erläuterung siehe Text)

Typ n. Graf	RÖNTGENBEFUNDE						
	0	MD	I	II	III	IV	gesamt
Ia	44	8	1	0	0	0	53
Ib	85	47	9	0	0	0	141
IIa	5	0	2	0	0	0	7
IIb	2	14	21	0	0	0	37
IIc	0	0	4	1	0	0	5
IId	0	0	1	0	0	0	1
IIIa	0	0	0	3	0	0	3
IIIb	0	0	0	1	1	0	2
IV	0	0	0	0	3	0	3
gesamt	136	69	38	5	4	0	252

Abhängig von der familiären Dysplasiebelastung zeigt die Auswertung eine wenn auch geringe Zunahme der Behandlungsbedürftigkeit von 14 % auf 19 %. Schwierigkeiten ergeben sich aber hier bei der Anamneseerhebung, da oft einerseits irrtümlich eine Belastung angegeben wird, andererseits erst im Laufe einer Therapie weitere Fälle in der Verwandtschaft entdeckt werden.

Die Untersucher stufen die Qualität ihrer eigenen Sonogramme je nach Erfahrung recht unterschiedlich ein, im Durchschnitt werden 75 % als gut beurteilt. Der selbstkritische Anfänger wertet mehr Sonogramme als schlecht denn als sehr gut. Objektiv kann die Qualität des Untersuchers aus der Konstanz der Entwicklungsverläufe und über Plausibilitätskontrollen ermittelt werden.

Insgesamt wurden 126 Beckenübersichtsaufnahmen von 252 Hüftgelenken durchgeführt (Tabelle 3). Der Vergleich der sonographischen Typeneinstufung zeigt eine gute Übereinstimmung mit den röntgenologischen Luxationsgraden nach der Einteilung der DGOT. Allerdings wurde eine Hüfte vom Typ Ia im Röntgen als Dysplasie (Grad I nach Tönnis) gedeutet, während 2 Hüften vom Typ IIb im Röntgenbild als unauffällige Hüften befundet wurden. Vorschnell wird diese Diskrepanz gern zu Lasten der Sonographie ausgelegt, wobei außer acht gelassen wird, daß in der Praxis viele Röntgenbilder nicht den geforderten Einstellungen entsprechen und sich die Dysplasiediagnose im Röntgenbild auf zum Teil weniger als 1 cm² oft schlecht belichteter Filmfläche im Pfannenerkerbereich stützt. Nach den bisherigen Beobachtungen ist die Sonographie auch bei älteren Kindern wesentlich sensibler für Reifungsstörungen des knöchernen Pfannenerkers, wobei die Indikation zu therapeutischen Konsequenzen aufgrund der noch fehlenden Langzeiterfahrung noch oft vom Röntgenbild abhängig gemacht wird.

Schlußfolgerungen

Die hier dargestellten Ergebnisse stellen nur einen kleinen Teil der Auswertungen dar. Aus den Beobachtungen ziehen wir folgende Schlüsse:

1. Risikofaktorenanalyse und klinische Untersuchungskriterien lassen keine sichere Eingrenzung einer Dysplasierisikogruppe zu. Sollen alle Dysplasien erfaßt werden, müssen alle Kinder untersucht werden.
2. Das Neugeborenen-Screening bringt nur einen sehr geringen Anteil sofort therapiebedürftiger Kinder. Gerade diese müssen aber umgehend gefunden und behandelt werden, da sich hieraus die schweren Luxationen ergeben.
3. Unbedingt erforderlich ist die Kontrollsonographie nach der 12. Lebenswoche, da erst nach den ersten Lebenswochen eine spätere Hüftverschlechterung mit ausreichender Sicherheit ausgeschlossen werden kann. Wie die Zahlen aus der Praxis zeigen, ist dieses Vorgehen vom Aufwand her vertretbar, ohne daß häufige Kontrolluntersuchungen notwendig werden.
4. Die Röntgenübersichtsaufnahme zur Dysplasiediagnostik wird bei zunehmender Sonographieerfahrung verzichtbar.

Literatur

Graf R, Schuler P (1985) Sonographie der Säuglingshüfte. Enke, Stuttgart (Bücherei des Orthopäden, Bd 43)

Hien NM, Heltze W, Sedlmeier P (1987) Wo liegt die Altersgrenze für die Hüftsonographie? In: Henche HR, Hey W (Hrsg) Sonographie in der Orthopädie und Sportmedizin. ML Verlag, Uelzen (Orthopädie und Grenzgebiete, Bd 14)

Hien NM, Bruckmayer H, Wirth CJ, Klemm R (1987) Eine einfache, computergerechte Befunddokumentation für die Hüftsonographie. Vortrag, 35. Jahrestagung der Vereinigung Süddeutscher Orthopäden e. V., Baden-Baden 1987

Korrespondenz: Dr. N. M. Hien, Friedrichshafener Straße 11, D-8000 München 60, Bundesrepublik Deutschland.

Sonographische Diagnose der Coxitis fugax

P. Schuler und *P. Griss*

Zentrum für Operative Medizin II, Klinik für Orthopädie (Leiter: Prof. Dr. P. Griss)
der Philipps-Universität Marburg, Bundesrepublik Deutschland

Zusammenfassung

Die Sonographie ist eine in der Zwischenzeit bewährte Methode zum Ausschluß oder Nachweis eines Hüftgelenkergusses. Nach einer knappen Darlegung der Untersuchungsmethode wird der sonographische Normalbefund dem Befund bei Coxitis fugax gegenübergestellt.

Schlüsselwörter: Coxitis fugax, Sonographie.

Einleitung

Im Gegensatz zu einer purulenten Coxitis sind die klinischen Zeichen eines intraartikulären Ergusses bei Coxitis fugax oder in den Anfangsstadien des Morbus Perthes nicht so eindeutig. Häufig findet man bei der Untersuchung nur ein leichtes Schonhinken und eine endgradige Einschränkung der Innendrehfähigkeit im Hüftgelenk. Schmerzen können in den Oberschenkel ausstrahlen oder auch nur im Kniegelenkbereich empfunden werden. Bei der Verdachtsdiagnose Hüftgelenkerguß hilft in vielen Fällen eine Röntgenaufnahme des Beckens als Entscheidungshilfe für eine anstehende Gelenkpunktion nicht weiter (Brown, 1975).

Mit der Sonographie steht uns heute ein zuverlässiges und nebenwirkungsfreies Nachweisverfahren zur frühzeitigen Erfassung eines Hüftgelenkergusses zur Verfügung. Eine erste prospektive Studie mit 30 Patienten mit dem klinischen Bild einer schmerzhaften Hüfte wurde 1984 von Wilson (1984) vorgelegt. Sonographisch konnte dabei bei 16 Patienten ein intraartikulärer Erguß nachgewiesen werden. Insgesamt wurde bei 15 Patienten eine Gelenkpunktion durchgeführt, wobei in 13 Fällen Flüssigkeit aspiriert werden konnte. Bei 2 Patienten konnte kein Punktat gewonnen werden, bei ihnen zeigte das sonographische Bild auch keine Hinweiszeichen für das Vorliegen eines Gelenkergusses. Weitere Arbeiten über den erfolgreichen Einsatz der Sonographie zur

Diagnose eines Hüftgelenkergusses sind in der Zwischenzeit erschienen (Baunin et al., 1986; Exner und Schreiber, 1987; Harland, 1987; Peck, 1986; Wingstrand, 1986; Wingstrand et al., 1985).

Methode

Für die Untersuchung eignen sich handelsübliche Realtime-Geräte (Sektor- oder Linearscanner) mit einer Untersuchungsfrequenz zwischen 3,5 und 5 MHz. Bei kleinen Patienten kann eine Wasservorlaufstrecke zur besseren Fokussierung hilfreich sein.

Die Untersuchung erfolgt von ventral, der Patient liegt auf dem Rücken mit in Neutralposition gelagertem Hüftgelenk. Diese Untersuchungstechnik erlaubt eine klare Darstellung der ventralen Hüftkopf- und Schenkelhalskontur. Die Untersuchung in ventrodorsaler Richtung ist weitaus günstiger als die Schalleinstrahlung in der Frontalebene, da sich der Hüftgelenkerguß am deutlichsten an der anterioren Seite des Schenkelhalses zeigt, wie auch durch computertomographische Untersuchungen nachgewiesen werden konnte (Egund et al., 1986).

Normalbefund (Abb. 1)

Das sonographische Bild wird geprägt durch die klare Reflexionsfront der knöchernen Anteile des Hüftkopfes und des Schenkelhalses mit dorsaler Schallabschattung. In Abhängigkeit vom Alter des Patienten stellt sich die Epiphysenfuge als Konturunterbrechung im Hüftkopfbereich dar. Von den das Hüftgelenk umgebenden Muskeln kommen in der oben beschriebenen Schnittebene der Musculus sartorius, der Musculus rectus femoris und der

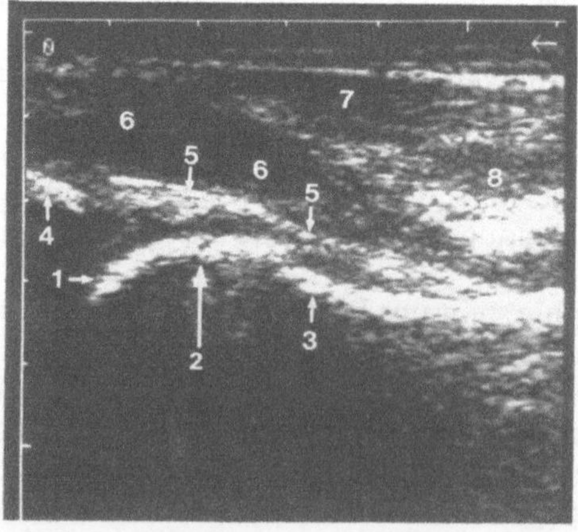

Abb. 1. Hüftgelenk eines sechsjährigen Patienten in ventro-dorsaler Richtung geschallt zum Ausschluß eines Hüftgelenkergusses. *1* Hüftkopfkontur, *2* Epiphysenfuge, *3* Schenkelhalskontur, *4* ventraler Acetabulumrand, *5* Gelenkkapsel, *6* Musculus ilio-psoas, *7* Musculus sartorius, *8* Musculus rectus femoris

Musculus iliopsoas zur Darstellung. Von besonderer Bedeutung ist die gute und klare Abbildung der Gelenkkapsel, da die Distanz zwischen Gelenkkapsel und ventraler Schenkelhalskontur das entscheidende Maß für die Ergußdiagnostik darstellt. Im proximalen Anteil wird die Gelenkkapsel durch das Ligamentum ilio-femorale verstärkt und erscheint daher im Sonogramm sehr echoreich.

Das sonographische Bild der Coxitis fugax

Liegt ein Hüftgelenkerguß vor, so wird die Gelenkkapsel von der Ventralseite des Schenkelhalses abgehoben. Sie hat einen nach ventral konvexen, bogigen

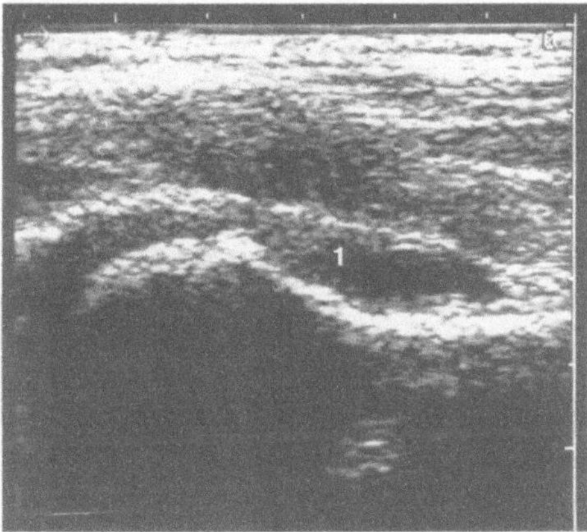

Abb. 2. Hüftsonogramm in ventro-dorsaler Richtung bei einer neunjährigen Patientin. Die Gelenkkapsel hat einen bogigen, nach ventral konvexen Verlauf. Zwischen Gelenkkapsel und Schenkelhalskontur kommt als Ausdruck eines intraartikulären Ergusses ein echoarmer Bereich *(1)* zur Darstellung

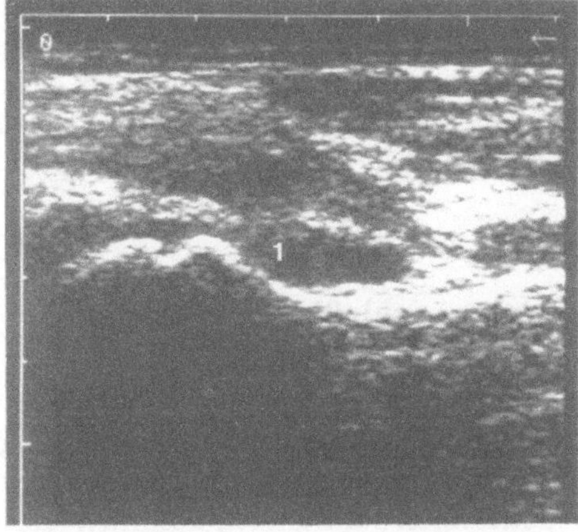

Abb. 3. Sonogramm einer fünfjährigen Patientin, linkes Hüftgeenk, mit intraartikulärem Erguß *(1)*

     P. Schuler und P. Griss

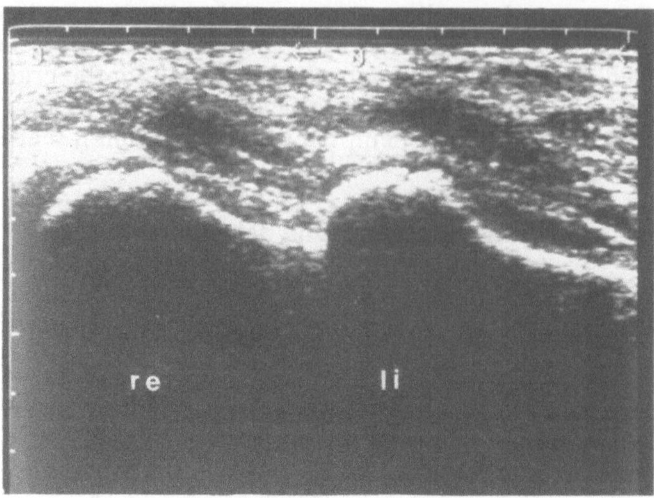

Abb. 4. Direkte Gegenüberstellung der Befunde am rechten und linken Hüftgelenk bei einer neunjährigen Patientin. Am linken Hüftgelenk liegt ein deutlich erkennbarer intraartikulärer Erguß vor. Beachte, daß auch am rechten Hüftgelenk zwischen Gelenkkapsel und ventraler Schenkelhalskontur ein schmaler echoarmer Bereich vorhanden ist

Verlauf, und zwischen Kapsel und Schenkelhals stellt sich der Erguß als echoarmer Bereich dar (Abb. 2, 3). Da auch im Normalbefund zwischen Gelenkkapsel und Schenkelhals ein echoarmer Raum vorhanden ist, bedingt durch die Membrana synovialis, ist der Vergleich mit der Gegenseite obligat (Abb. 4). Nach unseren Ergebnissen liegt mit Sicherheit ein intraartikulärer Erguß vor, wenn die Distanz im Seitenvergleich einen Unterschied von 3 mm und mehr aufweist. Bei allen nach diesen Kriterien beurteilten Bildern konnte die anschließende Punktion die Diagnose bestätigen. Die Punktionsmenge lag zwischen 3 ml und 11 ml, wobei wir keine Korrelation zwischen der Menge der abpunktierten Flüssigkeit und dem sonographischen Befund erkennen konnten. Die Ursache ist sicher in dem unterschiedlichen Ausmaß der Synovialisverdickung zu suchen. Dies ist auch eine Erklärung dafür, daß nach erfolgreicher Punktion noch eine Differenz zur Kapseldistanz der Gegenseite bestehen kann.

Schlußbemerkung

Die Sonographie von Hüftgelenken zum Nachweis eines Gelenkergusses hat sich in unserer Klinik als eine äußerst zuverlässige diagnostische Methode bewährt. Sie ist einfach zu handhaben, frei von Nebenwirkungen, was insbesondere bei Verlaufsbeobachtungen zum Tragen kommen kann. Obwohl die Sonographie zur Ergußdiagnostik die Methode der Wahl darstellt, ist eine Röntgenaufnahme derzeit noch unerläßlich, um mögliche knöcherne Ursachen der Ergußentstehung nicht zu übersehen.

Literatur

Baunin C, et al (1986) Value of ultrasonics in painful hip in children. Chir Pediatr 27: 75
Brown I (1975) A study of "capsular" shadow in disorders of the hip in children. J Bone Joint Surg 57 B: 175–179
Egund N, Wingstrand H, Forsberg L, Pettersson H, Sundén G (1986) CT and ultrasonography for diagnosis of hip joint effusion in children. Acta Orthop Scand 57: 211–215
Exner GU, Schreiber A (1987) Sonographie der Hüftgelenkkapsel und des Hüftgelenkergusses. In: Stuhler Th, Feige A (Hrsg) Ultraschalldiagnostik des Bewegungsapparates. Springer, Berlin Heidelberg New York Tokyo
Harland U (1987) Sonographische Befunde an Hüftgelenken von Kindern, Jugendlichen und Erwachsenen. In: Henche HR, Hey W (Hrsg) Sonographie in der Orthopädie und Sportmedizin. Medizinisch-Literarische Verlagsgesellschaft, Uelzen
Peck RJ (1986) Ultrasound of the painful hip in children. Br J Radiol 59: 293–294
Wingstrand H (1986) Transient synovitis of the hip in the child. Acta Orthop Scand 57 [Suppl]: 219
Wingstrand H, Egund N, Carlin NO, Forsberg L, Gustavsson T, Sundén G (1985) Intracapsular pressure in transient synovitis of the hip. Acta Orthop Scand 56: 204–210
Wilson DJ (1984) Arthrosonography of the painful hip. Clin Radiol 35: 17–19

Korrespondenz: Doz. Dr. P. Schuler, Zentrum für Operative Medizin II, Klinik für Orthopädie, Baldingerstraße, D-3550 Marburg, Bundesrepublik Deutschland.

Hüftgelenkuntersuchungen mit Ultraschall
(Sonographische Veränderungen bei Morbus Perthes, Epiphysiolysis, Coxitis, Prothesenlockerung)

U. Harland, K. Larem, A. Dittrich und C. Huber

Orthopädische Klinik (Direktor: Prof. Dr. H. Rettig) der Justus-Liebig-Universität Gießen,
Bundesrepublik Deutschland

Zusammenfassung

Die sonographische Untersuchung liefert bei Hüftgelenkbeschwerden wertvolle Zusatzinformationen.

Bei der Epiphysenlösung kommt es zu einer dem Kappenabrutsch entsprechenden Stufenbildung und offenbar zu Anfang des Geschehens zu Gelenkergüssen. Die verschiedenen Stadien der Perthesschen Erkrankung sind durch typische Veränderungen der Hüftkopf-Schenkelhalssilhouette gekennzeichnet.

Unter der Diagnose „Coxitis" sind verschiedenartige Krankheitsbilder zusammengefaßt.

Infektionen nach Prothesenimplantation und Prothesenlockerungen führen zu sonographisch faßbaren Veränderungen.

Schlüsselwörter: Hüftsonographie, Epiphysenlösung, Morbus Perthes, Coxitis, Hüftprothesenlockerung.

Durch sonographische Untersuchungen des Hüftgelenkes sollte überprüft werden, ob Gelenkergüsse außer bei der postinfektiösen Begleitarthritis auch bei anderen Erkrankungen auftreten. Außerdem sollte bei den für das Kindes- und Jugendlichenalter typischen Hüftgelenkerkrankungen (Morbus Perthes und Epiphysiolysis capitis femoris) nach charakteristischen Veränderungen im sonographischen Bild gesucht werden. Patienten, bei denen nach Prothesenimplantation Beschwerden aufgetreten waren, sollten mit der Frage, wie sich der sonographische „Normalbefund" bei Infektionen oder Lockerungen verändert, sonographiert werden.

Der angewandte Schnitt liegt ventral im Verlauf des Schenkelhalses, nahezu senkrecht zur Leistenbeuge. Bedingt durch die Antetorsion des Schenkelhalses und die ventral abgeflachte Hüftpfanne ist so ein relativ großer Sektor des Hüftkopfes von ventral darstellbar. Der Schenkelhals kann bis weit nach lateral zur Linea intertrochanterica dargestellt werden, die Gelenkkapsel verläuft parallel dazu.

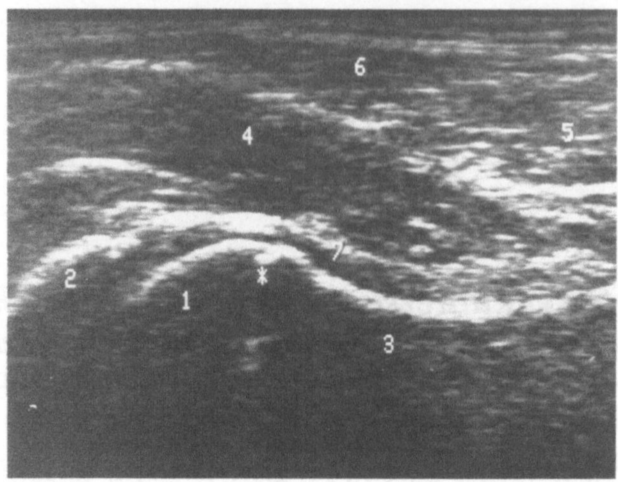

Abb. 1. Normalbefund der Hüfte eines 11jährigen Kindes. Die offene Epiphysenfuge ist mit einem Stern markiert. *1* Epiphyse, *2* Os ileum, *3* Schenkelhals, *4* Muskulus ileo psoas, *5* Muskulus tensor fascie latae, *6* Muskulus satorius et rectus femoris, *7* Hüftgelenkskapsel

Die Abbildung der Hüftgelenke erfolgt einheitlich, sodaß, gleichgültig ob die rechte oder linke Hüfte untersucht wird, der Hüftkopf am linken Bildrand liegt (Abb. 1).

Veränderungen bei Epiphysiolysis capitis femoris

Bei der Epiphysiolysis kommt es in über 90 % der Fälle zu einer Cranial- und Ventralverlagerung des Schenkelhalses gegenüber der Kopfkappe. Der sonographische Normalbefund ist durch eine harmonische halbkreisförmige Kontur des Hüftkopfes, in dessen Mitte etwa die Epiphysenfuge liegt, gekennzeichnet.

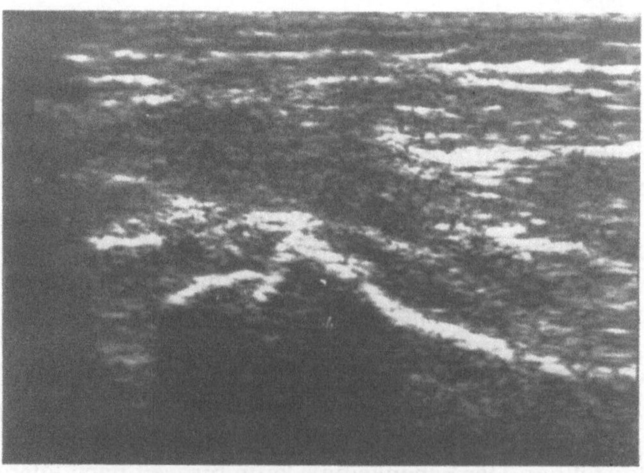

Abb. 2. Epiphysiolysis capitis femoris

Beim Abrutschen der Epiphyse entsteht in Höhe der Fuge eine Stufe (Abb. 2). Der Kappenabrutsch reichte in unserem Kollektiv von 10° bis 60°, was einer sonographischen Stufenbildung von 2 bis 12 mm entsprach.

Statistisch besteht ein enger Zusammenhang zwischen dem radiologischen Abrutsch und der Stufenbildung. Näherungsweise kann 1 mm Stufe mit 5° Abrutsch gleichgesetzt werden. Der durchschnittliche Zeitraum von Beschwerdebeginn bis zur Diagnosestellung betrug 7,4 Wochen. Bei den Epiphysenlösungen mit Gelenkerguß betrug er 3 Wochen. Das Ausmaß des Kappenabrutsches lag bei den Hüften mit Erguß zwischen 15° und 40°. Der Erguß scheint sich zu Anfang der Epiphysiolysis auszubilden und mit der Zeit zurückzugehen.

Veränderungen bei Morbus Perthes

Bei der Perthesschen Erkrankung beschränkt sich unser Kollektiv auf 11 Fälle. Davon sind 2 als Kontrollen nach abgelaufener Erkrankung anzusehen. Bei ihnen war lediglich noch die Verplumpung des Hüftkopfes gegenüber der gesunden Seite feststellbar.

Bei 7 weiteren war die Diagnose bereits früher (1–2 Jahre vorher) gestellt worden, und sie befanden sich zum Zeitpunkt der sonographischen Untersuchung bereits im Stadium des scholligen Zerfalls. Die Fragmentation führte sonographisch zu einem Wechsel echoreicher und echoarmer Sprenkel im Bereich der Epiphyse. Der Gelenkknorpel ließ sich gut vom nekrotischen Knochen abgrenzen (Abb. 3). Alle Patienten waren varisiert worden, bei einem lag ein steriler Gelenkerguß vor, weswegen die weitere Entlastung mit Thomassplint erfolgte.

Bei 2 weiteren Patienten waren vor jeweils 6 Monaten erstmals Schmerzen aufgetreten. Diese Patienten befanden sich radiologisch im Stadium der Sklerosierung. Bei beiden bestand eine Abflachung der verknöcherten Epiphyse gegenüber der gesunden Seite sowie einzelne Defekte der Epiphysenkortikalis. Bei einem Patienten bestand im frühen Stadium der Erkrankung ein deutlicher

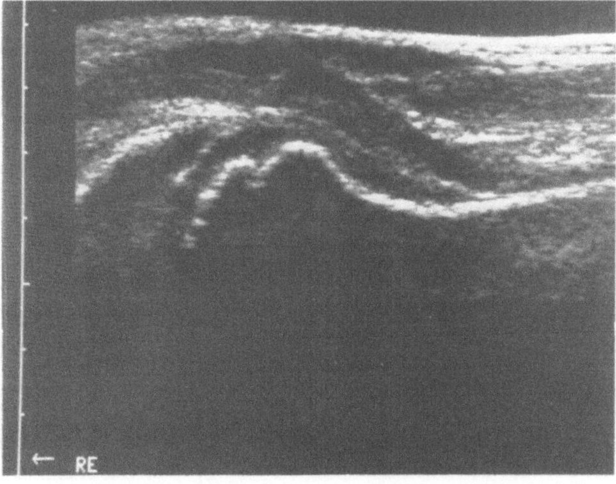

Abb. 3. Morbus Perthes mit abgeflachter Epiphyse

Gelenkerguß, die Epiphyse war kaum abgeflacht und wies keine pathologischen Veränderungen auf. Zirka 2 Monate später trat ein ossärer Defekt an der Grenze der Epiphyse zur Epiphysenfuge auf.

Veränderungen bei Coxitis

Die Gruppe mit der Diagnose „Coxitis" bestand aus 13 Patienten. Nicht aufgeführt sind in dieser Gruppe Patienten mit

- bekannter RA,
- vorher bekanntem Morbus Bechterew,
- Hüftkopfnekrose,
- Hüftdysplasie,
- Schenkelhalsfrakturen und
- Coxarthrosen.

All diese aufgeführten Erkrankungen können ebenfalls Gelenkergüsse machen, sollen aber hier nicht weiter erwähnt werden. Von den 13 aufgeführten Patienten hatten 5 eine postinfektiöse Begleitarthritis. Es waren grippale Infekte vorausgegangen (2 Wochen – 2 Monate vorher) (Abb. 4). Die Laborwerte waren unauffällig. 2mal war das Punktat ohne bakteriologisches Ergebnis. Bei 3 Patienten konnte keine verwertbare Menge an Punktat gewonnen werden, bei sicher intraartikulärer Lage der Nadel. Bei allen Patienten gingen die Beschwerden in 1 Woche bis maximal 2 Monaten zurück.

2 Patienten hatten radiologische Veränderungen mit Hüftkopfdestruktion. Die Senkung war bei beiden beschleunigt (in der 1. Stunde mehr als 50, in der 2. Stunde mehr als 100). Bei beiden war das Punktat trüb, die bakteriologische Untersuchung positiv.

Bei 5 Patienten bestanden Hüftgelenkbeschwerden (seit maximal 2 Jahren) mit Kontrakturen, ohne daß bisher mit einem bildgebenden Verfahren ein pathologischer Befund erhoben worden wäre oder eine laborchemische Zuordnung möglich gewesen wäre. Durch ein Computertomogramm der ISG wurde

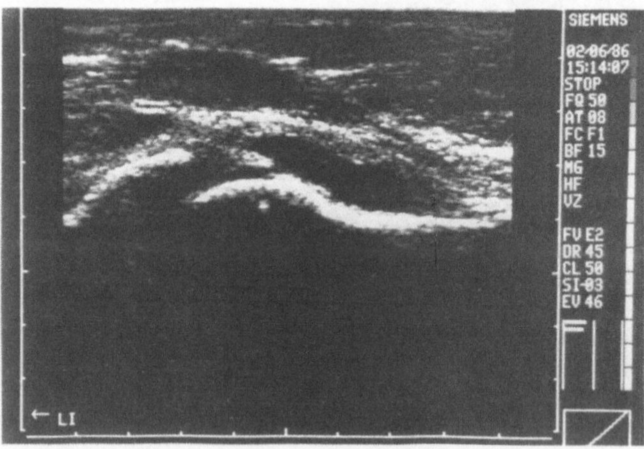

Abb. 4. Coxitis

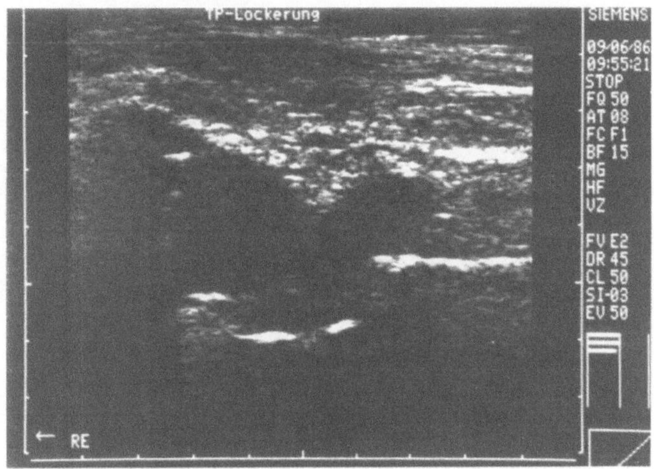

Abb. 5. Kapselvorwölbung bei gelockerter Endoprothese

bei 2 von den 5 Patienten eine Sacroileitis festgestellt und damit ein Morbus Bechterew wahrscheinlich gemacht.

Veränderungen bei Endoprothesen

Nach Endoprothesenimplantation ist zunächst die normale Anordnung der Weichteilstrukturen gestört. In Höhe und Verlaufrichtung des Schenkelhalses fällt ein metallischer geradliniger Reflex auf, der dem Prothesenhals entspricht und je nach Prothesentyp unterschiedlich lang ist.

Nach 2−4 Monaten bildet sich eine in der Regel ausreichend gut darstellbare kapselartige Begrenzung des Gelenkes aus. Diese Begrenzung liegt dem Prothesenhals recht nahe an, der Abstand liegt nach ersten Ergebnissen bei ca. 1 cm. Bei Infektionen und anscheinend auch bei einem größeren Teil der Lockerungen bildet sich ein Erguß aus, der zur Vorwölbung der Neokapsel führt (Abb. 5).

Literatur

Graf R (1983) Die sonographische Beurteilung der Hüftdysplasie mit Hilfe der „Erkerdiagnostik". Z Orthop 121: 693−702
Harland U (1987) Sonographische Befunde an Hüftgelenken von Kindern, Jugendlichen und Erwachsenen. In: Henche HR, Hey W (Hrsg) Sonographie in der Orthopädie und Sportmedizin. (Buchreihe für Orthopädie und orthopädische Grenzgebiete, Bd 14)
Kramps HA (1979) Einsatzmöglichkeiten der Ultraschalldiagnostik am Bewegungsapparat. Z Orthop 11: 355−364
Moulton A (1982) A direct method of measuring femoral anteversion using ultrasound. J Bone Joint Surg 64B: 469−472
Wilson DJ (1984) Arthrosonography of the painful hip. Clin Radiol 35: 17−19

Korrespondenz: Dr. U. Harland, Orthopädische Klinik der Justus-Liebig-Universität, Paul-Meimberg-Straße 2, D-6300 Gießen, Bundesrepublik Deutschland.

Sonographische Beurteilung der subtalaren Rotation beim kongenitalen Klumpfuß

K. *Leder* und *F. Grill*

Abteilung für Kinderorthopädie (Vorstand: Prim. Dr. F. Grill),
Orthopädisches Spital Wien-Speising (Ärztlicher Direktor: Doz. Dr. H. R. Schönbauer)

Zusammenfassung

Die posterioren Anteile des Rückfußes sind in den Standardröntgenverfahren nicht ausreichend darstellbar. Insbesondere der Nachweis der horizontalen subtalaren Rotation des Calcaneus war bisher nur durch die Computertomographie möglich.

Eine sonographische Methode zur indirekten Beurteilung der Relation Knöchelgabel – posteriore Anteile des Calcaneus (in Anlehnung an die CT-Methode) wird vorgestellt.

Beurteilt wird dabei das Verhältnis der Distanzen Außenknöchel – Ansatzbereich Achillessehne bzw. Innenknöchel – Achillessehne, deren distaler Anteil als Bezugspunkt für die Stellung der posterioren Anteile des Calcaneus fungiert.

Schlüsselwörter: Klumpfuß, Sonographie, subtalare Subluxation.

Einleitung

Die dreidimensionale subtalare Rotation des Calcaneus kann wohl als die zentrale Fehlstellung beim kongenitalen Klumpfuß angesehen werden.

Biomechanisch betrachtet, kann der Klumpfuß in zwei funktionelle Einheiten, Tibia, Fibula und Talus einerseits sowie die gesamte subtalare Region andererseits, eingeteilt werden. Letztere ist in diese komplexe Rotation einbezogen.

Beim Normalfuß besteht ein ausbalanciertes Verhältnis zwischen Pronatoren und Supinatoren (Abb. 1a). Beim Klumpfuß überwiegen die Supinatoren, insbesondere der Musculus tibialis posterior.

Die Rotationsfehlstellung in der Sagittalebene (Equinus), wie in der Frontalebene (Varus bzw. Supinatus) haben von jeher ihre entsprechende Beachtung gefunden (Abb. 1b und c).

Der Innenrotation des Calcaneus bzw. der gesamten subtalaren Region wurde theoretisch und therapeutisch lange Zeit nicht die notwendige Beachtung geschenkt (Abb. 1d). Die große Zahl inkomplett korrigierter Klumpfüße mit

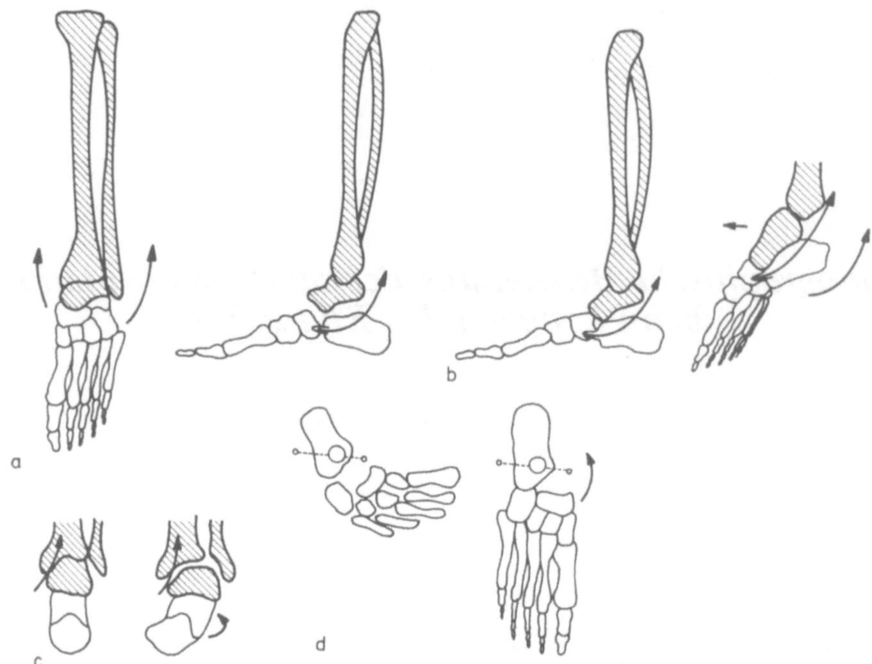

Abb. 1. a Die beiden funktionellen Einheiten des Klumpfußes: Malleolengelenk mit Talus und die gesamte subtalare Region. **b** Sagittalebene: Equinus. **c** Frontalebene: Supination der gesamten subtalaren Region. **d** Horizontalebene: Rotation der gesamten subtalaren Region, Annäherung des Calcaneus an die Fibula

Rückfußanomalien und auch sicher ein Teil der „sogenannten" Klumpfußrezidive ist auf fragwürdige therapeutische und theoretische Konzepte zurückzuführen. Hingewiesen sei in diesem Zusammenhang auf die vielen widersprüchlichen Erklärungsversuche der Torsionsverhältnisse beim Klumpfuß: Tibiainnenrotation, Torsion des Talus in der Knöchelgabel, Tibiaaußenrotation, abnormale Lage der tibiofibularen Syndesmose mit Retroposition der Fibula wurden als mögliche Ursachen der Einwärtsdrehung des Klumpfußes angesehen.

Schon 1950 hat Bösch den Gedankenfehler der auch noch heute vielfach geübten Redressionsbehandlung nach Hippokrates erkannt und intuitiv durch von lateral (anstatt medial) auf die Ferse ausgeübten Druck die wohl wichtigste Fehlstellung beim kongenitalen Klumpfuß korrigiert.

Der theoretische Nachweis dieser subtalaren horizontalen Rotation des Calcaneus gelang erst durch computertomographische Arbeiten. Im Standardröntgen sind die posterioren Anteile des Rückfußes nicht ausreichend darstellbar.

Auch der klinischen Beurteilung sind, insbesondere beim Kleinkind mit verstärktem Weichteilmantel, enge Grenzen gesetzt. Eine quantifizierbare klinische und radiologische Beurteilung des Rückfußes wäre jedoch zur einheitlichen Beurteilung von Korrekturergebnissen wie auch zur operativen Planung wünschenswert.

Fahrenbach, Kuehn und Tachdjian haben 1986 eine Methode zur standardisierten computertomographischen Beurteilung der subtalaren Subluxation angegeben. Bei einem großen Prozentsatz der untersuchten, vorbehandelten Klumpfüße lag eine subtalare Subluxation des Calcaneus trotz unauffälliger Standardröntgenaufnahmen vor.

Diese Untersuchungstechnik ist apparativ aufwendig, mit Strahlenbelastung verbunden und benötigt beim kindlichen Patienten meist Sedierung oder gar Allgemeinanästhesie.

Methode

Wir haben nun versucht, analog zur Computertomographie, sonographisch die Stellung der posterioren Anteile des Calcaneus gegenüber der Knöchelgabel zu

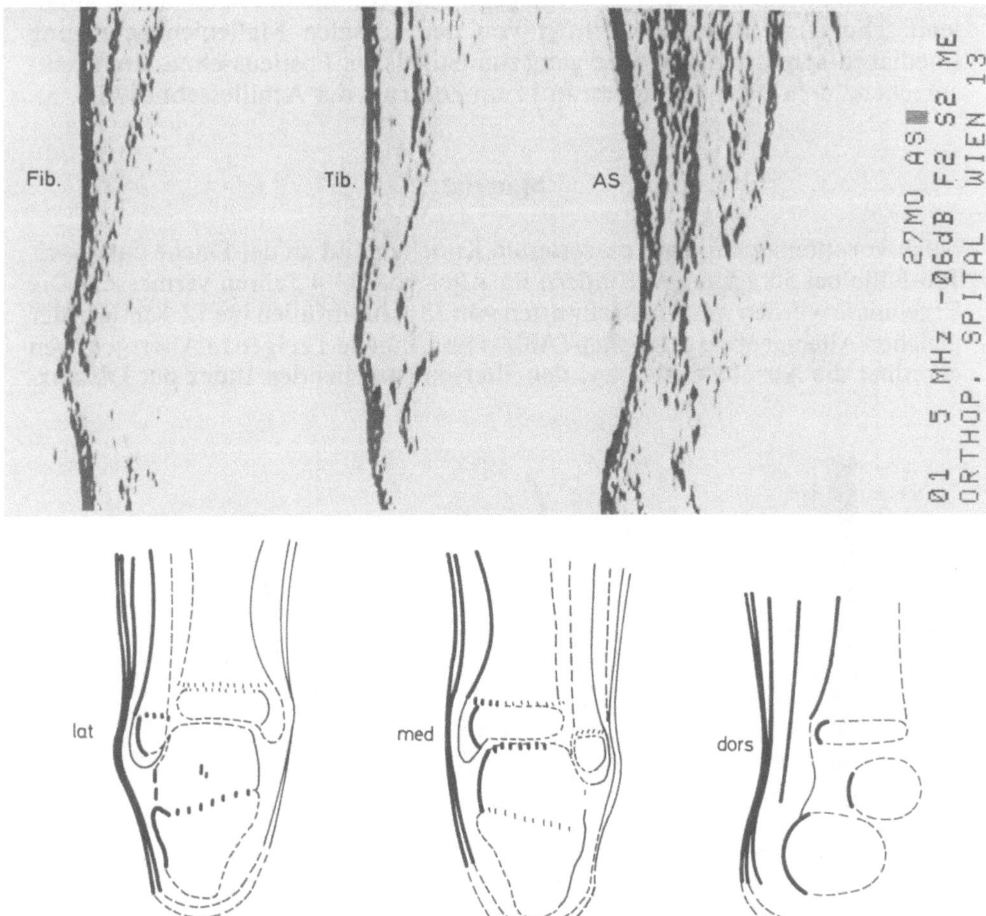

Abb. 2. Sonographische Darstellung von Fibula, Tibia, Achillessehne im Längsschnitt (oben), schematisch (unten)

beurteilen. An sonographisch leicht und exakt darstellbaren Bezugspunkten haben sich die von Außen- und Innenknöchel gebildete Malleolengabel sowie der Ansatzbereich der Achillessehne am Calcaneus angeboten. Dadurch ist eine indirekte Beurteilung der horizontalen Rotationsverhältnisse des Fersenbeines unter dem in der Knöchelgabel fixierten Sprungbein möglich (Abb. 2).

Beurteilt wurde das Verhältnis Abstand Achillessehne–Außenknöchel bzw. Achillessehne–Innenknöchel. Wir haben die Vermessung mit einem 5-MHz-Linearschallkopf und wasseräquivalenter Vorlaufstrecke durchgeführt. Die Untersuchung erfolgt analog zur Computertomographie in ca. 30 Grad Spitzfußstellung, so sind kontrakte Klumpfüße mit Normalfüßen vergleichbar. Der Achillessehnenansatz gelangt auf Höhe des oberen Sprunggelenkes.

Die Schnittführung erfolgt jeweils medial bzw. lateral auf der Höhe der maximalen Prominenz des Innen- bzw. Außenknöchels. Die Schnittebene ist gegen die Unterschenkelachse leicht verkippt: entsprechend der bimalleolären Achse von lateral nach medial ansteigend bzw. von medial nach lateral abfallend. Die Distanzmessung erfolgt von der dorsalen Malleolenbegrenzung (medial entsprechend dem Übergang zum Sulcus der Posticussehne, lateral entsprechend dem Sulcus peroneorum) zum Zentrum der Achillessehne (Abb. 3).

Material

Nach Voruntersuchung am mazerierten Knochen und an der Leiche haben wir 100 Füße bei 50 gesunden Kindern im Alter von 0–4 Jahren vermessen. Die Ergebnisse wurden mit den Meßwerten von 18 Klumpfüßen bei 12 Kindern der gleichen Altersgruppe verglichen (Abb. 4 und Tabelle 1 zeigen in Altersgruppen geordnet die Absolutwerte bzw. den altersentsprechenden Index der Distanz-

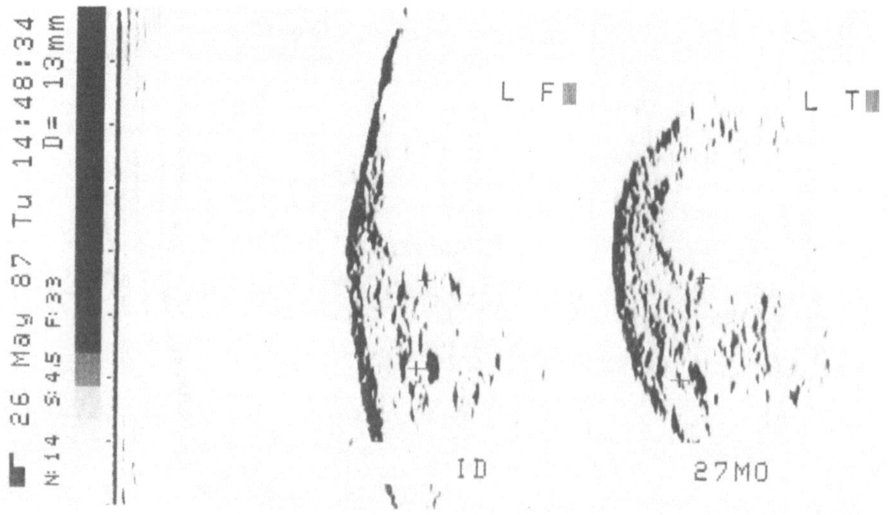

Abb. 3. Querschnitt durch Außenknöchel/AS bzw. Innenknöchel/AS mit Meßpunkten

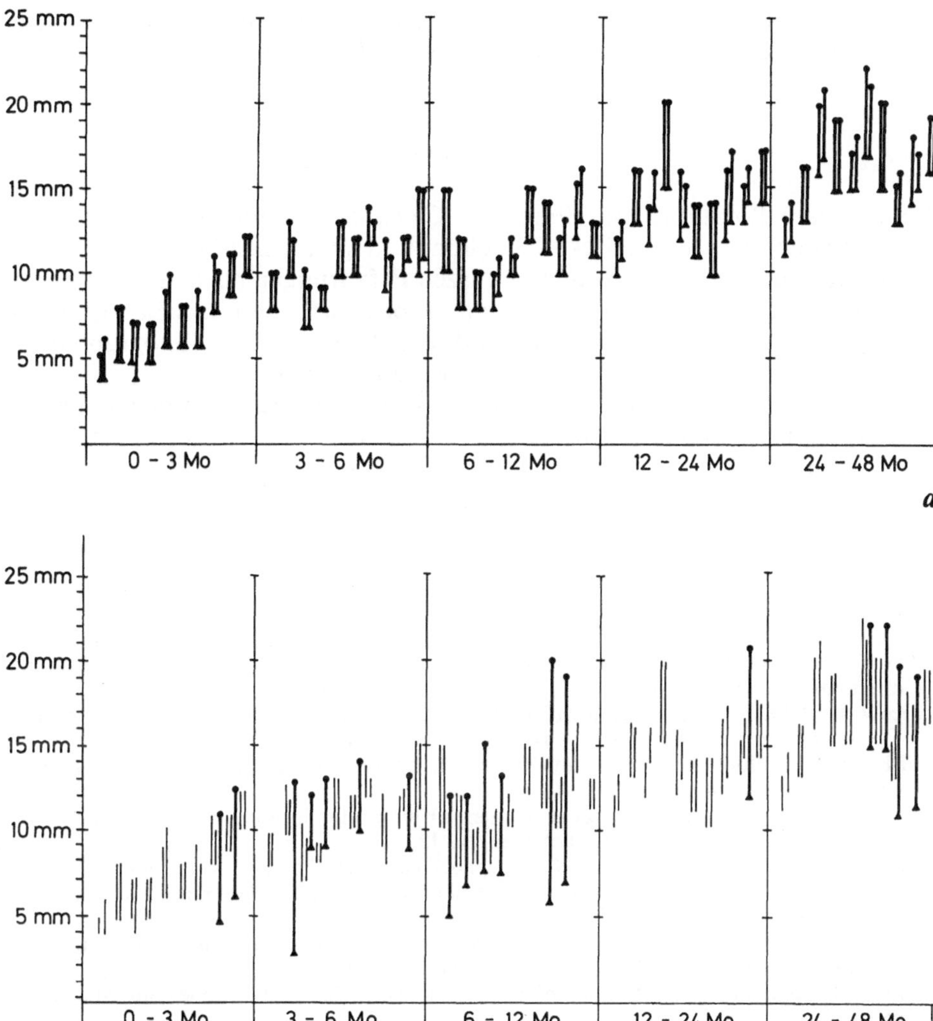

Abb. 4. a Distanz Fibula/AS: ▲ Distanz Tibia/AS: ●. **b** Klumpfüße im Vergleich mit altersentsprechenden Normalfüßen

Tabelle 1

Distanz: Fibula/Tibia			Index Fibula Distanz: Tibia Distanz	
0− 3 Mo	⌀ 6,4/ 7,5 mm	(4−10/ 5−12)	0− 3 Mo	1:1,6 − 1:1,2
3− 6 Mo	⌀ 9,4/11,9 mm	(7−12/ 9−15)	3− 6 Mo	1:1,5 − 1:1,1
6−12 Mo	⌀ 10,0/12,8 mm	(8−12/10−15)	6−12 Mo	1:1,5 − 1:1,2
12−24 Mo	⌀ 12,5/15,6 mm	(10−15/12−20)	12−24 Mo	1:1,4 − 1:1,2
24−48 Mo	⌀ 14,6/18,0 mm	(11−17/13−22)	24−48 Mo	1:1,3 − 1:1,1
				1:1,6 − 1:1,1

verhältnisse). Dabei sind bei dem Teil der Klumpfüße, korrelierend mit dem klinischen Eindruck, eindeutig pathologische Werte zu erheben.

Diskussion

Die subtalare Rotationsfehlstellung des Calcaneus ist mit der vorgestellten Methode sonographisch indirekt darstellbar und quantifizierbar. Zum jetzigen Zeitpunkt können unsere erst relativ kurzen Erfahrungen noch keine sicheren Aussagen über die Zuverlässigkeit der Methode und ihre klinischen Einsatzmöglichkeiten treffen. Insbesondere der direkte Vergleich CT–Sonographie bei einem größeren Klumpfußkollektiv ist noch ausständig.

Denkbar wäre der Einsatz als alternatives, rasch verfügbares und nicht belastendes diagnostisches Hilfsmittel zur quantitativen Beurteilung von Rückfußanomalien beim behandelten Klumpfuß sowie als Hilfsmittel zur präoperativen Planung.

Literatur

Cobey JC, Selle E (1981) Standardising methods of measurement of foot shape by including the effects of subtalar rotation. Foot and Ankle 2/1: 30–36

Fahrenbach GJ, Kuehn DN, Tachdjian MO (1986) Occult subluxation of the subtalar joint in clubfoot (using computerised tomography). J Pediatr Orthop 6: 334–339

Grill F (1984) Clubfoot therapy according to Bösch: conservative and operative aspects. Arch Orthop Trauma Surg 103: 320–327

Henkel HL (1974) Die Behandlung des angeborenen Klumpfußes im Säuglings- und Kindesalter. Enke, Stuttgart (Bücherei des Orthopäden, Bd 12)

Imhäuser G (1981) Die Torsion der Knöchelgabel beim angeborenen Klumpfuß. Der Fuß. In: Murri A (Hrsg) Buchreihe für Orthopädie und orthopädische Grenzgebiete, Bd 30, S 135–139

Imhäuser G (1979) The constant relationship between forefoot and hindfoot as a basis for treating foot deformities. Arch Orthop Trauma Surg 94: 205–208

Irani RN, Sherman MS (1963) The pathological anatomy of club foot. J Bone Joint Surg 45 A: 45–52

Jakob RP, Haertel M, Stüssie (1980) Tibial torsion calculated by computerised tomography and compared to other methods of measurement. J Bone Joint Surg 62 B: 238–242

Joseph B, et al (1987) Measurement of tibial torsion by ultrasound. J Pediatr Orthop 7: 317–323

Lloyd-Roberts GC, Swann M, Catteral A (1974) Medial rotational osteotomy for severe residual deformity in clubfoot. J Bone Joint Surg 56 B: 37–43

McKay DW (1982) New concept of an approach to clubfoot treatment: Section I–principles and morbid anatomy. J Pediatr Orthop 2: 347–356

Rabl CRH (1975) Orthopädie des Fußes. Enke, Stuttgart

Sarrafian SK (1983) Anatomy of the foot and ankle. Lippincott, Philadelphia

Simons GW, Sarrafian S (1983) The microsurgical dissection of a stillborn fetal clubfoot. Clin Orthop 1973: 275–284

Simons GW (1977) Analytical radiography of clubfoot. J Bone Joint Surg 59B: 485–489

Swann M, Lloyd-Roberts GC, Catterall A (1969) The anatomy of uncorrected clubfeet. J Bone Joint Surg 51 B: 263–269

Korrespondenz: Dr. K. Leder, Abteilung für Kinderorthopädie, Orthopädisches Spital Wien-Speising, Speisinger Straße 109, A-1134 Wien.

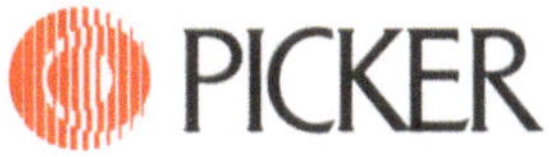

Computer-Sonograph CS 9000 –
ein Kombinationssystem aus der neuen CS-Serie mit universellem Anwendungsbereich, bei dem jedes Detail überzeugt:

Überzeugend **die Technologie:** die variable und durchdachte Systemkonzeption erlaubt die simultane Darstellung differenter Scantechniken ebenso wie eine anwendungsspezifische Gerätevoreinstellung.

Überzeugend **das Konzept:** mit der Möglichkeit elektronische Linear-, Sector- und Convex-Sonden einzusetzen, bietet der CS 9000 ein deutliches Plus an Leistungsvielfalt. Die Flexibilität des Systems gewährleistet nicht nur optimale Ergebnisse; sie berücksichtigt auch zukünftige Entwicklungen in der Ultraschall-Diagnostik.

Überzeugend **die neuen Sonden:** sie bieten eine Fülle von neuen Lösungen für optimale Diagnostik. Die Standardtransducer besitzen eine bisher unerreichte Anzahl an Elementgruppen und verfügen daher über ein ungewöhnlich hohes Auflösungsvermögen.

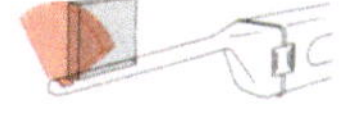

Überzeugend **die Bildqualität:** die Kombination von automatischer Focuswahl, variabler Elementzuschaltung und hoher Bildfrequenz garantiert – in Zusammenhang mit den neuen Sonden – eine bisher nicht erreichte Detailerkennung und ausgezeichnete Strukturdifferenzierung.

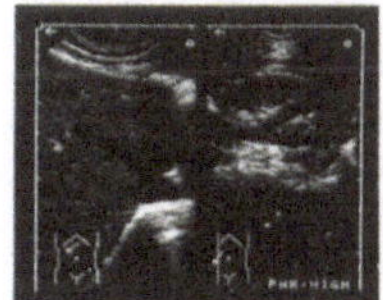

Überzeugend **die Wirtschaftlichkeit:** der Wert des CS 9000 liegt nicht im Prestige eines hohen Preises, er ergibt sich aus der innovativen Technologie, sinnvollem Design und zahlreichen besonderen Leistungsmerkmalen, die bei PICKER schon zur Standardausrüstung gehören.
Das CS 9000 ist das Ultraschallsystem für den anspruchsvollen Anwender mit wirtschaftlicher Preis-/Leistungserwartung.

Picker International Ges.m.b.H.
Mosetiggasse 1–4
A-1232 Wien
Telefon 222 / 67 76 07

Informationscoupon

Ja, die neue PICKER CS-Serie interessiert mich;

ich bitte um:
○ mehr Informationen
○ Terminvereinbarung, damit ich mich selbst überzeugen kann.

Absender:

COMBISON® 320-5   COMBISON® 310

COMPUTERSONOGRAPH

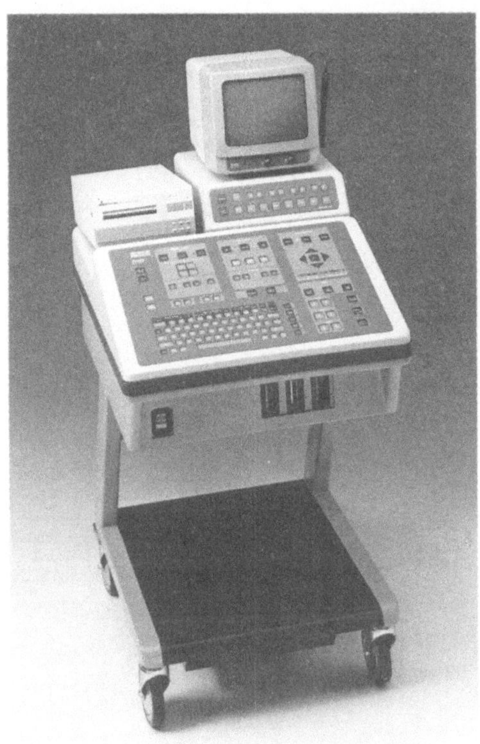

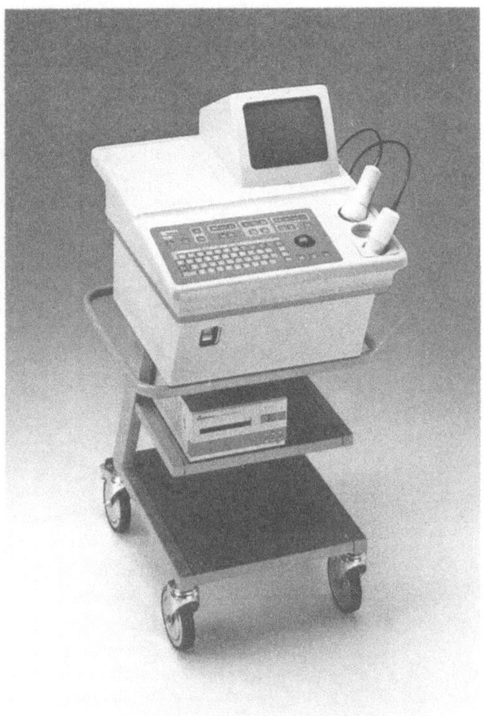

Ausbaufähig mit C 300 Doppler,
mit Linearscan und mit Cardio-Option

„High-Tech" für die Praxis erschwinglich!
Ausbaufähig mit Linearscan und mit
Cardio-Option

In der technischen Grundausstattung und in der Nachrüstungsmöglichkeit sind diese Gerätetypen unterschiedlich.
Gemeinsam ist Ihnen das konsequente Konzept: die KRETZ-Bildqualität, die große Anwendungsflexibilität, der computergesteuerte funktionelle Bedienungskomfort und die ausgeprägte Wirtschaftlichkeit. Und die methodisch optimierten mechanischen Scanner!

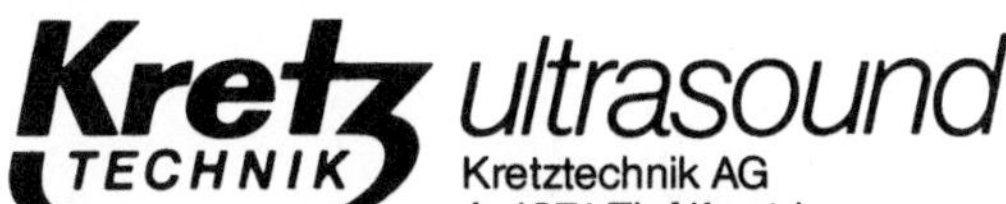

Kretztechnik AG
A-4871 Zipf/Austria
Tel.   (0) 76 82/22 61-0
Telex 26 660 kretz a
Fax   (0) 76 82/22 61-47

ÖSTERREICH
COMESA Ges. m. b. H.
Baldassgasse 5
Postfach 101
A-1210 Wien
Tel. 02 22/25 46 00-0

SCHWEIZ
MIM
Med. Instrument Marketing AG
Hintergasse 63
CH-8253 Diessenhofen
Tel. 050/53/77 0 95

KRETZTECHNIK DEUTSCHLAND
Geschäftsstelle Wiesbaden
Straße der Republik 17 – 19
D-6200 Wiesbaden
Tel. 0 61 21/60 90 63

Geschäftsstelle Gelsenkirchen
Danneborgsweg 7
D-4650 Gelsenkirchen 2
Tel. 02 09/37 1 28

Heinz Böhm GmbH
Kelthstraße 9
D-1 Berlin 30
Tel. 030/21 34 051

Haltevorrichtung zur Hüftsonographie nach Graf

um auch Ihnen ein rasches, einfaches und unkompliziertes Vorgehen zur Diagnose bei der Hüftsonographie zu ermöglichen, für Praxis und Klinik, hygienisch und abwaschbar.

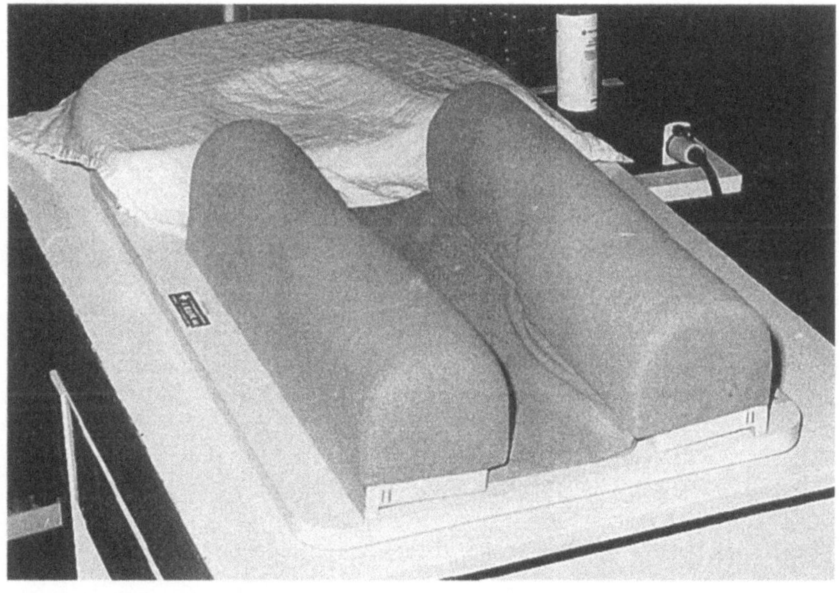

Vertrieb:

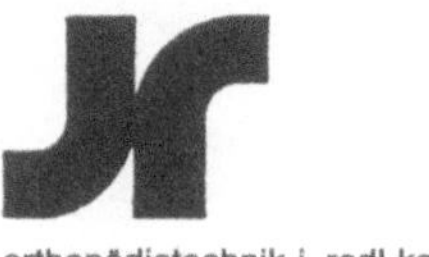

Johann Radl K.G.
Herr Leban
Luthergasse 4
A-8010 Graz/Österreich

Weltweit zum Patent angemeldet

H. Czembirek

Ultraschall wird lesbar

Standardisierte Dokumentation in der Sonographie des Abdomens

1988. 130 Abbildungen in rund 300 Einzelbildern.
Etwa 140 Seiten. Format: 23,7 cm × 32 cm
Gebunden öS 690,–, DM 98,–
ISBN 3-211-82037-X
Preisänderungen vorbehalten

Es wird erstmalig der Versuch unternommen, die dynamische Information der Ultraschalluntersuchung auf standardisierten Schnittebenen zu dokumentieren. Bis jetzt war es in den meisten Fällen üblich, einen pathologischen Befund in Form eines Bildes zu dokumentieren. Die Vorschläge zur standardisierten Schnittführung in der Ultraschalldiagnostik des Abdomens beruhen auf der Dokumentation der anatomischen Leitstrukturen, wodurch ein Zurechtfinden auf den vorliegenden Bildern durch den Untersucher selbst oder durch einen Zweitbetrachter ermöglicht wird. Man muß sich nicht mehr auf einen schriftlichen Befund verlassen, sondern kann sich, da die Organbereiche rasterförmig dokumentiert werden, aus den Bildsequenzen ein persönliches Urteil bilden. Die Methode der standardisierten Schnittbildfolge ist vergleichbar mit den heute routinemäßig durchgeführten standardisierten Aufnahmetechniken in der Magen-Darm-Diagnostik, wurde jedoch für die Ultraschalldiagnostik des Abdomens bis jetzt noch nicht vorgeschlagen.

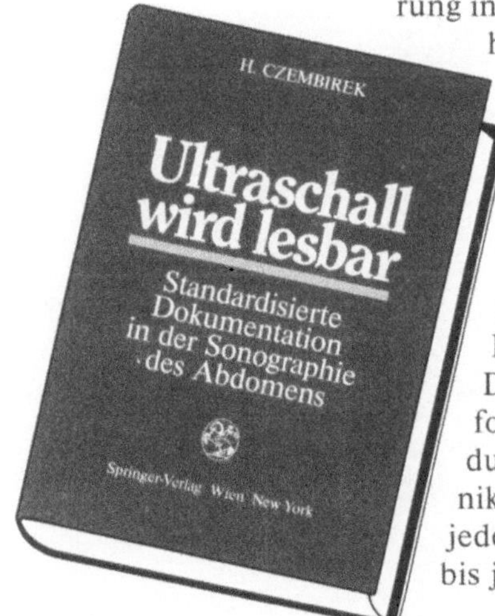

Springer-Verlag Wien New York

Mölkerbastei 5, A-1011 Wien
175 Fifth Avenue, New York, NY 10010, U.S.A.
Heidelberger Platz 3, D-1000 Berlin 33
37-3, Hongo 3-chome, Bunkyo-ku, Tokyo 113, Japan

H. Czembirek
F. Frühwald
N. Gritzmann
(Hrsg.)

Kopf-Hals-Sonographie

1988. 268 Abbildungen. XIII, 224 Seiten.
Format: 19,3 cm × 27,6 cm
Gebunden DM 148,–, öS 1050,–
ISBN 3-211-81978-9
Preisänderungen vorbehalten

Das Buch bietet eine zusammenfassende Darstellung der Indikationen und der Möglichkeiten der hochauflösenden Sonographie von Kopf und Hals, basierend auf jahrelanger Erfahrung.

Die Sonographie wird im klinischen Kontext und im Vergleich zu Konkurrenzmethoden dargestellt. Neueste Entwicklungen in der Sonographie der Zunge, des Mundbodens, der Speicheldrüsen, Lymphknotenstaging, vor allem aber auch die onkologische Nachsorge von Kopf- und Halstumoren, finden Berücksichtigung. Ziel des Buches ist es, den ausübenden Sonographen eine Anleitung zum Erlernen der neuen Untersuchungsmethoden und eine Hilfe bei der Interpretation der Untersuchungsergebnisse in die Hand zu geben, andererseits den zuweisenden Klinikern Informationen über Möglichkeiten und Grenzen weiterzugeben.

Inhaltsübersicht: D. Tscholakoff und G. Zoder: Neurosonographie des Schädels im Säuglingsalter. – P. Till: Echographie der Orbita. – N. Gritzmann und F. Frühwald: Nasennebenhöhlen. – F. Frühwald: Faciale Weichteile. – F. Frühwald: Mundhöhle und Oropharynx (Zunge, Mundboden, Tonsillen). – N. Gritzmann: Speicheldrüsen. – N. Gritzmann: Halsanatomie. – N. Gritzmann: Pathologie der vorderen und seitlichen Halsweichteile. – H. Czembirek und D. Tscholakoff: Duplexsonographie der Halsgefäße. – P. Hübsch, N. Gritzmann und F. Frühwald: Venen. – H. Czembirek und D. Tscholakoff: Sonographie der Schilddrüse. – N. Gritzmann: Nebenschilddrüsen. – B. Schwaighofer, F. Frühwald und N. Gritzmann: Haut. – Literatur. – Sachverzeichnis.

Springer-Verlag Wien New York

Mölkerbastei 5, A-1011 Wien
Heidelberger Platz 3, D-1000 Berlin 33
175 Fifth Avenue, New York, NY 10010, USA
37-3, Hongo 3-chome, Bunkyo-ku, Tokyo 113, Japan